減塩するならこの一冊

塩分一日6gの健康献立

監修／女子栄養大学栄養クリニック
料理／小川聖子
　　　斉藤君江
　　　髙城順子

女子栄養大学出版部

塩分一日6gの健康献立 目次

はじめに
「減塋」を始めるかたに 減塩を成功させるためのアドバイス……7ページ

減塩する意味・効果とは
総論 塩は、体の中でどのように働いているのか……8ページ
体内で必要な塩分はどのくらい？……9ページ
減塩の効果とは？ 目標量はこうして決まった……9ページ

各論
❶ 肥満、メタボリックシンドローム、動脈硬化……10ページ
❷ 脂質異常症……11ページ
❸ 高血圧症……11ページ
❹ 糖尿病……12ページ
❺ 心臓病……13ページ
❻ 腎臓病……14ページ
❼ 胃がん……15ページ

減塩のポイント
生活編 減塩生活……16ページ
料理編 具体的な調理法……17ページ

だしのとり方と塩分量……19ページ
この本のじょうずな使い方……20ページ

朝食

朝食のとり方アドバイス……22ページ
ごはんが主食の朝食献立……24ページ
パンが主食の朝食献立……36ページ
パンのエネルギーカタログ……44ページ
バターやジャムなどのエネルギーカタログ……45ページ
朝食に向く簡単主菜……46ページ
朝食に向く野菜たっぷり副菜……50ページ
朝食に向く低塩汁物……54ページ

昼食

昼食のとり方アドバイス……56ページ
ごはんが主食の昼食献立……58ページ
パンが主食の昼食献立……64ページ
めんが主食の昼食献立……66ページ
昼食におすすめのごはん、めん料理……74ページ
昼食に向く野菜たっぷり副菜……76ページ
外食のエネルギーカタログ……78ページ

夕食

夕食のとり方アドバイス……82ページ
肉（牛肉）が主菜の夕食献立……84ページ
肉（豚肉）が主菜の夕食献立……91ページ
肉（鶏肉）が主菜の夕食献立……98ページ
肉（レバー）が主菜の夕食献立……105ページ
夕食の肉の主菜……106ページ
魚介が主菜の夕食献立……112ページ
夕食の魚介の主菜……128ページ
卵が主菜の夕食献立……134ページ
豆腐が主菜の夕食献立……136ページ
夕食の卵の主菜……142ページ
夕食の豆腐の主菜……143ページ
夕食のための野菜料理……144ページ
夕食のための低塩汁物……152ページ

間食

間食のとり方アドバイス……154ページ
100kcalのお菓子……154ページ
くだもの80kcal分の重量カタログ……157ページ
市販のお菓子のエネルギーカタログ……158ページ
アルコール類のエネルギーカタログ……160ページ

春夏秋冬の1か月献立カレンダー

春の1か月献立……161ページ
夏の1か月献立……162ページ
秋の1か月献立……166ページ
冬の1か月献立……170ページ
……174ページ

掲載料理索引と栄養価一覧……178ページ

「塩分一日6gの健康献立」を成功させるためのポイント
材料をきちんと計る……186ページ
調味料の塩分を知る……188ページ
口に入る塩分の量を知る……190ページ

朝食

朝食のとり方アドバイス **22**ページ

		献立	エネルギー	塩分	ページ
ごはんが主食の朝食献立	1	卵のせ丼献立 砂肝の五香粉風味／オクラとかぶのサラダ	444 kcal	2.0 g	24
	2	卵とキャベツの和風ココット献立 ブロッコリーのごま酢かけ／さつま芋の甘煮／ごはん	494 kcal	1.4 g	26
	3	温泉卵献立 にんじんとさやえんどうのいため物／ミルク入りみそ汁／ごはん	496 kcal	2.1 g	28
	4	和風オムレツ献立 蒸しかぼちゃ／アサリのみそ汁／ごはん	510 kcal	2.1 g	29
	5	トマトと卵のいため物献立 キャベツの甘酢漬け／中国風おかゆ	383 kcal	2.0 g	30
	6	ほうれん草と卵のいため物献立 オクラ納豆／じゃが芋のみそ汁／ごはん	504 kcal	2.2 g	31
	7	タイ風おかゆ献立 セロリとにんじんのピリ辛あえ／オレンジ	478 kcal	1.7 g	32
	8	ピリ辛肉みそがゆ献立 キャベツのピーナッツあえ／きくらげのさんしょういため	488 kcal	1.8 g	33
	9	鶏ささ身のサラダ献立 牛乳がゆ／いちご	446 kcal	1.2 g	34
	10	生揚げの焼き物献立 コールスローサラダ／とろろ昆布のすまし汁／ごはん	475 kcal	1.9 g	35
パンが主食の基本献立	11	ポーチドエッグ献立 ブロッコリーのバターソテー／トースト／ミルクティー	429 kcal	1.8 g	36
	12	目玉焼き献立 なすのトマト煮／ぶどうパン／牛乳	487 kcal	2.3 g	38
	13	ココット献立 野菜のケチャップいため／クロワッサン／ミルクコーヒー	452 kcal	1.7 g	40
	14	半熟卵献立 きゅうりのサラダ／ミルクロールパン／りんごのコンポート	516 kcal	2.2 g	41
	15	スクランブルエッグ献立 グレープフルーツのサラダ／トースト／ミルクコーヒー	510 kcal	2.1 g	42
	16	野菜入りスクランブルエッグ献立 グリーンアスパラガスのサラダ／バターロール／牛乳	545 kcal	2.7 g	43

パンのエネルギーカタログ……………………………………44 ページ

バターやジャムなどのエネルギーカタログ……………………45 ページ

朝食に向く簡単主菜	半月卵の甘酢あんかけ………………	126 kcal	0.8 g	46
	豆腐ステーキ………………………	170 kcal	0.9 g	46
	ツナサラダ…………………………	162 kcal	0.5 g	47
	牛肉とかぼちゃのサラダ……………	243 kcal	0.4 g	47
	ツナとキャベツのソテー ……………	155 kcal	1.1 g	48
	グリーンアスパラガスとハムのソテー…	53 kcal	0.4 g	48
	ゆで卵とほうれん草のサラダ………	128 kcal	0.7 g	49
	卵ともやしのいため物………………	184 kcal	0.9 g	49
朝食に向く 野菜たっぷり副菜	焼きアスパラののり酢かけ…………	58 kcal	0.2 g	50
	カリフラワーのピクルス………………	139 kcal	0.8 g	50
	生野菜のマリネ………………………	61 kcal	0.4 g	50
	アスパラガスのオイスターソース風味…	18 kcal	0.7 g	51
	切り干し大根と納豆の豆板醤あえ…	75 kcal	0.9 g	51
	プチトマトのサラダ……………………	48 kcal	0 g	51
	青梗菜の煮物………………………	28 kcal	0.4 g	52
	クレソンのサラダ……………………	32 kcal	0.2 g	52
	きゅうりもみ…………………………	22 kcal	0.3 g	52
	キャベツとベーコンのサラダ…………	94 kcal	0.5 g	53
	洋風トマトサラダ……………………	86 kcal	0 g	53
	細切り野菜…………………………	21 kcal	0 g	53
朝食に向く 低塩汁物	即席コーンスープ……………………	158 kcal	0.9 g	54
	アサリのうしお汁……………………	26 kcal	0.9 g	54
	モロヘイヤのスープ…………………	125 kcal	1.1 g	54
	白菜のスープ………………………	70 kcal	1.2 g	55
	さつま芋のみそ汁……………………	96 kcal	0.8 g	55
	ふわふわ卵スープ……………………	96 kcal	0.7 g	55

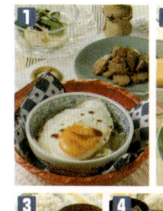
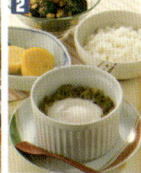
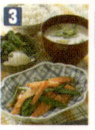
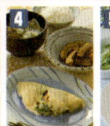
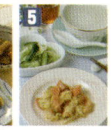
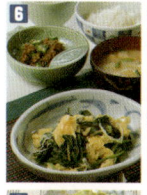
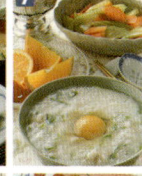
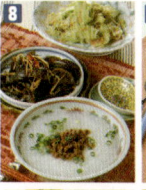
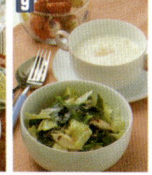
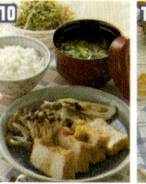
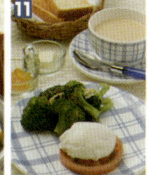
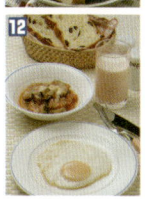
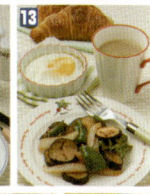
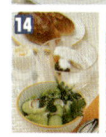
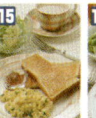
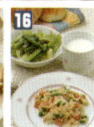

昼食

昼食のとり方アドバイス 56ページ

ごはんが主食の昼食献立

		エネルギー	塩分	
1	ベジタブルカレー献立 ピクルス風サラダ／ウーロン茶	547 kcal	1.6 g	58 ページ
2	レタスチャーハン献立 中国風トマトサラダ／りんご	536 kcal	2.3 g	60 ページ
3	和風チャーハン献立 刻み昆布の酢の物／ターツァイのミルクスープ	479 kcal	2.3 g	61 ページ
4	三色どんぶり献立 かぶとクレソンのごまからしあえ／豆腐と菜の花のすまし汁	432 kcal	2.5 g	62 ページ
5	焼き肉丼献立 ナムル	559 kcal	2.0 g	63 ページ

パンが主食の昼食献立

		エネルギー	塩分	
6	ホットサンド献立 ゆでポテトのハーブ風味／フルーツカクテル／アイスコーヒー	461 kcal	1.9 g	64 ページ
7	鶏肉の衣揚げ献立 なすのあえ物／花捲	574 kcal	1.5 g	65 ページ

めんが主食の昼食献立

		エネルギー	塩分	
8	梅そうめん献立 ひき肉と切り干し大根入り卵焼き／なすといんげんのさっと煮	387 kcal	2.5 g	66 ページ
9	大根そば献立 野菜の卵とじ／グレープフルーツ	366 kcal	2.7 g	68 ページ
10	焼きうどん献立 蒸しなす	403 kcal	2.0 g	69 ページ
11	ほうれん草のフェットチーネ献立 きのこと海藻のサラダ／コーヒー	505 kcal	2.0 g	70 ページ
12	スパゲティボンゴレ献立 さつま芋とオレンジの煮物／紅茶	457 kcal	2.0 g	71 ページ
13	冷やし中華献立 枝豆のいため物／すいか	448 kcal	2.1 g	72 ページ
14	ビーフンのごま酢だれ献立 野菜の甘酢いため	410 kcal	1.8 g	73 ページ

昼食におすすめのごはん、めん料理

	エネルギー	塩分	
野菜のスパゲティ……………	421 kcal	1.6 g	74 ページ
ピラフ…………………………	430 kcal	1.3 g	74 ページ
エスニック風焼きそば…………	333 kcal	1.5 g	75 ページ
あえそば………………………	357 kcal	1.6 g	75 ページ

昼食に向く野菜たっぷり副菜

	エネルギー	塩分	
かぼちゃサラダ………………	121 kcal	0.6 g	76 ページ
トマトときゅうりのサラダ………	84 kcal	0.6 g	76 ページ
さやいんげんのいため物………	56 kcal	0.9 g	76 ページ
玉ねぎと油揚げの土佐煮………	91 kcal	1.0 g	77 ページ
中国風ピクルス………………	23 kcal	0.6 g	77 ページ
野菜いため……………………	68 kcal	1.0 g	77 ページ

外食のエネルギーカタログ……………………………… 78 ページ

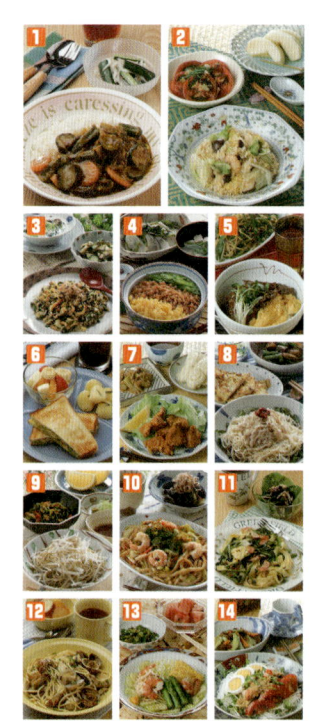

夕食

夕食のとり方アドバイス 82ページ

(牛肉)が主菜の夕食献立

		エネルギー	塩分	
1	牛肉のロールソテー献立 きゅうりと貝の酢の物／ワンタン入りスープ／ごはん	608 kcal	2.4 g	84 ページ
2	青椒肉絲献立 ハマグリの蒸し物／なすのにんにく風味／ごはん	453 kcal	2.2 g	86 ページ
3	青梗菜の牛肉いためのせ献立 甘酢大根／ごはん	547 kcal	2.5 g	88 ページ
4	ビーフストロガノフ献立 さやいんげんのサラダ／黒パン／ぶどうのゼリー	541 kcal	1.7 g	89 ページ
5	ビーフシチュー献立 白菜と卵のサラダ／パセリライス	701 kcal	2.1 g	90 ページ

肉(豚肉)が主菜の夕食献立

		エネルギー	塩分	
6	豚ヒレ肉と野菜の網焼き献立 せりと油揚げの煮浸し／大根とわかめのサラダ／ごはん	503 kcal	2.0 g	91 ページ
7	薄切りゆで豚のにんにくソース献立 れんこんのきんぴら／衣かつぎ／卵スープ／ごはん	538 kcal	2.0 g	92 ページ
8	豚肉とれんこんのあえ物献立 くず豆腐／かぼちゃとこんにゃくのごま風味あえ／ごはん	555 kcal	2.1 g	93 ページ
9	なすと豚肉のいため物献立 福袋煮／ほうれん草となめこのあえ物／ごはん	547 kcal	2.0 g	94 ページ
10	なすとひき肉のみそいため献立 トマトサラダ／かきたま汁／ごはん	524 kcal	2.2 g	95 ページ
11	ロールキャベツ献立 きゅうりのサラダ／胚芽精米ごはん／揚げ芋のはちみつがらめ	676 kcal	1.7 g	96 ページ

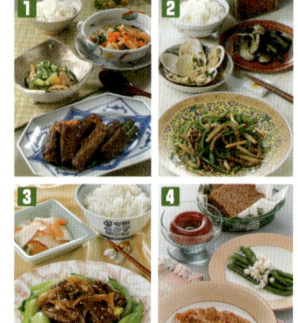

		献立名／料理名	エネルギー	塩分	ページ
肉（鶏肉）が主菜の夕食献立	12	豚ヒレ肉のピカタ献立 かぼちゃのシナモン風味ソテー／豆腐と野菜のサラダ／ナッツライス	663 kcal	1.9 g	97
	13	鶏肉と野菜のオーブン焼き献立 かぶのとろろ昆布あえ／ねぎのミルクスープ／ごはん	563 kcal	2.1 g	98
	14	鶏肉のホイル焼き献立 オクラの納豆あえ／野菜たっぷりみそ汁／ごはん	502 kcal	2.1 g	99
	15	親子丼献立 さやいんげんのおかか煮／トマトときゅうりのおろしあえ／わかめのすまし汁	496 kcal	2.5 g	100
	16	コーンのいため物献立 とうがんの煮物／もやしのからしあえ／ごはん	471 kcal	2.2 g	101
	17	鶏肉のクリーム煮献立 サラダ菜のサラダ／トースト／洋梨の赤ワイン漬け	619 kcal	2.1 g	102
	18	鶏肉団子と春菊のスープ煮献立 大根のいため物／ごはん／梨	520 kcal	2.0 g	103
	19	和風ロールキャベツ献立 ほうれん草とツナのいため物／たたき山芋／ごはん	543 kcal	1.6 g	104
肉（レバー）が主菜の夕食献立	20	レバーソテー献立 うどとラディッシュのサラダ／アサリのチャウダー／ミニロールパン	665 kcal	2.2 g	105
夕食の肉の主菜		白菜と豚肉の重ね蒸し	153 kcal	1.0 g	106
		ひき肉と野菜のまとめ焼き	201 kcal	0.7 g	106
		蒸し豚のねぎだれ添え	165 kcal	0.4 g	107
		鶏肉のチーズ焼き からし風味	247 kcal	1.3 g	107
		豚肉と野菜のロベール風	382 kcal	1.9 g	108
		ミートローフ	352 kcal	1.0 g	108
		牛肉とじゃが芋のいため物	191 kcal	1.2 g	109
		鶏肉の蒸し焼き	191 kcal	0.7 g	109
		鶏ささ身の春巻き	312 kcal	1.2 g	110
		ピーマンの肉詰め	173 kcal	1.1 g	110
		肉団子のスープ煮	232 kcal	1.3 g	111
		鶏ささ身の五香粉揚げ	129 kcal	0.4 g	111
魚介が主菜の夕食献立	21	アジのたたき献立 里芋の煮物／ひき肉入りコーンスープ／ごはん	526 kcal	2.1 g	112
	22	カツオのごまソースサラダ献立 搾菜豆腐／セロリのいため物／ごはん	428 kcal	2.1 g	114
	23	白身魚のカレーじょうゆ焼き献立 角切り野菜のくず煮／湯通しレタスのサラダ／ごはん	616 kcal	2.1 g	116
	24	サケの香味蒸し献立 豆腐と春菊のあえ物／子芋のいため煮／ごはん	492 kcal	2.1 g	118
	25	白身魚の梅蒸し献立 じゃが芋のいため煮／キャベツとわかめのお浸し／ごはん	478 kcal	1.9 g	119
	26	ギンダラの野菜あんかけ献立 なすのくずし豆腐かけ／中国風スープ／ごはん	584 kcal	1.7 g	120
	27	イワシのソテー献立 にんじんとアボカドのサラダ／洋風ミルク蒸し／小型食パン	615 kcal	2.5 g	121
	28	サケのフリッター献立 焼きなすのサラダ／せん切り野菜のスープ／胚芽精米ごはん	662 kcal	2.6 g	122
	29	魚介のくずゆで献立 ブロッコリーと豆腐のいため物／さつま芋とパイナップルの甘煮／ごはん	620 kcal	1.6 g	123
	30	カキのチリソース風煮献立 きゅうりとセロリのサラダ／酸辣湯／ごはん	461 kcal	2.3 g	124
	31	ホタテと豆腐の鉢蒸し献立 根菜の含め煮／モロヘイヤのごまがらしあえ／ごはん	534 kcal	1.8 g	125
	32	青梗菜のカニあんかけ献立 煮やっこ／ひじき入りサラダ／ごはん	509 kcal	2.2 g	126
	33	シーフードハンバーグ献立 ブロッコリーのサラダ／さつま芋の牛乳煮／フランスパン	573 kcal	2.1 g	127
夕食の魚介の主菜		ハマグリと青梗菜のいため蒸し	77 kcal	0.8 g	128
		豆腐とウナギの重ね蒸し	189 kcal	0.7 g	128
		サケの菜種焼き	136 kcal	0.7 g	129
		イカのすり身揚げ	255 kcal	1.5 g	129
		タイのグラタン	399 kcal	0.6 g	130
		サバのムニエル	340 kcal	1.1 g	130
		サンマのブイヤベース	314 kcal	0.6 g	131
		カツオのステーキ	173 kcal	1.0 g	131
		イカのトマト煮	226 kcal	0.4 g	132
		キスのエスカベーシュ	246 kcal	0.8 g	132
		アジの酢煮	108 kcal	1.3 g	133
		中国風刺し身	134 kcal	0.5 g	133

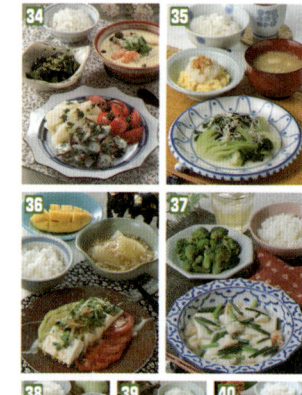

			エネルギー	塩分	
卵が主菜の夕食献立	34	具だくさんの茶わん蒸し献立 タコのハーブソースかけ／セロリとわかめのいり煮／ごはん	605 kcal	2.4 g	134ページ
	35	いり卵のおろしのせ献立 青梗菜とじゃこのいため煮／豆腐のみそ汁／ごはん	444 kcal	2.0 g	135ページ
豆腐が主菜の夕食献立	36	中国風冷ややっこ献立 とうがんのそぼろあんかけ／ごはん／マンゴー	536 kcal	2.0 g	136ページ
	37	カニ豆腐献立 ブロッコリーのからしあえ／ごはん	355 kcal	2.5 g	138ページ
	38	豆腐と鶏肉の揚げ漬け献立 長芋と三つ葉の和風サラダ／わかめとえのきたけのスープ煮／ごはん	574 kcal	2.1 g	139ページ
	39	豆腐のチゲ煮献立 長芋の煮物／かぶの風味あえ／ごはん	543 kcal	2.3 g	140ページ
	40	生揚げの野菜あんかけ献立 さやいんげんとカニ風味かまぼこのごまあえ／クレソンとしいたけのにんにくいため／ごはん	486 kcal	2.2 g	141ページ

夕食の卵の主菜	いり卵の甘酢あんかけ	190 kcal	0.8 g	142ページ
	中国風卵蒸し	75 kcal	0.8 g	142ページ
夕食の豆腐の主菜	焼き豆腐の黄身みそ田楽	187 kcal	0.6 g	143ページ
	豆腐ときゅうりのしょうがいため	190 kcal	1.2 g	143ページ
夕食のための野菜料理	ブロッコリーのガーリックソース	63 kcal	0.1 g	144ページ
	さやいんげんの梅おかかあえ	33 kcal	0.4 g	144ページ
	焼き油揚げとレタスのサラダ	95 kcal	0.4 g	145ページ
	じゃが芋のケチャップ焼き	111 kcal	0.4 g	145ページ
	きゅうりとはるさめの酢の物	96 kcal	0.4 g	146ページ
	ピーマンとセロリのおかか煮	64 kcal	0.5 g	146ページ
	りんごとセロリのサラダ	108 kcal	0.8 g	146ページ
	長芋の含め煮	85 kcal	1.1 g	147ページ
	三色ナムル	74 kcal	0.7 g	147ページ
	ラタトゥイユ	111 kcal	0.6 g	147ページ
	わかめのいため物	70 kcal	1.2 g	148ページ
	大根のゆかりサラダ	19 kcal	0.6 g	148ページ
	野菜の浸し漬け	22 kcal	0.8 g	148ページ
	きんぴらごぼう	65 kcal	0.4 g	149ページ
	長芋のあえ物	40 kcal	0.6 g	149ページ
	小松菜のごま酢あえ	37 kcal	0.6 g	149ページ
	そら豆とエビのくず煮	79 kcal	0.7 g	150ページ
	キャベツの梅干しあえ	42 kcal	0.9 g	150ページ
	アスパラガスの白あえ	111 kcal	0.6 g	150ページ
	ポテトサラダ	189 kcal	0.7 g	151ページ
	なすのごまあえ	68 kcal	0.6 g	151ページ
	きのこのサラダ	108 kcal	0.4 g	151ページ
夕食のための低塩汁物	マラコフスープ	226 kcal	0.6 g	152ページ
	かぼちゃのポタージュ	198 kcal	0.7 g	152ページ
	じゃが芋のミルクスープ	87 kcal	0.9 g	153ページ
	豆腐と小松菜のスープ	155 kcal	1.2 g	153ページ
	中国風卵スープ	49 kcal	0.7 g	153ページ

		エネルギー	塩分	
100kcalのお菓子	かんてんと干しあんずの黒みつかけ	111 kcal	0 g	154ページ
	ヨーグルトゼリーのオレンジソース	106 kcal	0.1 g	155ページ
	さつま芋の茶きん	116 kcal	0 g	155ページ
	小豆ミルクかん	69 kcal	0.1 g	155ページ
	いちごヨーグルトアイスクリーム	95 kcal	0.1 g	155ページ
	スノーカステラ	102 kcal	0.1 g	156ページ
	ブラマンジェ いちごソース	186 kcal	0.1 g	156ページ
	グレープフルーツかん	103 kcal	0 g	156ページ
	マンゴーゼリー	113 kcal	0 g	156ページ

くだもの80kcal分の重量カタログ……157ページ
市販のお菓子のエネルギーカタログ……158ページ
アルコール類のエネルギーカタログ……160ページ

間食 間食のとり方アドバイス 154ページ

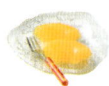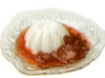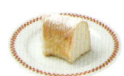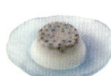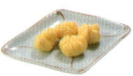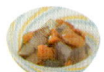

はじめに

「減塩」を始めるかたに
減塩を成功させるためのアドバイス

「減塩」を実行しようと考えるとき、それは、健康への関心が高まっているときではないかと思います。特に、一般にいわれる「一日の食塩摂取量を6gにしましょう」といった目標や医師からの指導は、内臓脂肪対策、血圧の管理や動脈硬化、腎疾患などの場合に、医師からすすめられる治療法の一つとなっています。

しかし実生活の中で、もし毎日みそ汁を一日3杯飲んでいたら、1杯につき、1.5gの塩分が含まれるとして、それだけですでに4.5g。それにおかずの塩分を加えたら、すぐに一日の食塩摂取量は10gを越えてしまいます。またラーメン1杯を汁まで全部食べると、それで6gになります。実際に外食中心の食生活をしていれば、一日平均で15〜20g程度の食塩摂取量になることもあります。

とはいえ、医師から減塩を指導されたからといって、ただちに塩分の少ない食事に切りかえることは、たいへんむずかしいのが現状です。ですが、汁物を1食分減らすとか、めん類の汁を残すとかするだけでも減塩の効果は得られます。このような実践しやすいことから始めるとよいでしょう。

また一日の食事の食塩摂取量を6gになるように急に減らしてしまうことで、体がだるくなったり、食欲がなくなったりといろいろな症状も現われ、そのために減塩をあきらめてしまうかたもいます。1週間ほど減塩料理を食べ続けると、確かに体も慣れてくるのですが、そうなるまでがまんをするのは、なかなかたいへんです。

そこで、この本では少しずつ減塩をすすめ、最終的な目標として一日の食塩摂取量が6g程度になるような献立が立てられるようになっています。各献立ごとに紹介している「一日の献立例」や、161ページからの「春夏秋冬の1か月献立カレンダー」も、一日の献立の塩分が、6.3g以下になるようにしてあります。ですが、ほとんどの献立は一日の食塩摂取量が5g台に収まり、中には4g台におさえることのできる献立もあります。

この塩分量を目指したのは、減塩料理に食べ慣れていない人でもおいしく食事をしていただくことを目指したためです。これらの減塩料理や献立に慣れ、さらに食塩摂取量を減らしたいと意欲のある場合は、それぞれの料理の減塩のコツを覚えて実践したり、献立にある塩分の含まれる調味料（塩、しょうゆ、ソース、たれ、ドレッシング、めんつゆ、みそなど）を減らすようにくふうすると、一日の塩分摂取量が6g以下の献立が実践でき、その食事をおいしく味わえるようになるでしょう。

減塩する意味・効果とは　食事の効果について

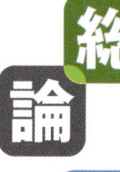

総論

塩は、体の中でどのように働いているのか

食塩（塩化ナトリウム＝NaCl）は、ナトリウム（Na）と塩素（Cl）から成り立っている物質です。私たちの体の中では、別々のイオン（Na⁺とCl⁻）という形で働きます。このイオンは電気を帯びていて、特にナトリウムは、細胞の外と中を自由に動きまわれる特殊な入り口が細胞膜に用意されています。たとえるなら、建物じゅうの部屋（＝細胞）の鍵を持った管理人のように、建物内の部屋を自由に出入りして、体という建物が潤滑に機能するように働きます。

また、食事から摂取した塩分は、下痢や嘔吐などの予期しない体の症状がない限り、また腎臓が正常に働いている限りは、食べた分は、ほとんどが尿中に排泄されます。残りは、汗や垢や糞便などに含まれるとされていて、ふだんはこれらは一定量であることがわかっていますから、これらによって排出される塩分も一定量です。そのため、多量に汗をかいたときや下痢などで水分が失われる場合には、塩分を補給することが重要ですが、一般的には、必要以上に塩分をとる必要性はありません。一日に最低必要な栄養摂取基準量については一部では1.5gといわれていますが、いまだに議論されています。そのため、一日に人間が食事からとる量については、体にとって負担にならない程度の量を、目標量として決めています。

さて、塩分の体内での働きですが、だいたい5つに分けられます。

1. 体内の水分代謝の調節
2. 胃酸、膵液、胆汁など消化液の原料
3. 体内のpHを一定に保つ
4. 消化吸収を助ける（ブドウ糖やアミノ酸などを腸管から体内にとり込む際の補助）
5. 体の中の刺激を伝達する役目をしている（刺激の伝達によって心筋など筋肉の収縮や神経細胞に感覚を伝達する役目にもかかわる）

1 体内の水分代謝の調節

塩分は、体内の水分代謝の調節を担っています。体の中は、60％以上が水分でできています。この水分にはいろいろな物質がとけており、体じゅうを循環しながらこの物質をやりとりすることで、体の中は管理されているため、体内の水分調節はたいへん重要です。

その中でもナトリウムの役割は、細胞をつねに一定の水分で満たすように調節することです。ナトリウムは比較的細胞の外側に多く、カリウムは比較的細胞内に多く存在します。このカリウムとナトリウムとのやりとりで水分代謝を調節しています。たいへん重要な仕組みなので、簡単には崩れることはなく、ふだんは安定しています。

しかし、下痢や嘔吐などで起こる脱水や動脈硬化によって心臓や腎臓の機能が徐々に弱っている場合には、食事中の摂取塩分の量を厳密に管理する必要があります。

2 胃酸、膵液、胆汁などの消化液の原料

胃酸の成分である強い酸性の塩酸（HCl）の成分にはナトリウム（Na）が含まれ、胃の粘膜を保護する粘液や膵液などの成分にはナトリウム（Na）が含まれています。これらは食塩の構成成分（NaCl）によって作られています。

補足

カリウムナトリウムポンプとしての役割

細胞の一つをとって考えてみると、細胞には細胞膜を境に内と外があり、内と外では液体の成分が違います。外側は体液で満たされていますが、内側ではエネルギーを作りだす仕組みがあり、そこで体の代謝を行なっています。もし細胞内の水分が多くなりすぎるとむくみや細胞が壊れてショック状態になります。また外側の体液成分が多くなりすぎると今度は細胞内が脱水状態となり、代謝のしくみがうまく働かなくなってしまいます。

この体液成分の違いは、ナトリウムとカリウムのイオンがそれぞれに持つ電気が作用して、イオンの量の違いなどによって管理されているのです。細胞外のナトリウムが細胞内に流れ込むときは、濃度勾配によって濃度の高い方（細胞外）から低い方（細胞内）に必然的に流れていきますが、細胞内のナトリウムを細胞外に出すときは、エネルギーであるATPを使って細胞外に押し出す仕組みが働きます。これを「ナトリウムカリウムポンプ」といいます。何も食べないと人間はそのうちに飢えて死んでしまいます。何もせずに生きているだけでエネルギーを必要とするのは、体温を保つこと以外にも、こういった細胞内から細胞外へナトリウムを押し出すという働きなどにエネルギーが使われるためなのです。

---

3 体内のpHを一定に保つ

体内は中性であるpH7.4に保たれていますが、酸性に傾いたときには、食塩成分であるナトリウムの強いアルカリ性という特徴をいかして、体内の酸塩基平衡を保っています。

4 消化吸収を助ける

食物は消化分解されると、炭水化物はブドウ糖などに、たんぱく質はアミノ酸までに分解されます。これらを腸壁からとり込むときに、ブドウ糖やアミノ酸の一部はナトリウムと結合してイオンとして、腸管から吸収されます。

5 体の中の刺激を伝達する役目をしている

塩分中に含まれるナトリウムは、体の中のおもに細胞外に多く含まれていますが、筋肉を収縮させるような刺激や、痛みや冷たさ熱さなどの感覚は、通常細胞外にあるナトリウムイオンが、細胞内に入り込んで体の中のイオンバランスが崩れることで、筋肉が収縮したり、痛みなどの電気信号が脳に伝達される仕組みになっています。

体内で必要な塩分はどのくらい？

現在のところ、塩分の推定平均必要量は、充分に信頼できる実験結果がないために設定されていません。ナトリウムとしての量は、体内ではつねに一定に保たれています。塩分は、摂取量とほぼ同じ量が尿中から排泄されるほか、若干量が汗や皮膚や便から出ています。海外の研究によると一日にどうしても必要とされる量は食塩相当量で1.5gと考えられています。しかし、実際の普通の食事では一日で1.5g以下にはなりにくく、健康面での指標としてはあまり使えません。

しかし一方では、とりすぎによる弊害については指摘されており、むしろ、とりすぎないようにするための目標量という観点で設定されました。ただし、高温環境で働いている場合や運動してたくさん汗をかいた場合は、塩分を多少多めにとることがよいとされています。

塩分の一日摂取目標値 一日 男性7.5g未満、女性6.5g未満

――「日本人の食事摂取基準（2020年版）」より――

減塩の効果とは？ 目標量はこうして決まった

世界規模で行なわれた実験では、食塩をたくさんとっている場合と加齢に伴う血圧上昇の間には関連があるということが認められました。血圧を上げないための食塩摂取量の一日平均は3〜5gと考えられています。そこで、アメリカ合衆国やWHO（世界保健機関）／国

各論

際高血圧学会ガイドラインでは、高血圧の予防と治療のためには、一日6g未満とされています。ただ、日本人にとっては、かなりのうす味となるため、「日本人の食事摂取基準（2010年度版）」では、生活の質（QOL）の悪化にもつながりかねないために、無理な減塩には注意する必要があると考えられています。平成17、18年国民健康・栄養調査では、成人（18歳以上）の塩分摂取量は男性11.5g、女性10.0gで、最も食塩摂取量の多いのは男性の50～69歳で12.2gを摂取していました。そこで、塩分の一日摂取目標値は、少しでも減塩につながる目標値ということで、高血圧症の予防指針が示す6gと12.2gの間をとって定められ、さらに女性は男性よりも1.5g低い値をとりました。その上で目標に定めやすいように、きりのいい数字を使って設定したとされています。「2015年度版」では、過剰摂取による生活習慣病のリスク上昇、重症化を予防する観点から、「2010年度版」の目標値からさらに下げ、男性9gを8gに、女性7.5gを7gに、さらに、「2020年度版」では、男性7.5g、女性6.5gに引き下げられました。

1 肥満、メタボリックシンドローム、動脈硬化

必要以上に蓄積された内臓脂肪をほっておくと、そのうちに血圧が高くなり、一方で脂質異常が日常的に起きて、動脈硬化などが発症し、それによって、代謝のメカニズムを少しずつくずしていくことになります。この状態に気がつかないままほうっておくと、そのうちに血糖値を正常に維持できなくなり、高血糖状態が続き、さらに動脈硬化が促進されていくことになります。このように高血糖、高血圧、脂質異常症という症状が慢性的に続くと、糖尿病や高血圧症などの疾病状態となることがわかっています。

健康な人の場合、脂肪細胞には通常は免疫力を高めるような物質を作る働きがあります。しかし、大量の内臓脂肪が蓄積したメタボリックシンドロームのような状況では、脂肪細胞が脂肪をため込んでしまうため、一つ一つの細胞が大きく膨らんだ状態になります。そうなると、今度は、脂肪細胞が、体にとって都合の悪い炎症を起こしたり、血圧を上げたり、また血管壁の弾力性を奪う（動脈硬化）ような作用を起こす物質を作り始めるのです。

インスリンというホルモンの働きが体の中で低下することを「インスリン抵抗性」と呼びますが、インスリンは体の中でおもに血糖を細胞の中にとり入れる（血中の血糖値を下げる）役目をしています。しかし内臓脂肪をため込んだ体では、その働きが落ちてしまい、血液中から糖分を細胞にとり込みにくくなるのです。つまり、血糖値を下げるために必要なインスリンを体は作っているにもかかわらず、血糖値が下がりにくくなっている状態をつくってしまいます。こんな状態が何年も続いていくと、体の中では、血糖値を下げるインスリンを長年過剰に作るために膵臓が疲れ果てて働きが悪くなり、さらに血糖値を下げにくくなってしまい、ついには糖尿病状態になっていくのです。

大量の内臓脂肪の蓄積は、血圧も高い状態を維持しやすくなり、さらに食事から塩分をとりすぎると、それに伴って血圧も上がりやすい体質を作り上げていくことがわかってきています。血圧を上げる作用と塩分の作用は、深く関連しているのです。

そこで、このようなメタボリックシンドロームの危険性を増悪させ

10

ないためには、塩分を少なくすることがたいせつと考えられます。そして減塩によって血圧を下げることも可能となります。

濃い味つけの料理はごはんが進み、さらにビールも進みます。つい食べすぎてしまう理由の一つでもあります。また、一見エネルギーが低いからいくら食べても太らないと思っていた味つけの濃い鍋物や、しょうゆをたくさんつけた寿司など塩辛い食事をとると、水分を必要以上にとってしまいます。すると次の朝、起きてみるとむくんだ顔になっていることがあります。いつもよりも塩分の多い食事をすると、体液を水分で満たすため、摂取したエネルギーよりも見た目の体重は多くなっています。確かに脂肪が増えたわけではないので、数日すれば体重は元に戻るはずです。しかし体はだるさを感じやすく、また腹一杯食べた胸苦しさから、ついつい運動をさぼりたくなるといった弊害も見逃せません。

2 脂質異常症

脂質異常症の予防と治療に関するガイドラインを見てみると、第一に生活改善がたいせつであることが指摘されています。中でも、食事中の脂質の摂取量を減らすことは重要です。一日の生活リズムを整え、脂肪の多い食品や料理（脂肪の多い肉、肉

治療方針の原則	管理区分	脂質管理目標値（mg/dL）			
		LDLコレステロール	non HDLコレステロール	トリグリセライド	HDLコレステロール
一次予防 まず生活習慣の改善を行った後、薬物療法の適用を考慮する	低リスク	<160	<190	<150（空腹時） <175（随時）	≧40
	中リスク	<140	<170		
	高リスク	<120 <100*	<150 <130*		
二次予防 生活習慣の是正とともに薬物療法を考慮する	冠動脈疾患またはアテローム血栓性脳梗塞の既往	<100 <70**	<130 <100**		

日本動脈硬化学会編「動脈硬化性疾患予防ガイドライン2022年版」より改編

加工品、揚げ物、油を多量に使ったいため物など）やくだもの、またスナック菓子類、清涼飲料水などをとりすぎないようにし、野菜を1日350g程度、1日3食のうち、できれば毎食、野菜料理を食べるように心がけましょう。

脂質異常症においても減塩は必要です。塩分を過剰摂取すると、動脈硬化疾患発症の危険因子とされる高血圧になるリスクが増加します。また、食塩は食欲を増して食べすぎを誘発し、脂質異常症の悪化につながるからです。

3 高血圧症

血圧は、昼に高くなり、夜に低くなります。また冬に高くなり、夏に低くなります。そのほか、急激な温度の低下、食事、運動、緊張、興奮などで大きく変動します。そして塩分との関係も深いのです。塩分をとりすぎると当然、血液中の塩分も濃くなろうとします。しかし身体は、血液中の塩分は濃くならないように血液の量を増やします。その方法として、血中に水分をたくさんとり込むため、血管の壁に強い力がかかり、血液量が増えてしまいます。そのため、血管の壁に強い力がかかり、大量の水分を含んだ血液を体全体に送るために、心臓を強く拍動させるための圧力が必要となります。そのために血圧が上がるのです。さらに血管を収縮させるホルモンの反応を高め、血圧を高くします。また、塩分をたくさんとることによって交感神経が活性化し、興奮することが多くなることでも血圧に影響を及ぼします。

さらに、遺伝的な体質が大きく関与しているといわれていますが、原因不明で血圧が上がることが知られていますが、本態性高血圧の場合、食物中の塩分は、腎臓で適切に処理されないために尿に排泄されず、体内に残ってしまうのです。身体の中の水分量が塩分の影響で必要以上に保持されてしまいそのために血圧が上昇します。

＊糖尿病において、PAD、細小血管症（網膜症、腎症、神経障害）合併時、または喫煙ありの場合に考慮する。　＊＊「急性冠症候群」、「家族性高コレステロール血症」、「糖尿病」、「冠動脈疾患とアテローム血栓性脳梗塞（明らかなアテロームを伴うその他の脳梗塞を含む）」の4病態のいずれかを合併する場合に考慮する。

高血圧では、自覚症状はほとんどありませんが、重症では、頭痛、悪心、嘔吐、視覚障害、けいれんなどの神経症状を起こす高血圧性脳症などがあります。

表1および表2に示されているとおり、ここでも生活改善が有効な手段となっています。さらに、医者から高血圧とすでに指摘されている場合は、適切な降圧剤を予防として、また治療として服用することもたいせつです。医師とかならず相談をし、必要に応じて家庭でも決まった時間に血圧の測定を行なうことで、血圧管理をすることもたいせつでしょう。

表1 降圧目標

患者	診察室血圧	家庭血圧
若年、中年、前期高齢者	130/80 mmHg 未満	125/75 mmHg 未満
後期高齢者	140/90 mmHg 未満	135/85 mmHg 未満
糖尿病患者	130/80 mmHg 未満	125/75 mmHg 未満
慢性腎臓病患者（CKD）		
蛋白尿＋	130/80 mmHg 未満	125/75 mmHg 未満
蛋白尿−	140/90 mmHg 未満	135/85 mmHg 未満
脳血管障害患者（頸動脈狭窄や脳主幹動脈閉塞なし）	140/90 mmHg 未満 (130/80 mmHg 未満)	135/85 mmHg 未満 (125/75 mmHg 未満)
冠動脈疾患患者	130/80 mmHg 未満	125/75 mmHg 未満

表2 生活習慣の修正項目

1	食塩制限：6g／日未満
2	野菜・果物（K、Mg）の積極的摂取※1 飽和脂肪酸、コレステロールの摂取を控える 多価不飽和脂肪酸、低脂肪乳製品の積極的摂取
3	適正体重の維持：BMI（体重(kg)÷[身長(m)]^2）が 25 未満
4	運動療法：軽強度の有酸素運動（動的および静的筋肉負荷運動）を毎日30分、または 180 分／週以上行う
5	節酒：エタノールで男性 20〜30 ml／日以下 　　　　　　　　　女性 10〜20 ml／日以下に制限
6	禁煙

生活習慣の複合的な修正はより効果的である
※1 重篤な腎障害を伴う患者では高K血症をきたすリスクがあるので、野菜・果物の積極的摂取は推奨しない。
　　糖分の多い果物の過剰な摂取は、肥満者や糖尿病などのカロリー制限が必要な患者では勧められない。

日本高血圧学会「高血圧治療ガイドライン2019」より抜粋

4 糖尿病

血糖値が高い状態を続けていると、いろいろな合併症が出てきます。糖尿病で実際に怖いのは、合併症が起こったときです。しかし、血糖値をうまくコントロールすることによって、これらは回避できます。あるいは、最低限のコントロールでも通常の生活を送ることができます。特に、40歳以降に発病する頻度の高い、2型糖尿病は、生活習慣

補足

薬と食品の組み合わせで気をつけておきたいこと

グレープフルーツジュース 200ml以上

苦味成分であるナリルジンが、肝臓での薬物代謝酵素 P450CYP3A4 の活性を阻害するためにカルシウム拮抗剤の血中濃度が高くなり薬が効きすぎることがあります。

甘草

グリチルリチン酸は生体内ホルモンであるアルドステロンと似た作用をして低カリウム血症と体内ナトリウム貯留を起こして血圧を上げることがあります。咳止めなどの漢方薬に含まれます。

利尿薬を処方されている方

利尿剤のうち、サイアザイド系は、低カリウム血症、高尿酸血症を生じるので注意が必要です。低カリウム血症の予防のためにはカリウムの多い野菜、芋を積極的に食べましょう。

また、カリウム保存性利尿薬は、高カリウム血症に注意が必要です。

ACE（アンギオテンシン変換酵素）阻害薬、ARB（アンギオテンシンⅡのAT1受容体拮抗薬）を処方されている方

尿酸の産生を促すため、尿酸値が高めのことがあります。

の見直し、特に食後の血糖値をコントロールすることで、その後の病状についても安定を保つことができます。

また、実際に、合併症が起きた後でも、その合併症を治療するとともに、血糖値を安定に保つ食事、運動、休息ができるようになると、症状も落ち着き、それ以上の悪化を遅らせることができます。

❶ **主食、主菜、副菜を考えて食べる**

ごはんは茶わんに1から2杯、メインディッシュ（主菜）は、てのひらに乗るぐらいの大きさの肉や魚一切れ、野菜は生なら両手で器を作ってそこに入るぐらいの量、ゆでてあれば握りこぶしの大きさの量が、一回の食事量です。

❷ **合併症を防ぐ食事**

糖尿病が発症するまでには、すでに動脈硬化や高血圧の素地ができ上がってしまっていることがよくあります。特に大人になってから食生活が原因で糖尿病を発症した場合です。ぜひ、以下のポイントをおさえください。

❶ 塩分（食塩、しょうゆ、みそなどの塩分を含んだ調味料）の使用を少なめにするように心がけましょう。塩分が濃い食事は、食欲が進んで、食べすぎてしまう原因の一つです。

❷ コレステロールや飽和脂肪酸（バター、乳製品、肉類の脂身など）のとりすぎに気をつけましょう。

❸ 食物繊維をたくさんとりましょう。食物繊維の多い野菜類や芋類、きのこ類、海藻類を毎食100ｇ以上は食べるようにします。でんぷん質の多い野菜（芋類、かぼちゃ、ゆりね、とうもろこし、れんこん）は、エネルギーがほかの野菜よりもおなかにたまり、ケーキ、せんべい、スナック菓子を食べるよりもおなかにたまり、食物繊維をはじめ、ビタミンC、カロテン、カリウムなど特に外食の多い生活をしている方には不足しがちな栄養素も多く含まれているので、じょうずに使うとよいでしょう。

❹ ミネラルやビタミンの多い食品を積極的に食べましょう。乾物（切り干し大根、ひじき、削りガツオ、サクラエビなど）には、現代人に不足しがちなミネラル分（鉄分、カリウム、カルシウムなど）が多く含まれています。これによって代謝が促進されます。野菜類や芋類、きのこ類、海藻類にもビタミンやミネラルが多く含まれるので、これらを食事に積極的にとり入れましょう。

5 心臓病

心臓病対策としては、第一に肥満を予防・改善する食事がたいせつになります。また、心臓病の症状である心不全症状――浮腫や胸水には、食事療法として減塩が最も重要です。次に血管の老化やコレステロール値の上昇、そして高血圧や高血糖が重ならないための予防策が普通の生活では、朝起きたときのだるさやイライラ、肩こりなどがポイントです。これらは適度な運動と生活のリズムを考えることで解決していくことができます。

❶ **栄養素として代謝を促すのに必要なビタミンＢ群**

ビタミンB₁ ●糖質をエネルギーに変えるために必要な補酵素を作ります。不足すると脚気やウェルニッケ脳症、心不全などが起こります。おもな慢性欠乏症の症状です。米ぬか、胚芽精米、きなこ、ウナギのかば焼きに多く含まれます。

ビタミンB₂ ●体内の過酸化脂質の分解を行ない、動脈硬化の予防に役立ちます。また脂肪を燃やしてエネルギーに変える際に必要な補酵素の原料となり、肥満の解消には大切なビタミンです。欠乏症は口内炎、眼精疲労など目や鼻の障害にも関連があります。豆腐、豚肉モモ、もやし、納豆に多く含まれます。

ナイアシン（ビタミンB₃） ●ニコチン酸ともいわれ、脂肪の代謝には欠かせず、またアルコールを代謝する場合にも必要です。トリプト

ファンというアミノ酸からも合成でき、欠乏症はペラグラという皮膚炎と下痢を併発し、痴呆になるという病気が有名です。カツオやマグロに多く含まれています。

葉酸● 細胞の分裂などに作用するビタミンですが、ビタミンB12とともに血中に心臓病のリスクを高めるホモシステインという物質をメチオニンというアミノ酸に変える働きがあり、心臓病の予防には欠かせません。また葉酸が生まれる危険性があります。キャベツ、アスパラガス、焼きのりなどに多く含まれます。

ビタミンB6● 酵母に含まれるビタミンといわれ、脳の神経細胞間で情報をやりとりする際の興奮抑制作用のあるGABA（ギャバ）の合成に働いています。不足すると中枢神経の異常などの症状や貧血、皮膚炎などを引き起こします。マグロやサンマに多く含まれています。

ビタミンB12● メチコバールなどの薬で知られていますが、不眠症や時差ぼけに効くといわれています。また葉酸とともに心臓疾患のリスクを減らします。不足すると貧血や胃酸の分泌低下、慢性下痢などが起こるとされています。サンマ、マグロ、カキ、のり、卵に多く含まれています。

6 腎臓病

高血圧のままに生活を続けていると、動脈硬化のリスクが高くなり、末梢血管障害である腎臓病などにかかりやすくなります。慢性化することによって腎臓の機能がだんだん弱っていきます。それをいかに予防し、ある程度進行した場合は、その速度を遅くして安定させるためには、食事がたいせつになります。

腎臓疾患では、食事は治療の一環という考え方が大きくなるといえるでしょう。食事は、普通食よりは、いくつかの制限があります。その大きなポイントは、減塩、たんぱく質摂取量の制限、エネルギーの確保、そしてカリウム制限です。さらに透析に入った場合は、食事中のリンやカルシウムなどのそのほかのミネラルの調節も重要になってきます。

これらは長期にわたって管理していく必要があります。さまざまな制限があり、毎日の食事管理が大きな負担になるかもしれませんが、だんだんにコツを覚えていくことで、意外と食事をじょうずに楽しむことができるようになると思います。毎月または、定期的な血圧測定や血液検査値を見ながら食事中の栄養素を調節できるようになると、じょうずに外食をとることもできるようになります。

1 食事のポイント

1 減塩をする

血圧のコントロールは、塩分制限と強い連動性があるので、まずは食事中の塩分を減らす努力は重要です。

❶ 食パンは塩分を含んでいるため（60g中塩分0.8g）、無塩パンにするか、またはバターやマーガリンを無塩のものにする方法がある。

❷ 肉や魚介類の加工食品（はんぺん、さつま揚げ、ソーセージ、ベーコン、佃煮など）は塩分を含んでいるので、使うときには少量にする。

❸ 酢、レモン、かぼすなどの酸味を利用するとエネルギーアップと減塩に有効（大さじ1＝12g、エネルギー80kcal、塩分0.3g）だが、大量に使う場合、コレステロールに影響を与える可能性がある。

❹ マヨネーズを利用する。エネルギーアップと塩分がおさえられる。

❺ だしの利用。だしは、天然のうま味によって、塩分をおさえてもおいしく味わえる。だしは、天然のものを使ってとり、多めに作ったものは、製氷皿などに分けて保存し、浸し地やつけじょうゆなどを薄めたりするのにも利用する。

❻ わさび、にんにく、とうがらし、シナモンなどの薬味、香味野菜、ハーブなどを利用する。辛味や香りのインパクトで塩分が低くてもおいしく味わえる。

2 比較的たんぱく質が少ない料理やでんぷんの多い献立にする。

たんぱく質が比較的少ない魚介類やほとんどたんぱく質を含まない野菜をメインにした料理がよい。カキフライや、揚げ野菜のいため物、かき揚げなど。また、米には意外とたんぱく質が多く、毎日食べるので、たんぱく調整米やでんぷん米にするとよく、これらの米を使ったライスコロッケ、ドリア、チャーハンもおすすめ。でんぷんが多い料理は、ホワイトソースを使った料理や、かたくり粉やくずなどのでんぷんでとろみをつけた料理、でんぷんが原料のはるさめやくずきりやコンスターチを利用した料理である。

3 カリウム対策

❶ 野菜、きのこ：一日に300gはなるべくとるように心がけます。ゆでたり流水にさらしたりするとカリウムの含有量が減ります。また、たんぱく質の少ない野菜を選びましょう。

❷ 芋：薄くスライスをし、ゆでることで多少カリウムを減らすことができます。

❸ 海藻類：善玉のコレステロールを増やすために海草類は有効ですが、そのために食べすぎてしまうとカリウム値が高くなる場合があります。なるべく減らします。

❹ くだもの：生のくだものは、全体的にカリウム値が高いのですが、症状に応じて楽しみとして献立にとり入れるくふうも必要です。また、コンポートなど果実を煮たものやくだものの缶詰めは、生よりカリウム値が低いので、好みによって使うことができます。ジュース類は、果汁100％のものはカリウムが多いので避けましょう。

❺ 種子類：ナッツなどは、ビタミンEなど血中の脂質代謝に対して好影響を与え、エネルギーも高い食品ですが、カリウムが高いため、

少量を調理のアクセントに利用する程度にしましょう。

7 胃がん

胃がんの多い地域で行なった実験で、減塩および野菜とくだものを以前より多くとるようにしたところ、胃がんが減ることがわかってきました。塩分の多い食事だと胃粘膜に対して発がん性物質の作用を促進させることがわかっています。ちょうどナメクジに塩をかけるとナメクジが小さくなるように、胃粘膜を保護している粘液が塩の作用で減ってしまいます。塩分が高い食事を続けると、胃の粘膜は、発がん性物質や多量に出てくる胃液から保護するための粘液を保持できなくなってしまうのです。

1 がん予防につながる食事のポイント

● 減塩をして、料理に使う塩分は最小限にとどめて、素材の味を楽しみましょう。

● しょうゆやみりん、酢などの調味料にはこだわりを持って、なるべく質のよいものを使いましょう。

● だしも天然だしを基調としたものを使うように心がけましょう。

● 新鮮な野菜とくだものが重要です。新鮮なものは、抗酸化力が強く、冷凍のものは、新鮮なものよりは抗酸化力は弱くなります。野菜やくだものをジュースにした場合は、すぐに飲むことがおすすめです。また、ジュースを作る道具は、カッターなどが金属片だと細胞を壊すので、なるべくジューサーを使いましょう。

● 米はなるべく精製度の低いものを選び、またそれらの消化が悪いときは、胚芽精米などをとるようにしましょう。

減塩のポイント

生活編　減塩生活

減塩を実行する場合には、それが効果的に体作りに生かされると減塩生活にもやりがいが出てきます。生活の見直しとしての減塩のポイントについてまとめました。

1 三食時間を決めて食べる。

朝食を抜くと太りやすいということがわかってきています。そこでまずは、食事の時間を大体1日3回と決めて、前後2時間ぐらいには食事ができるように考えます。

例：朝食午前6時30分から8時30分ごろまで、昼食午前11時30分から午後1時30分ごろ、おやつ午後4時ごろ、夕食午後6時30分から8時30分ごろ。特に朝食に塩分の濃いものをたくさんとると血圧が上がりやすい傾向にあります。朝食をうす味にすると効果的です。

2 外食による食べすぎと塩分のとりすぎをいかに防ぐか。

まずは、食事の量と塩分のとりすぎを調節することから始めましょう。1日3食のうち2食をファストフードや市販のお弁当、外食に頼ることの多い場合は、特に塩分摂取量だけでなく脂肪の摂取量、また食事の全体のエネルギー量も必要以上に多くなりがちです。

外食を減らすには、手間のかからない料理のくふうをするとよいでしょう。たとえば、手作り料理をまとめて作り、冷凍庫などにストックしておくと食事の支度やお弁当などの用意も簡単です。手作りサンドイッチなども前の日に作って冷凍したものを朝とり出して、食べやすい状態にして持っていくと、お昼ごろにはほどよくとけて、昼食として持っていっています。このようにじょうずに作り置き食品を利用するとよいでしょう。

また、どうしても外食でまかなわなければならないときは、みそ汁や塩分の高そうな汁がたっぷりかかった丼メニュー、寿司などは避けて、かつ定食、和定食、しょうが焼き定食などを選び、みそ汁を残したり、ソースをかける量を自分で調整しましょう。またサラダは、自分でかける量を調整できるように、ドレッシングとサラダを分けて配膳してもらうように注文しましょう。

3 アルコールについてはほどよくつき合うのがポイントです。

またゆっくり飲むことで本来の嗜好品として楽しむ余裕を持つことができます。

一日量としての基準は、エタノールで20〜30g。以下が各お酒の量の目安です。

ビール／アルコール5％の場合、400〜600㎖（ビール350㎖2本弱）
ワインや日本酒／アルコール15％前後の場合、130〜200㎖（大ワイングラス1杯、酒1合）
焼酎／アルコール25％の場合、120㎖まで。
蒸留酒／アルコール45％の場合、60㎖まで。

これらのお酒は、食事といっしょに、薄めてゆっくり楽しみながら飲むことでリラックス効果や血行をよくするなどの効果も発揮できます。

ただし、寝る前に飲むいわゆるナイトキャップという飲み方は、実は睡眠の質を下げてしまうことになり、またそれが習慣になることからアルコール中毒にもなりやすいため、血圧の安定にはよくありません。アルコールは、食事のときに少量たしなむのが健康的です。

4 食事中のナトリウムとバランスをとるミネラルは、カリウムやカルシウム、マグネシウムなどです。

これらのミネラルをじょうずに食事にとり入れることもたいせつです。それぞれ多く含む食品を紹介します。

●カリウム：野菜類、くだもの、干しくだもの、木の実、海藻類

- カルシウム：乳製品、小魚、小松菜、空芯菜、モロヘイヤ、豆腐、サクラエビ、切り干し大根
- マグネシウム：ごま、ピーナッツ、青のり、いんげん豆、油揚げ、納豆、アサリ、小麦胚芽、干しエビなど

5　運動と睡眠　そしてストレスコントロール

寝不足は運動不足によっても起こります。適度な運動は、代謝を促して、血行をよくし、肩凝りなどを解消してくれます。運動に慣れていない場合は、まず体のストレッチなどから始めるとよいでしょう。ラジオ体操もおすすめです。散歩など毎日の生活の中で歩く機会をなるべくとり入れて、足腰の筋肉を充分つけるようにしましょう。そして、少しずつ歩く時間を増やしていくと無理なく活動量が増えていきます。

体の筋肉量が増えて、血行がよくなる機会が多くなれば、睡眠不足も解消されていきます。無理な運動を行なうと筋肉がこわばって、けいれんを起こすこともあるので、充分な筋肉を養うまでは無理は禁物です。

はじめは何も運動をしないで一日を過ごし、平均的な運動量を記録しておきます。その運動量の一割増の歩数を運動量を増やす場合の指標にし、歩数計をつけて歩いた歩数を把握し、少しずつ歩く歩数を増やすようにしましょう。一日の平均歩数が8000～10000歩になってきても足腰が痛くないようであれば、運動の習慣も身についてきたといえます。時間をかけてストレッチを充分行なって体作りをするとよいでしょう。散歩などの軽い運動はストレスのコントロールにもなりリフレッシュの時間として考えることもできます。

6　一日塩分6ｇの食事とは？

減塩対象の人は、一日に6ｇ程度の塩分が目標に設定されています。6ｇを実行するためには、朝食2ｇ、昼食2ｇ、夕食2ｇまたは朝食1ｇ、昼食1ｇ、夕食4ｇなどの組み合わせがあります。

エネルギー摂取量の少ない場合には、比較的簡単に守ることができますが、エネルギー摂取の多い場合は、どうしても食べた量が多く、その分塩分が含まれるので、うす味でも塩分が多くなっていることも多いと思います。ですが、徐々に6ｇに近づけるような食事にしていくことができれば、血圧や内臓脂肪に関係する数値全般が改善していきます。ですので、絶対に6ｇ以下にしないと効果がないということではなく、少しずつ慣れて、効果を確認しながら、味つけにもう少し慣れていくことが減塩食の管理でたいせつなことです。最終的には、調味料を計って料理を作る、外食は栄養表示を見て食べるなどの習慣がつくと、そのころには、減塩の効果が現われて、かなり体調改善に役立っていると思います。

料理編　具体的な調理法

1　調味料はきちんと計りましょう。

減塩の基本は、調味料をきちんと計る習慣から始めると、むやみに味のない食事にならずにすみます。まずは、大さじ、小さじなどの計量スプーンをじょうずに使って、塩、しょうゆ、みそを計る習慣をつけましょう。

※調味料の大さじ、小さじ、ミニスプーンの計り方や重量は186～189ページを参照してください。

2　急激な減塩ではなく、少しずつ減塩をしましょう。

まずは、みそ汁のみその量を減らす、毎日飲んでいるみそ汁やスープを一日に3回から2回に減らす、または実だくさんにして汁を減らすなどから始めてみましょう。

3　濃いめのだしを使う。

昆布、しいたけ、削りガツオなど、うま味をきかせた濃いめのだしを使うことにより、ほかの調味料が少なくてもおいしく仕上がります。

市販の「インスタントだし」などは、塩分が含まれているものがあるので表示を確認しましょう。

市販の商品の表示には、塩分ではなくナトリウムとして表示してあるものが大変多いので、換算して利用しましょう。

> 塩分の換算方法は、ナトリウムmg×2.54＝塩分mg
>
> 塩分mg÷1000＝塩分g

※19ページの「インスタントだしの塩分含有量の目安」を参考にしてください。

4 刺激の強い、からしやわさび、とうがらしなどを利用しましょう。

レモンや酢などの酸味、からしやわさび、とうがらしなどの辛味、にんにくやしょうがなど刺激の強い素材を少し加えて舌の感覚を鋭くまたはマヒさせることでうす味でもおいしく食べられるようにします。

5 料理にかけたりつけたりする調味料は、だしなどを混ぜてうすめて使いましょう。

しょうゆやソース、ケチャップなどは、だしやレモンの絞り汁、酢を加えて薄めて使うと、減塩につながります。

6 下味の塩はきれいに洗い流しましょう。

魚の下味や青菜を塩ゆですときに使う塩をまったく使わないと、魚の臭みをとることができず、おいしい料理になりません。そこで、まずは、下味用の塩をふり、魚から臭みにつながる水分（ドリップ）が出たところで、ドリップを拭きとり、必要なときは表面を水で洗い流してから水分をふきとります。青菜の場合は、塩ゆでにした後に、流水下でよくさらしましょう。

7 野菜、くだものを積極的に食べましょう。

塩分を排泄（はいせつ）しやすくするために、また食事で塩分を減らすために、野菜やくだものを積極的に食べましょう。生の野菜やくだものにはカリウムが含まれており、ある程度の塩分のとりすぎは、カリウムをとることで尿中に排泄しやすくなります。野菜は一日350gを目安に食べましょう。くだものは、とりすぎると中性脂肪も増えるので朝食や昼食のときにとることをおすすめします。

8 焼き色をつけて香ばしくすることで減塩につながります。

焼いたりソテーしたりする料理では、焼き色をつけることで香ばしさが引き立つと、加える塩分が少なくてもおいしくいただくことができます。

9 旬の食材を選びましょう。

季節に旬を迎える食材、特に露地栽培の野菜は、そのもののうま味が強く、調味料を加えなくても、素材そのものの味でおいしく食べることができます。

10 味の濃さ、味の種類などにメリハリをつけましょう。

すべての料理をうす味に仕上げた場合に、物足りなさを感じるようであれば、どこか一品はふだんの塩加減のものを加えましょう。また、酢の物や冷たいデザートなどを加えることで献立の変化をつけることも無理のない減塩につなげるくふうになります。

11 野菜のうま味、スパイス、酒類を使った料理のくふうをしましょう。

野菜、特ににんにく、玉ねぎ、トマトなどには、うま味成分であるグルタミン酸が多く含まれており、スープやカレー、シチューを作るときに加えることで素材のうま味を引き出してくれるため、ほとんど塩分を加えなくてもおいしいスープに仕上がります。そのほか、香味野菜のセロリ、スパイスとしてはローリエ、こしょう、とうがらし、パプリカなども同様です。

また、日本酒やワインなどを加えることでもうま味が増します。

12 食卓に、しょうゆ、塩、ケチャップ、ソースなどを置かない。

食卓に調味料があると、ついつい使って味つけを濃くしてしまうので、塩分を増やしてしまう調味料を置かないほうがよいでしょう。その代わりに、こしょうやバジル、さんしょう、とうがらし、乾燥ゆずなどのスパイス類で塩の含まれないものを利用するのもよいでしょう。

18

だしのとり方と塩分量

だしは塩分を含んでいます。手作りのだしは塩分が低いので、減塩する場合は、手作りすることをおすすめします。

インスタントだしは、商品の表記どおりに使うと塩分が高めです。一覧を参考にしてじょうずに活用しましょう。本書の材料表にある「だし」は、「和風だし」のことです。「和風だし」も いろいろありますが、好みのものでよいでしょう。

本書では、「和風だし」と「中国風ブイヨン」は、手作りのだしの栄養価で計算をしています。そのほかのものは、インスタントのだしの栄養価で計算をしています。

ここでは、「和風だし」の「カツオ昆布だし」「煮干しだし」と「中国風ブイヨン」の作り方を紹介します。

手作りだしの作り方

カツオ昆布だし

●材料　でき上がり1.5カップ分
水（でき上がり重量の30％増し）……2カップ
だし昆布（でき上がり重量の1％）…3g
削りガツオ（でき上がり重量の2％）6g

❶昆布は乾いたふきんで表面を軽くふき、蒸発分などを見込んだ分量の水とともになべに入れ、10〜30分おく。
❷ふたはせずに弱火にかける。沸騰直前に昆布をとり出し、削りガツオを一度に散らしながら加える。
❸アクが浮いてきたらすぐ除く。なべの周囲が沸騰し始めたら、すぐ火を消し、そのまま静かに1〜2分おいて濾す。

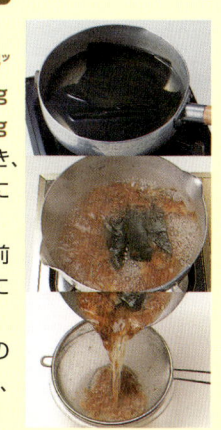

煮干しのだし

●材料　でき上がり1.5カップ分
水（でき上がり重量の30％増し）……2カップ
煮干し（でき上がり重量の2〜2.5％）
　…………頭とわたを除いて6〜8g

❶煮干しは光沢のあるものを選ぶ。頭を除き、縦に2つに裂いて、黒いわたを除く。
❷蒸発分などを見込んだ分量の水に5分以上つける。前の晩に水につけておいてもよいが、夏場は冷蔵庫におくこと。
❸中火よりやや弱めの火にかけ、沸騰したら火を弱め、浮いてくるアクをすくい除いてふたはしないで静かに2〜3分煮出し、濾す。

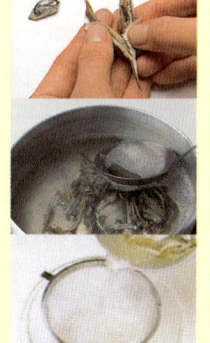

中国風ブイヨン

●材料　でき上がり5カップ分
鶏がら……………… 2羽分（450g）
水………… 10カップ　ねぎ……… 5cm
しょうがの薄切り…3枚　塩…小さじ1/10

❶鶏がらはていねいに水洗いし、血液や汚れ、内臓の残りをきれいに落とす。
❷厚手の深なべにすべての材料を入れ、強火にかける。
❸煮立ち始めたら、鶏がらが踊らない程度の火加減にし、浮き上がるアクをできるだけ残さずにすくい除く。ごく静かに煮立つ火加減で60分、ふたをしないで煮出す。
❹熱いうちに、静かに濾す。
※多めに作って冷凍しておくと便利。

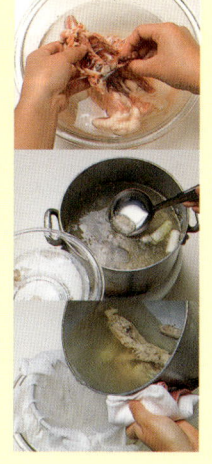

手作りだしの塩分含有量の目安

だし	1人分（150mℓ）中のだしの塩分量
カツオ昆布だし	0.1g
煮干しだし	0.1g
中国風ブイヨン	0.1g

インスタントだしの塩分含有量の目安

分類	商品名	形状	使用量の目安		1人分（150mℓ）中のだしの塩分量
和風だし	カツオだし	顆粒	600mℓに小さじ1	4g	0.4g
	昆布だし	顆粒	600mℓに小さじ1	4g	0.4g
	いりこだし	顆粒	600mℓに小さじ1	4g	0.4g
中華風だし	中華風だしのもと	顆粒	300mℓに小さじ1	2.5g	0.7g
	鶏がらだしのもと	顆粒	300mℓに小さじ2	5g	1.2g
	中華風だしのもと	練り	600mℓに大さじ1	12g	1.1g
洋風だし	ブイヨン	固形	300mℓに1個	4g	1.1g
	コンソメ	固形	300mℓに1個	5.3g	1.2g
	チキンコンソメ	固形	300mℓに1個	7.1g	1.2g

この本のじょうずな使い方

本書の朝食、昼食、夕食の献立は、一献立ほぼ350〜700kcal台、塩分1.2〜2.7gになっています。これらをじょうずに組み合わせて、一日の献立が、自分に合ったエネルギーと塩分になるように組み立てましょう。

「G／一日の献立例」に、一日1600kcal、塩分6g程度になるように朝食、昼食、夕食を組み合わせた一日献立を紹介していますので、最初のうちは、それを参考にしてもよいでしょう。慣れてきたら、自分で好きな献立を組み合わせて、栄養バランスのとれた一日献立を実践しましょう。

また、「F／朝食（昼食、夕食）献立例」には、各献立の主菜に対して、そのほかのおかずを組み合わせたバリエーションを紹介しています。これを利用すると、また違う献立が楽しめます。

161〜177ページの「春夏秋冬の1か月献立カレンダー」に、24ページ以降に紹介してある本書のすべての料理を使って、一日1600kcal、塩分6g程度で、栄養バランスがとれるように組み合わせた献立を紹介しています。これも一食分の料理の組み合わせや、一日分の献立の組み合わせのバリエーションとして活用してください。

Ⓐ 献立表
- 献立の料理名と1人分の総エネルギー量と総塩分量を示しています。料理や献立についてのポイントも紹介。

Ⓑ 減塩のポイント
- 掲載した料理や献立の減塩ポイントを示しています。

Ⓒ 料理名と栄養価
- 料理の種類（主菜、副菜、汁物、主食、飲み物、デザート、くだもの）と料理名と1人分のエネルギー量と塩分量を示しています。

Ⓓ 材料表
- 朝食と夕食の献立と単品料理は2人分、昼食の献立と単品料理は1人分で示しています。
- 塩は、小さじ1＝6gのものを使用しました。
- 「ミニスプーン」とは、ミニスプーンのことで、容量1mlが計れる計量スプーンのことです（186ページ参照）。
- 計量カップ・スプーンについては186〜189ページに詳細を載せましたので、参照してください。

Ⓔ 作り方
- 電子レンジの加熱時間は500Wのものを使用した場合のものです。600Wのものを使う場合は2割弱にしてください。

Ⓕ 朝食（昼食、夕食）献立例
- この献立の主菜に、そのほかのおかずを組み合わせた献立を2例ずつ紹介しています。
- 1食献立／400〜620kcal、塩分2.8g以下

Ⓖ 一日の献立例
- 本書に掲載の、朝食、昼食、夕食の献立ごとに、一日分の献立として組み合わせた例を1例紹介しています。
- 一日献立／1400〜1670kcal、塩分6.3g以下

Ⓗ コラム
- 減塩に役立つ情報を紹介しています。

ごはんが主食の朝食献立 5

トマトと卵のいため物献立

383kcal 塩分 **2.0g**

- 主菜●トマトと卵のいため物
- 副菜●キャベツの甘酢漬け
- 主食●中国風おかゆ

おかゆを炊いている間にほかの料理を作ったり、身じたくをして時間をじょうずに使いましょう。いため物の卵は好みのかたさに仕上げます。甘酢漬けは甘酢が熱いうちに材料にかけると味がよくなじみます。

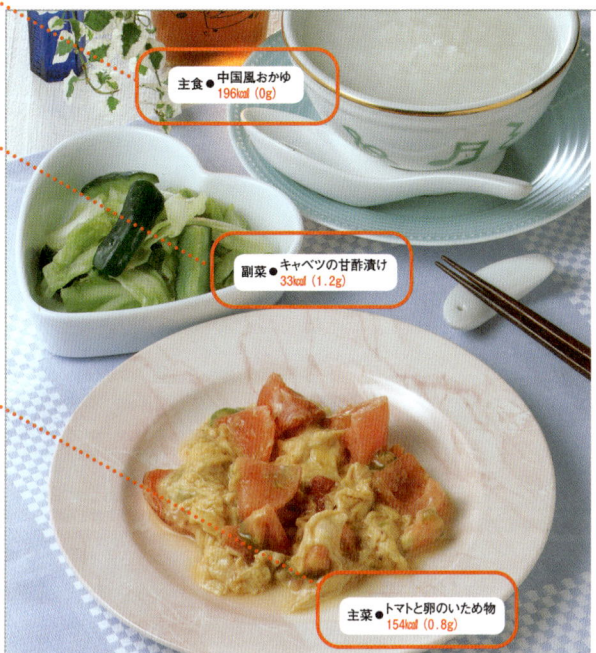

- 主食●中国風おかゆ 196kcal (0g)
- 副菜●キャベツの甘酢漬け 33kcal (1.2g)
- 主菜●トマトと卵のいため物 154kcal (0.8g)

材料（2人分）

主菜●トマトと卵のいため物
- トマト（完熟のもの） 1個（150g）
- サラダ油 小さじ1
- 卵 2個
- 塩 ミニ1
- こしょう 少量
- サラダ油 大さじ1弱

副菜●キャベツの甘酢漬け
- キャベツ 4枚（200g）
- きゅうり 小½本（40g）
- 塩 小さじ½強
- 酢 大さじ2
- 砂糖 小さじ1

主食●中国風おかゆ
- 米 100g
- 中国風ブイヨン（19ページ） 5カップ

作り方

主菜●トマトと卵のいため物

❶トマトはへたをくりぬいて沸騰湯にさっと通し、すぐ水にとり、へたの部分から薄皮をむく（湯むき）。食べやすい大きさに切り、サラダ油でさっといためる。
❷卵はときほぐして塩とこしょうで調味し、トマトを加え混ぜる。
❸フッ素樹脂加工のフライパンにサラダ油を熱して全体になじませ、②の卵液を一気に流し入れ、木べらで大きく混ぜながらいため、器に盛る。

★トマトの湯むきがめんどうなら皮つきのままでもかまわない。

副菜●キャベツの甘酢漬け

❶キャベツは3～4cm角に切る。きゅうりは4～5cm長さに切ってから縦4つ割りにする。
❷①をボールに入れて塩をふり混ぜ、しんなりして汁けが出るまで15分ほどおく。汁けを絞って器に盛る。
❸酢と砂糖を合わせて煮立て、熱いうちに②にまわしかけて混ぜる。

主食●中国風おかゆ

❶米は洗ってざるにあげる。
❷なべに入れてブイヨンを加え、火にかける。煮立ったら木べらでなべ底を静かにこすって混ぜ、わずかに沸騰を続けるくらいの弱火にし、40～50分かけてゆっくり炊く。ふたは、吹きこぼれないように少しずらしてかける。

減塩ポイント

おかゆは手作りの中国風ブイヨンで炊いてうま味を利用し、塩を省略します。

塩分チェック❸ 卵

卵は良質なたんぱく質源で1日1個は食べたいものです。しかし、ナトリウム由来の塩分が卵1個（50g）あたり0.2gあるので、塩分制限があるときには調味料の量を控えるなどして注意しましょう。

朝食献立例

朝食献立例 I	420kcal 1.3g	●主菜＝トマトと卵のいため物 154kcal (0.8g) ●長芋の煮物 70kcal (0.5g) p.140	●中国風おかゆ 196kcal (0g) p.30	
朝食献立例 II	426kcal 1.4g	●小松菜のごま酢あえ 37kcal (0.6g) p.149	●ごはん (140g) 235kcal	

一日の献立例

1558kcal 6.1g | 朝 トマトと卵のいため物献立 383kcal (2.0g) | 昼 焼き肉丼献立 559kcal (2.0g) p.63 | 夕 白身魚のカレーじょうゆ焼き献立 616kcal (2.1g) p.115

朝食のとり方アドバイス

朝食に塩分を多くとると、日中の血圧が上がりやすいという報告もあり、一日のうちで最も減塩の効果があるのは、朝食といわれています。

そもそも、朝食を食べるかどうかについてはいろいろな議論がありますが、朝食を食べることで人間が持っている時間遺伝子がリセットされて、一日が効率よく動き始めることがわかってきています。

反対に朝食を抜くと、肥満になりやすいのです。じつは、朝食を欠食することで、人体はエネルギー節約反応を起こして、体表面温度が上がりにくくなります。さらに食事をしていないため、体内の血糖値を上げるために筋肉をとりくずして肝臓で新しい糖を作ることになります。これは体力の

低下にもつながるのです。
また、昼食までにおなかがすきすぎて、その反動で昼食をたくさん食べたくなるため、必要以上のエネルギーをとってしまいがちになり、そのために体は余分なエネルギー量を脂肪に変えやすくなります。
朝食を抜くと、飢餓が続く可能性を体が感じて運動がおっくうになり、今度は活動量が下がってしまい、さらに太りやすくなっていくという仕組みがあるのです。
これらのことから、朝食を食べることをおすすめします。食べる習慣のないかたは、まずは手軽に食べられるもの――コーヒーとバナナなどだけでも食べるように心がけ、朝食をその次の段階として、前日に野菜をゆでておいて朝に食べてみる、パンまたは

22

おにぎりを添えてみるなど、少しずつ朝食を充実させていきましょう。そして、最終的にはだいたい1食350〜500kcalを目安に食べるようにしていくと、一日の活力ともなり、たいへん効率よく体を動かすことができるようになります。

朝食作りのポイントは、手早く作ることでしょう。できれば前日の夕食を作るときに、あらかじめ朝食用の野菜を洗っておく、切っておくなど下処理をしておくとよいでしょう。また、作り置きの料理を1品添えることもおすすめです。朝食の量を減らしすぎないことにもつながります。

朝食を脂肪の多いファストフードなどで代用すると、体に脂肪を蓄積しやすくなることもわかってきています。朝食は、脂肪は少なく、たんぱく質は適正量の20〜30g程度、糖質はでんぷん質の多いものが理想

とされています。

朝食は、一日のうちで最も減塩の効果があるといわれるので、最終的には、ここで紹介をしている献立を実践し、さらに減塩をする場合には、献立にある塩分の含まれる調味料（塩、しょうゆ、ソース、たれ、ドレッシング、めんつゆ、みそなど）を減らすようにくふうするとよいでしょう。

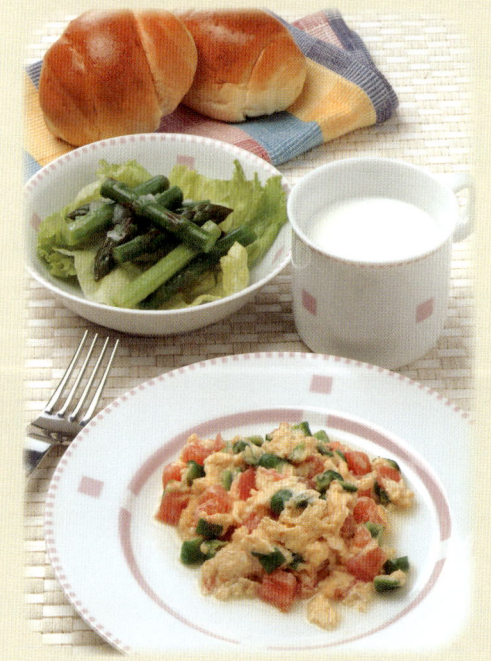

ごはんが主食の朝食献立 1

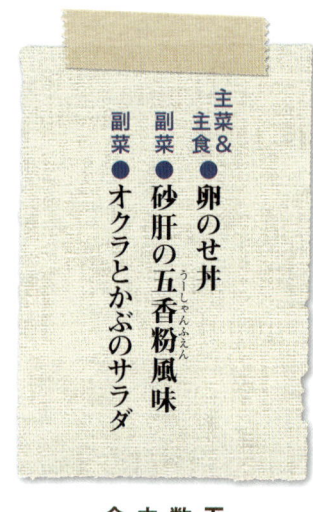

卵のせ丼献立

444kcal　塩分 2.0g

主菜&主食● 卵のせ丼
副菜● 砂肝の五香粉風味
副菜● オクラとかぶのサラダ

減塩ポイント
香辛料やごま油などの香りを生かすと、塩分をおさえることができます。目玉焼きをごま油で焼いて風味アップ。

五香粉は花椒、八角、桂皮、丁香、陳皮などの数種を調合して粉末にしたものです。内臓や肉の臭み消し、香りづけに用います。今回は砂肝をゆでるときに入れて風味を生かします。

材料（2人分）

主菜&主食●卵のせ丼
- ごはん ……………………… 220g
- 卵 ……………………………… 2個
- レタス ……………………… 100g
- ごま油 …………………… 小さじ2
- こしょう・一味とうがらし …………………………… 各少量
- しょうゆ ………………… 小さじ1⅓

副菜●砂肝の五香粉風味
- 鶏砂肝 ……………………… 100g
- ┌ 湯 ………………………… 適量
- │ 五香粉 ………………… ミニスプーン2
- │ ねぎ ……………… 10cm（25g）
- └ しょうが ………………… 2かけ
- ┌ しょうゆ ……………… 小さじ1⅓
- │ 酢 …………………… 小さじ½
- た│ 赤とうがらし（種を除いて小
- れ│ 口切り） ………………… 1本
- │ しょうがのみじん切り・ごま
- └ 油 …………………… 各小さじ1

副菜●オクラとかぶのサラダ
- オクラ ……………………… 60g
- ┌ かぶ ………… 小2個（100g）
- └ 塩 ………………………… ミニスプーン1
- ┌ しょうゆ・酢 …… 各小さじ⅔
- a│ ごま油 ……………… 小さじ2
- └ だし（19ページ）……… 大さじ1⅓
- 焼きのり ………………………… 適量

作り方

主菜&主食●卵のせ丼

❶フッ素樹脂加工のフライパンにごま油の半量を熱し、卵1個を静かに割り入れ、目玉焼きを作ってとり出す。同様にして目玉焼きをもう1個作り、とり出す。

❷①のフライパンにちぎったレタスを入れてさっといため、こしょうとしょうゆの半量で調味する。

❸丼にごはんを平らに盛ってレタス、目玉焼きの順にのせ、残りのしょうゆをかけて一味とうがらしをふる。

副菜●砂肝の五香粉風味

❶砂肝は白くてかたい筋をそぎとり、さっと洗う。

❷湯を沸かし、五香粉とたたいてつぶしたねぎとしょうがを加え、砂肝を入れて5〜6分ゆで、ざるにあげる。あら熱がとれたら薄く切り、器に盛る。

❸たれの材料を混ぜ合わせ、砂肝にかける。

副菜●オクラとかぶのサラダ

❶オクラは塩少量（分量外）をまぶし、表面のうぶ毛をこすりとるようにしてもみ、よく洗う。沸騰した塩湯（分量外）に入れてゆで、水にとってさます。水けをきってへたを除き、斜め半分に切る。

❷かぶは皮をむいて薄く切り、塩をして軽く混ぜ、しんなりしたら汁けを絞る。

❸aを混ぜ合わせてオクラとかぶをあえ、器に盛って細く切ったのりを散らす。

●主菜&主食＝卵のせ丼 306kcal（0.8g）

朝食献立例					
Ⅰ	441kcal 1.8g	かぶの風味あえ	65kcal (0.5g) p.140	搾菜豆腐	70kcal (0.5g) p.114
Ⅱ	438kcal 1.8g	なすのにんにく風味	58kcal (0.4g) p.86	じゃが芋のみそ汁	74kcal (0.6g) p.31

| 一日の献立例 | 1638kcal 5.1g | 朝 卵のせ丼献立 | 444kcal (2.0g) | 昼 鶏肉の衣揚げ献立 | 574kcal (1.5g) p.65 | 夕 魚介のくずゆで献立 | 620kcal (1.6g) p.123 |

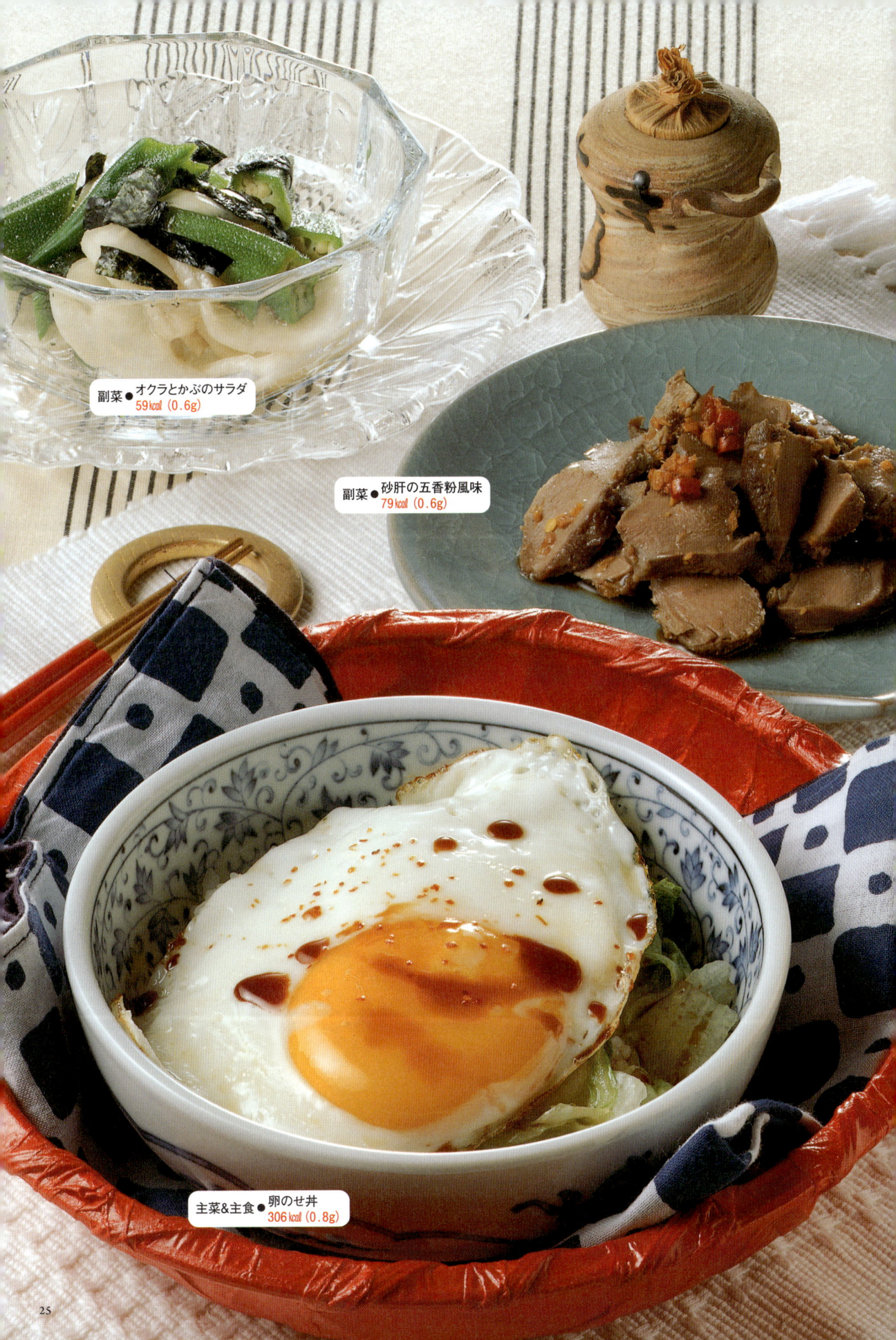

副菜● オクラとかぶのサラダ
59kcal (0.6g)

副菜● 砂肝の五香粉風味
79kcal (0.6g)

主菜&主食● 卵のせ丼
306kcal (0.8g)

2 卵とキャベツの和風ココット献立

ごはんが主食の朝食献立

494kcal
塩分 1.4g

主菜● 卵とキャベツの和風ココット
副菜● ブロッコリーのごま酢かけ
副菜● さつま芋の甘煮
主食● ごはん

卵のココットはキャベツの味つけで卵を食べます。卵を半熟状に仕上げ、ソースのようにキャベツにからめてもおいしく食べられます。すりごまは材料によくからむのであえ衣などに使うと、少量の調味料でもしっかり味がつきます。

減塩ポイント
ブロッコリーをゆでるときは熱湯に塩は加えません。

材料（2人分）

主菜●卵とキャベツの和風ココット
- 卵 ………………… 2個(100g)
- キャベツ ………………… 100g
- 削りガツオ ………………… 4g
- サラダ油 ………………… 小さじ1
- しょうゆ ………………… 小さじ1

副菜●ブロッコリーのごま酢かけ
- ブロッコリー ………………… 160g
- スイートコーン缶詰め ……… 20g
- ごま酢
  - すりごま・砂糖 … 各小さじ1
  - しょうゆ ………… 小さじ1⅓
  - 酢 ………………… 小さじ2

副菜●さつま芋の甘煮
- さつま芋 ………… 小1本(120g)
- 昆布だしまたは水 ……… ½カップ
- 砂糖 ………………… 小さじ2

主食●ごはん
- ごはん ………………… 280g

作り方

主菜●卵とキャベツの和風ココット
❶ キャベツは太めのせん切りにし、削りガツオ、油、しょうゆを加えてあえる。
❷ 1人分ずつ耐熱容器に入れてラップをし、電子レンジ(500W)で2分加熱する。
❸ とり出してラップをはずし、キャベツの中央をくぼませ、卵を静かに割り入れる。破裂しないように、竹串でそっと卵黄に穴をあけ、ラップをして再び電子レンジ(500W)で2分加熱する。
★1個ずつ加熱する場合は1分ずつ加熱する。

副菜●ブロッコリーのごま酢かけ
❶ ブロッコリーは小房に分けてさっとゆで、ざるにとって冷ます。スイートコーンは汁けをきる。
❷ ごま酢の材料を混ぜ合わせる。
❸ 器にブロッコリーを盛ってコーンを散らし、ごま酢をかける。

副菜●さつま芋の甘煮
❶ さつま芋は1〜1.5cm厚さの輪切りにして皮をむき、水でさっと洗う。
❷ なべにさつま芋を入れ、昆布だし、砂糖を加えて火にかける。沸騰したら弱火にしてやわらかくなるまで煮る。

塩分チェック① コーン缶詰め
冷凍のコーンは塩分0gですが、缶詰めには塩分が添加されているので使い方に注意。

- スイートコーン缶詰め **0.5%塩分**
- クリームコーン缶詰め **0.7%塩分**

● 主菜＝卵とキャベツの和風ココット 115kcal (0.7g)　● 主食＝ごはん 140g 235kcal (0g)

朝食献立例					
I	476kcal 1.1g	さやいんげんの梅おかかあえ	33kcal (0.4g) p.144	さつま芋の甘煮	93kcal (0g) p.26
II	483kcal 1.8g	かぶとクレソンのごまがらしあえ	37kcal (0.3g) p.62	さつま芋のみそ汁	96kcal (0.8g) p.55

| 一日の献立例 | 1662kcal 5.3g | 朝 卵とキャベツの和風ココット献立 (1.4g) | 昼 ほうれん草のフィットチーネ献立 505kcal (2.0g) p.70 | 夕 豚ヒレ肉のピカタ献立 663kcal (1.9g) p.97 |

26

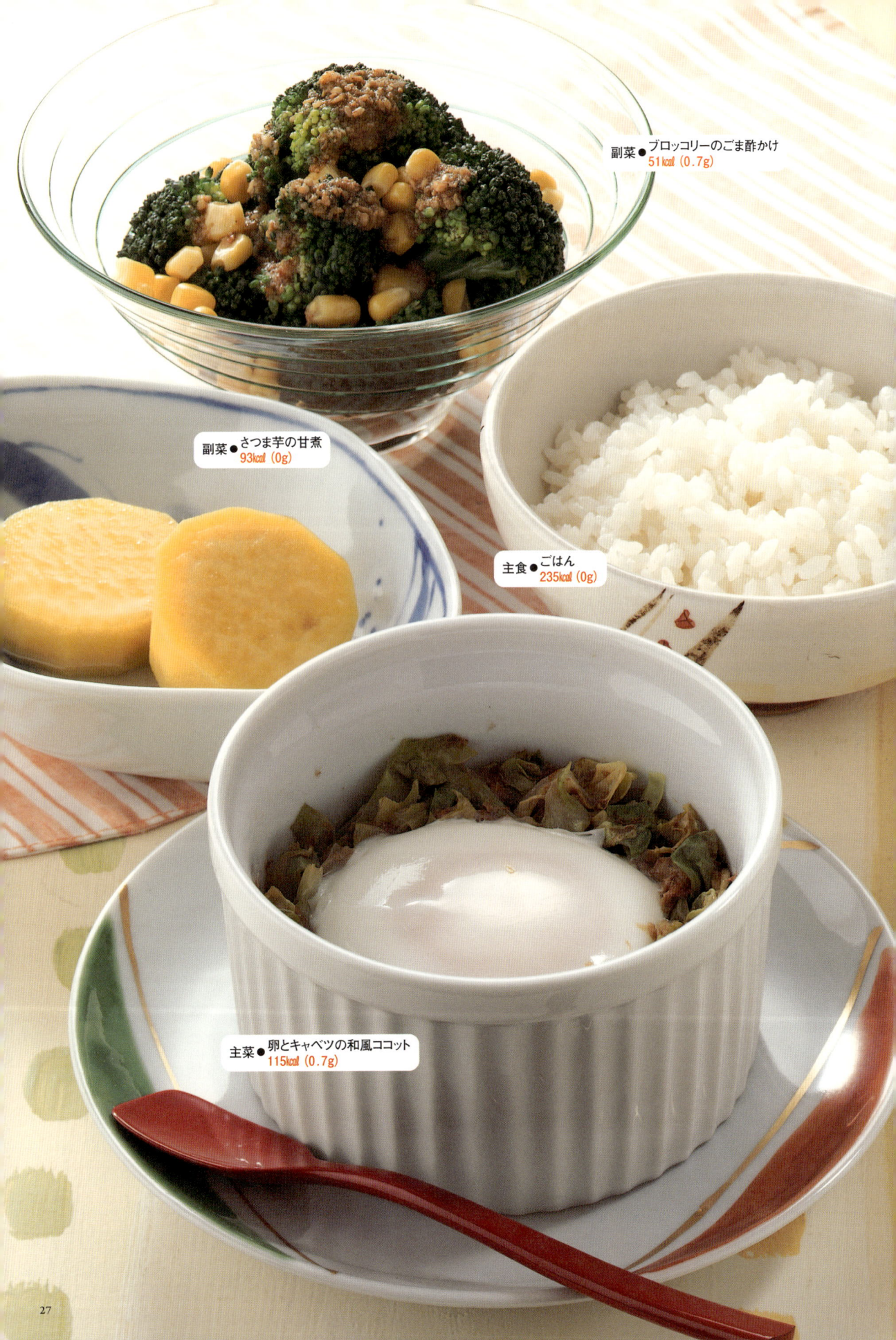

副菜 ● ブロッコリーのごま酢かけ
51kcal (0.7g)

副菜 ● さつま芋の甘煮
93kcal (0g)

主食 ● ごはん
235kcal (0g)

主菜 ● 卵とキャベツの和風ココット
115kcal (0.7g)

温泉卵献立

ごはんが主食の朝食献立 **3**

496kcal 塩分 **2.1g**

- 主菜 ● 温泉卵
- 副菜 ● にんじんとさやえんどうのいため物
- 汁物 ● ミルク入りみそ汁
- 主食 ● ごはん

主食 ● ごはん 235kcal(0g)
汁物 ● ミルク入りみそ汁 102kcal(0.9g)
主菜 ● 温泉卵 89kcal(0.5g)
副菜 ● にんじんとさやえんどうのいため物 70kcal(0.7g)

減塩ポイント

牛乳にはうま味があるので、みそが少なくても塩分を強く感じます。汁物に入れるとこくが出て、みそ汁に牛乳を入れるのは、牛乳を和風料理に利用するよい方法です。にんじんとさやえんどうは油でいためると、野菜の甘味がいっそう引き立ちます。うす味にしてこの甘味を生かします。

材料（2人分）

主菜●温泉卵
- 温泉卵（既製品）……2個(100g)
- 貝割れ菜……40g
- だし（19ページ）……大さじ1
- しょうゆ……小さじ2/3
- みりん……小さじ1
- もみのり……少量

副菜●にんじんとさやえんどうのいため物
- にんじん……1本(120g)
- さやえんどう……60g
- サラダ油……小さじ2
- 塩……ミニ3 1
- こしょう……少量

汁物●ミルク入りみそ汁
- キャベツ……140g
- じゃが芋……1個(100g)
- だし（19ページ）……140ml
- 牛乳……1/2カップ
- みそ……小さじ2

主食●ごはん
- ごはん……280g

作り方

主菜●温泉卵
1. 貝割れ菜は長さを半分にする。
2. だし、しょうゆ、みりんを合わせる。
3. 器に温泉卵を割り入れ、貝割れ菜を添えて②をかけ、もみのりを散らす。

副菜●にんじんとさやえんどうのいため物
1. にんじんは3～4cm長さの短冊切りにし、さやえんどうは筋を除く。
2. フライパンに油を熱し、にんじんをいためて水少量をふり、蒸らしいためにする。
3. にんじんがしんなりしたら、さやえんどうを加えてさっといため、塩、こしょうで調味する。

汁物●ミルク入りみそ汁
1. じゃが芋は3mm厚さのいちょう切りにし、水でさっと洗う。
2. キャベツは3～4cm長さの短冊切りにする。
3. なべにだしとじゃが芋を入れて煮立て、キャベツを加えて弱火にし、ふたをして煮る。
4. 牛乳は電子レンジ（500W）で30秒加熱して温める。
5. ③の材料がやわらかくなったら、温めた牛乳を加え、みそをとき入れて火を消す。

減塩のヒント①──うま味を利用する

牛乳
牛乳にはうま味があるので、牛乳を使った汁物や煮物は塩分以下の味つけにします。和風料理にもじょうずに利用を。

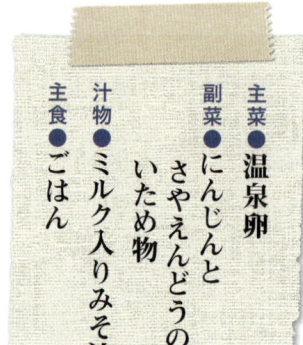
牛乳 0.1%塩分

		●主菜＝温泉卵 89kcal(0.5g)		●主食＝ごはん(140g) 235kcal(0g)	
朝食献立例	I	500kcal 2.3g	●ブロッコリーのごま酢かけ	51kcal (0.7g) p.26	●煮やっこ 125kcal (1.1g) p.126
	II	524kcal 1.9g	●たたき山芋	90kcal (0.2g) p.104	●ターツァイのミルクスープ 110kcal (1.2g) p.61
一日の献立例	1521kcal 5.6g	朝 温泉卵献立 496kcal (2.1g)	昼 ベジタブルカレー献立 547kcal (1.6g) p.58	夕 白身魚の梅蒸し献立 478kcal (1.9g) p.119	

28

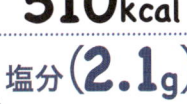

和風オムレツ献立

ごはんが主食の朝食献立 4

510kcal 塩分 2.1g

主菜● 和風オムレツ
副菜● 蒸しかぼちゃ
汁物● アサリのみそ汁
主食● ごはん

オムレツには和風ハーブの三つ葉を具に加えます。風味よく仕上がります。蒸しかぼちゃは電子レンジでできる簡単料理。

減塩ポイント

貝はうま味が強い素材ですが、それ自身に含まれる塩分が多いので、味つけの塩分は控えめにします。

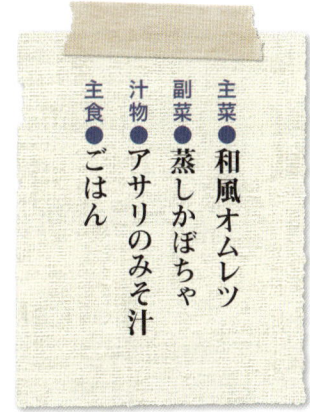

- 主食● ごはん 235kcal (0g)
- 副菜● 蒸しかぼちゃ 73kcal (0g)
- 汁物● アサリのみそ汁 29kcal (1.2g)
- 主菜● 和風オムレツ 173kcal (0.9g)

材料（2人分）

主菜●和風オムレツ
- 卵 ……………………… 2個(100g)
- 塩 ……………………… ミニ½
- にんじん ……………… 40g
- ねぎ …………………… ½本(40g)
- 三つ葉 ………………… 20g
- サラダ油 ……………… 大さじ1⅓
- だし(19ページ) ……… 大さじ4
- みりん・しょうゆ …… 各小さじ1

副菜●蒸しかぼちゃ
- かぼちゃ ……………… 160g

汁物●アサリのみそ汁
- アサリ殻つき …… 140g(正味56g)
- 水 ……………………… 1カップ
- ねぎ …………………… 1本(80g)
- みそ …………………… 小さじ2

主食●ごはん
- ごはん ………………… 280g

作り方

主菜●和風オムレツ
① にんじんは薄いいちょう切りにする。ねぎは斜め薄切りにし、三つ葉は2cm長さに切る。
② フライパンに油小さじ1を熱し、にんじんとねぎをさっといため、だし、みりん、しょうゆを加えてさっと煮、最後に三つ葉を加えていため合わせ、皿にとる。
③ 卵をときほぐし、塩を加えて混ぜる。
④ フライパンに残りの半分の油を熱し、卵½量を流し入れて手早く混ぜる。半熟状になったら、②の具½量をのせて半分に折りたたみ、オムレツにする。同様にもう1つ作る。

副菜●蒸しかぼちゃ
かぼちゃは皿にのせ、ラップをして電子レンジ(500W)で約2分加熱する。あら熱をとって食べやすく切る。

汁物●アサリのみそ汁
① アサリは塩水に数時間浸して砂抜きし、水に5～10分浸して余分な塩分を抜く。殻をこすり合わせてよく洗う。
② ねぎは小口切りにする。
③ なべに水とアサリを入れて火にかけ、弱火で煮る。
④ アサリの口が開いたら、ねぎを加えてみそをとき入れる。

塩分チェック②
貝類

貝類は、汁物や煮物にすると、貝からうま味が出るので、だしはいりません。しかし、塩分も出るので、調味料を加減しましょう。水煮缶詰めは便利ですが、食塩が添加されているので、要注意です。

塩分データ

ハマグリ	2.0%
アサリ	2.2%
アサリ水煮缶詰め	1.0%

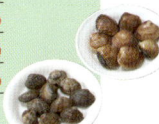

朝食献立例	I	558kcal 1.8g	プチトマトのサラダ	48kcal (0g) p.51	ミルク入りみそ汁	102kcal (0.9g) p.28
	II	474kcal 1.7g	クレソンのサラダ	32kcal (0.2g) p.52	キャベツとわかめのお浸し	34kcal (0.6g) p.119
一日の献立例	1518kcal 6.0g	朝	和風オムレツ献立	510kcal (2.1g)	昼 ホットサンド献立	461kcal (1.9g) p.64	夕 なすと豚肉のいため物献立	547kcal (2.0g) p.94

●主菜＝和風オムレツ 173kcal (0.9g) ●主食＝ごはん (140g) 235kcal (0g)

29

ごはんが主食の朝食献立 5

トマトと卵のいため物献立

383kcal　塩分 2.0g

- 主菜 ● トマトと卵のいため物
- 副菜 ● キャベツの甘酢漬け
- 主食 ● 中国風おかゆ

おかゆを炊いている間にほかの料理を作ったり、身じたくをしたりして時間をじょうずに使いましょう。いため物の卵は好みのかたさに仕上げます。甘酢漬けは甘酢が熱いうちに材料にかけると味がよくなじみます。

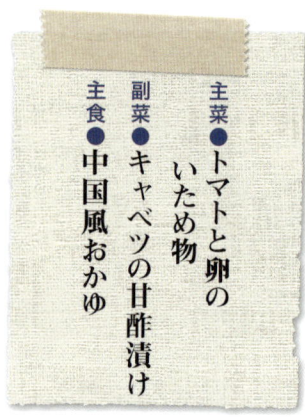

主食 ● 中国風おかゆ　196kcal (0g)
副菜 ● キャベツの甘酢漬け　33kcal (1.2g)
主菜 ● トマトと卵のいため物　154kcal (0.8g)

材料（2人分）

主菜 ● トマトと卵のいため物
- トマト（完熟のもの） 1個（150g）
- サラダ油 小さじ1
- 卵 2個
- 塩 ミニスプーン1
- こしょう 少量
- サラダ油 大さじ1弱

副菜 ● キャベツの甘酢漬け
- キャベツ 4枚（200g）
- きゅうり 小½本（40g）
- 塩 小さじ½強
- 酢 大さじ2
- 砂糖 小さじ1

主食 ● 中国風おかゆ
- 米 100g
- 中国風ブイヨン（19ページ） 5カップ

作り方

主菜 ● トマトと卵のいため物

❶トマトはへたをくりぬいて沸騰湯にさっと通し、すぐ水にとり、へたの部分から薄皮をむく（湯むき）。食べやすい大きさに切り、サラダ油でさっといためる。

❷卵はときほぐして塩とこしょうで調味し、トマトを加え混ぜる。

❸フッ素樹脂加工のフライパンにサラダ油を熱して全体になじませ、②の卵液を一気に流し入れ、木べらで大きく混ぜながらいため、器に盛る。

★トマトの湯むきがめんどうなら皮つきのままでもかまわない。

副菜 ● キャベツの甘酢漬け

❶キャベツは3〜4cm角に切る。きゅうりは4〜5cm長さに切ってから縦4つ割りにする。

❷①をボールに入れて塩をふり混ぜ、しんなりして汁けが出るまで15分ほどおく。汁けを絞って器に盛る。

❸酢と砂糖を合わせて煮立て、熱いうちに②にまわしかけて混ぜる。

主食 ● 中国風おかゆ

❶米は洗ってざるにあげる。

❷なべに入れてブイヨンを加え、火にかける。煮立ったら木べらでなべ底を静かにこすって混ぜ、わずかに沸騰を続けるくらいの弱火にし、40〜50分かけてゆっくり炊く。ふたは、吹きこぼれないように少しずらしてかける。

★炊飯器の「おかゆ」モードで炊いてもよい。

減塩ポイント

おかゆは手作りの中国風ブイヨンで炊いてうま味を利用し、塩を省略します。

塩分チェック ❸ 卵

卵は良質なたんぱく質源で1日1個は食べたいものです。しかし、ナトリウム由来の塩分が卵1個（50g）あたり0.2gあるので、塩分制限があるときには調味料の量を控えるなどして注意しましょう。

朝食献立例

		● 主菜＝トマトと卵のいため物 154kcal (0.8g)			
朝食献立例	I	420kcal 1.3g	● 長芋の煮物 70kcal (0.5g) p.140	● 中国風おかゆ 196kcal (0g) p.30
	II	426kcal 1.4g	● 小松菜のごま酢あえ 37kcal (0.6g) p.149	● ごはん (140g) 235kcal (0g)
一日の献立例	1558kcal 6.1g	朝 トマトと卵のいため物献立 383kcal (2.0g)	昼 焼き肉丼献立 559kcal (2.0g) p.63	夕 白身魚のカレーじょうゆ焼き献立 616kcal (2.1g) p.116

ほうれん草と卵のいため物献立

ごはんが主食の朝食献立 6

504kcal 塩分(2.2g)

- 主菜●ほうれん草と卵のいため物
- 副菜●オクラ納豆
- 汁物●じゃが芋のみそ汁
- 主食●ごはん

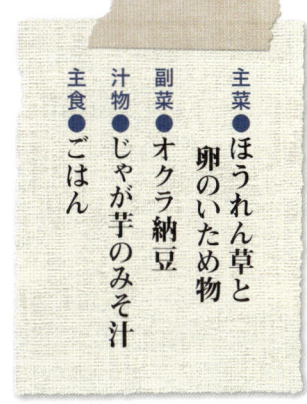

ほうれん草はいためるとかさが減るのでたっぷり食べられます。一日に食べたい緑黄色野菜の量は120gです から、この献立で一日分を満たすことができます。ねぎとしょうがを入れて中国風の香りと味を出します。

主菜●ほうれん草と卵のいため物 174kcal (0.9g)
副菜●オクラ納豆 71kcal (0.7g)
主食●ごはん 185kcal (0g)
汁物●じゃが芋のみそ汁 74kcal (0.6g)

材料（2人分）

主菜●ほうれん草と卵のいため物
- ほうれん草 200g
- 卵 2個
- ねぎ 10cm (25g)
- しょうが 小2かけ
- サラダ油 大さじ1⅓
- 水 大さじ1
- 塩 小さじ¼

副菜●オクラ納豆
- オクラ 4本 (30g)
- 納豆 60g
- しょうゆ 小さじ1⅓
- ときがらし 小さじ½

汁物●じゃが芋のみそ汁
- じゃが芋 1個 (100g)
- 油揚げ ¼枚
- 小ねぎ 10g
- だし (19ページ) 1½カップ
- 減塩みそ 大さじ1⅓

主食●ごはん
- ごはん 220g

作り方

主菜●ほうれん草と卵のいため物
1. ほうれん草は洗って水けをきり、根を除いて5cm長さに切る。
2. 卵は割りほぐす。
3. ねぎは5cm長さのせん切りにし、しょうがもせん切りにする。
4. フッ素樹脂加工のフライパンを熱し、サラダ油の半量を入れて全体になじませ、卵を流し入れる。ふわっとふくらんできたら大きく混ぜてとり出す。
5. ④のフライパンに残りのサラダ油を足してねぎとしょうがをいため、ほうれん草と水を加えて強火で手早くいため、いり卵を戻し、塩で調味する。

副菜●オクラ納豆
1. オクラに塩適量（分量外）をふってよくもみ、沸騰湯に入れてさっとゆで、冷水にとってさます。水けをきってへたを除き、小口切りにする。
2. 納豆は包丁で細かく刻み、しょうゆとときがらしを混ぜる。
3. オクラと②の納豆を混ぜ合わせて小鉢に盛る。

汁物●じゃが芋のみそ汁
1. じゃが芋は皮をむいていちょう切りにし、水洗いする。
2. 油揚げは熱湯に通して油抜きし、短冊切りにする。小ねぎは1cm長さに切る。

減塩ポイント

減塩みそや減塩しょうゆを使って、無理なく減塩しましょう。

減塩のヒント② ─低塩の調味料

減塩みそ 普通のみそが10〜13％塩分であるのに対し、減塩タイプのみそはその半量の5〜6％におさえられています。みそ汁1杯で0.9gも減塩できます。塩分制限があるときには強い味方です。

朝食献立例	I	466kcal 2.3g	さやいんげんとカニ風味かまぼこのごまあえ	45kcal (0.5g) p.141	豆腐のみそ汁	62kcal (0.9g) p.135
	II	448kcal 2.2g	長芋のあえ物	40kcal (0.6g) p.149	中国風卵スープ	49kcal (0.7g) p.153

| 一日の献立例 | 1464kcal 6.2g | 朝 ほうれん草と卵のいため物献立 | 504kcal (2.2g) | 昼 スパゲティボンゴレ献立 | 457kcal (2.0g) p.71 | 夕 豚ヒレ肉と野菜の網焼き献立 | 503kcal (2.0g) p.91 |

ごはんが主食の朝食献立 7

タイ風おかゆ献立

478kcal 塩分 **1.7g**

- 主菜&主食 ● タイ風おかゆ
- 副菜 ● セロリとにんじんのピリ辛あえ
- くだもの ● オレンジ

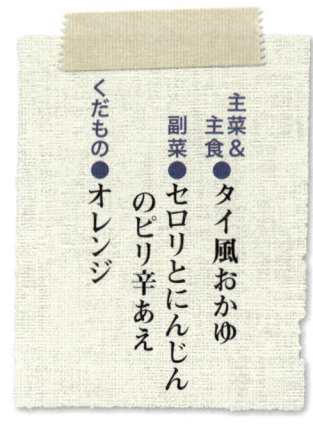

副菜 ● セロリとにんじんのピリ辛あえ　57kcal (0.6g)

くだもの ● オレンジ　43kcal (0g)

主菜&主食 ● タイ風おかゆ　378kcal (1.1g)

朝食にぴったりのおかゆの献立。鶏肉からだしが出るので塩がなくてもおいしく食べられます。足りないときは味をみながら、あらかじめ計量してある塩を少しずつ加えるようにします。

減塩ポイント

食卓で使う塩やしょうゆは、使う量をあらかじめ計っておくことで、とりすぎを防ぎます。

材料（2人分）

主菜&主食 ● タイ風おかゆ
- 鶏ささ身ひき肉……………100g
- 酒………………………小さじ2
- しょうゆ………………小さじ2/3
- こしょう……………………少量
- ねぎ………………………2/3本(60g)
- ごはん……………………280g
- 卵…………………………2個(100g)
- 塩…………………………ミニス1

副菜 ● セロリとにんじんのピリ辛あえ
- セロリ……………………2本(160g)
- にんじん…………………1本(120g)
- a
  - 豆板醤（とうばんじゃん）……少量
  - ごま油・しょうゆ・砂糖……各小さじ1
  - 酢…………………………小さじ2

くだもの ● オレンジ
- オレンジ…………………2個(220g)

作り方

主菜&主食 ● タイ風おかゆ
1. ねぎは斜め薄切りにする。
2. ひき肉に酒、しょうゆ、こしょうを加え、よく練り混ぜる。
3. なべに水4カップとごはんを入れ、ごはんをよくほぐしてから火にかける。煮立ったら弱火にして煮る。
4. ごはんがふっくらしてきたら、②のひき肉を一口大に丸めながらそっと入れ、火が通るまで2～3分煮る。
5. ねぎを加えてさっと煮る。
6. 器に盛り、卵を割り入れる。食べるときに、味をみながら塩を少しずつ加える。

副菜 ● セロリとにんじんのピリ辛あえ
1. セロリとにんじんは一口大の乱切りにする。
2. なべに水とにんじんを入れて火にかけ、沸騰してきたらセロリを加え、すぐにざるにとる。
3. aの材料を混ぜ合わせる。
4. 水けをよくきったにんじんとセロリを③であえる。

★野菜はゆでて熱いうちにあえても、冷水にさっとくぐらせて冷やしてからあえても、どちらでもよい。

減塩のヒント③　辛味の調味料 ─ 辛味をきかせる

料理に辛味をきかせると、減塩に効果的です。練りわさび、練りがらしには保存などの意味で塩などが含まれます。複合調味料の豆板醤や粒マスタードも塩分があるので、ちょっときかせる程度にしましょう。

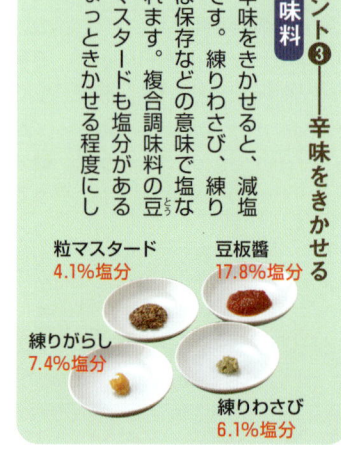

粒マスタード 4.1%塩分　豆板醤 17.8%塩分

練りがらし 7.4%塩分　練りわさび 6.1%塩分

● 主菜&主食 = タイ風おかゆ　378kcal (1.1g)

朝食献立例	I	430kcal 1.4g	なすといんげんのさっと煮	29kcal (0.3g) p.66	グレープフルーツ(60g)	23kcal (0g)
	II	492kcal 1.4g	かぶのとろろ昆布あえ	41kcal (0.3g) p.98	蒸しかぼちゃ	73kcal (0g) p.29

| 一日の献立例 | 1543kcal 6.3g | 朝 | タイ風おかゆ献立 478kcal (1.7g) | 昼 | 焼きうどん献立 403kcal (2.0g) p.69 | 夕 | サケのフリッター献立 662kcal (2.6g) p.122 |

32

ごはんが主食の朝食献立 8

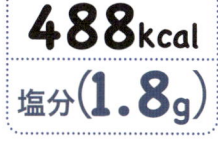

ピリ辛肉みそがゆ献立

488kcal　塩分 1.8g

主菜&主食● ピリ辛肉みそがゆ
副菜● キャベツのピーナッツあえ
副菜● きくらげのさんしょういため

中国風の料理は、味のバリエーションが豊富です。おかゆはピリ辛、あえ物は甘め、いため物は辛めと味にメリハリがある献立を紹介します。

副菜● きくらげのさんしょういため　88kcal (0.6g)
副菜● キャベツのピーナッツあえ　115kcal (0.7g)
主菜&主食● ピリ辛肉みそがゆ　285kcal (0.5g)

減塩ポイント
献立内の料理ごとに味に変化をつけるとそれぞれのおいしさが引き立ちます。

材料（2人分）

主菜&主食● ピリ辛肉みそがゆ
- 米 …………………… 100g
- 中国風ブイヨン（19ページ）…… 5カップ
- ピリ辛肉みそ
  - 豚赤身ひき肉 ………… 40g
  - 干しエビ ……………… 2g
  - サラダ油 …………… 小さじ1
  - 甜麺醤・しょうゆ・酒 … 各小さじ2/3
  - 酢 ………………… ミニさじ2
  - こしょう・辣油 …… 各少量
- 小ねぎの小口切り ……… 2本

副菜● キャベツのピーナッツあえ
- キャベツ ……………… 160g
- ピーナッツ …………… 30g
- しょうゆ …………… 大さじ1/2
- 砂糖 ………………… 小さじ1
- だし（19ページ）……… 小さじ1

副菜● きくらげのさんしょういため
- きくらげ …… 17g（もどして120g）
- 赤とうがらし …………… 1本
- しょうが ………………… 20g
- さんしょうの実 ……… 4～6粒
- サラダ油・老酒 …… 各大さじ1
- しょうゆ・酢 …… 各小さじ1 1/3

作り方

主菜&主食● ピリ辛肉みそがゆ

❶米は洗ってざるにあげる。

❷米をなべに入れてブイヨンを加え、火にかける。煮立ったら木べらでなべ底を静かにこすって混ぜ、弱火にして40～50分炊く。
★炊飯器の「おかゆ」モードで炊いてもよい。

❸ピリ辛肉みそを作る。干しエビはぬるま湯にさっと通し、5mm角に切る。サラダ油でいため、ひき肉を加えていため、肉の色が変わったら甜麺醤を加えていためる。ピリ辛肉みその他の材料全部を加えて混ぜ、弱火で汁けがなくなるまで煮つめる。

❹器に②のかゆを盛ってピリ辛肉みそをのせ、小ねぎの小口切りを散らす。

副菜● キャベツのピーナッツあえ

❶キャベツは1.5cm幅に切り、沸騰湯に入れてさっとゆで、ざるにあげて湯をきり、さます。

❷ピーナッツは包丁で細かく刻み、すり鉢に入れてよくすり、しょうゆ、砂糖、だしを加えてすりのばす。

❸キャベツを②であえて器にこんもりと盛る。

副菜● きくらげのさんしょういため

❶きくらげは水につけてもどし、石づきを除き、大きいものは食べやすい大きさに切る。

❷赤とうがらしは種を除いて斜めに切る。しょうがはせん切りにする。

❸サラダ油を弱火で熱してさんしょうの実をいため、香りを出す。赤とうがらし、きくらげ、しょうがを加えていため、老酒、しょうゆ、酢で調味する。

		●主菜&主食＝ピリ辛肉みそがゆ 285kcal (0.5g)		
朝食献立例	I　462kcal　1.8g	青梗菜とじゃこのいため煮　75kcal (0.6g) p.135		くず豆腐　102kcal (0.7g) p.93
	II　484kcal　2.2g	とうがんのそぼろあんかけ　120kcal (1.1g) p.136		砂肝の五香粉風味　79kcal (0.6g) p.24
一日の献立例	1643kcal　5.8g	朝　ピリ辛肉みそがゆ献立　488kcal (1.8g)	昼　和風チャーハン献立　479kcal (2.3g) p.61	夕　ロールキャベツ献立　676kcal (1.7g) p.96

ごはんが主食の朝食献立 9

鶏ささ身のサラダ献立

446kcal　塩分 1.2g

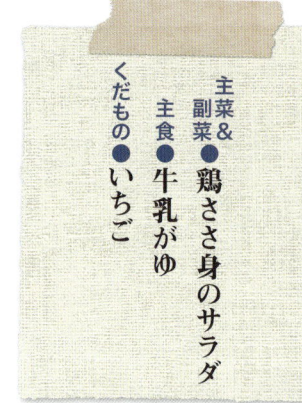

- 主菜&副菜 ● 鶏ささ身のサラダ
- 主食 ● 牛乳がゆ
- くだもの ● いちご

エネルギーの低いささ身なら、たっぷりと食べられます。しょうゆを加えた和風のドレッシングが、わかめなどのサラダの素材によくなじんで、さわやかな味です。牛乳を使ったかゆは、ほんのりとした甘味のやさしいおいしさ。

- くだもの ● いちご　34kcal (0g)
- 主食 ● 牛乳がゆ　300kcal (0.4g)
- 主菜&副菜 ● 鶏ささ身のサラダ　112kcal (0.8g)

材料（2人分）

主菜&副菜 ● 鶏ささ身のサラダ

鶏ささ身	80g
ピーマン	40g
レタス	80g
生わかめ	40g
サラダ油	大さじ1
酢	小さじ2
しょうゆ	ミニスプーン2
塩	ミニスプーン1
しょうがの搾り汁	小さじ1/2

主食 ● 牛乳がゆ

胚芽精米ごはん	100g
牛乳	2カップ
卵	2個

くだもの ● いちご

いちご	200g

作り方

主菜&副菜 ● 鶏ささ身のサラダ

❶鶏ささ身は、焼き網にのせて焼き色がつくまで香ばしく焼き、一口大に手で裂く。
❷ピーマンは種をとって焼き網でさっと焼き、細く切る。
❸レタスは手でちぎり、味がしみ込みやすいように少しもむ。
❹生わかめは水でもどして一口大に切る。
❺ボールに酢、塩を入れ、泡立て器で混ぜ合わせる。サラダ油を少量ずつ加え混ぜ、全体が白っぽくなってきたら、しょうゆとしょうがの搾り汁を加えてよく混ぜ合わせる。
❻ささ身、ピーマン、レタス、わかめを合わせ、❺のしょうゆドレッシングであえる。

主食 ● 牛乳がゆ

❶なべに胚芽精米ごはんを入れ、牛乳を注いで弱火にかける。
❷焦がさないように注意して5〜6分煮る。
❸卵を割り落とし、半熟状になったら火を消す。

減塩ポイント

塩やしょうゆなどは、ミニスプーンを使うと少量を正確に計ることができます。

減塩のヒント❹ ——少量の塩をきちんと計る

ミニスプーン

少量の塩や調味料を計ることができる計量スプーンです（186ページ参照）。容量は1ml。小さじ1/5。塩なら、ミニスプーン1で精製塩1.2g、あら塩1.0gを計ることができます。

塩分データ

おもな材料1人分の塩分

生わかめ（湯通し塩蔵・塩抜き 20g）	0.3%
しょうゆ（ミニスプーン1）	0.2%

● 主菜&副菜 = 鶏ささ身のサラダ 112kcal (0.8g)　● 飲み物 = 牛乳(1カップ) 141kcal (0.2g) p.43

朝食献立例				
Ⅰ	484kcal 2.3g	ゆでポテトのハーブ風味 73kcal (0.6g) p.64	黒パン(120g) 158kcal (0.7g) p.89	
Ⅱ	561kcal 2.4g	なすのトマト煮 118kcal (0.7g) p.38	ミルクロールパン(60g) 190kcal (0.7g) p.41	

| 一日の献立例 | 1486kcal 6.1g | 朝 鶏ささ身のサラダ献立 446kcal (1.2g) | 昼 三色どんぶり献立 432kcal (2.5g) p.62 | 夕 牛肉のロールソテー献立 608kcal (2.4g) p.84 |

34

10 生揚げの焼き物献立

ごはんが主食の朝食献立

475kcal　塩分 1.9g

- 主菜● 生揚げの焼き物
- 副菜● コールスローサラダ
- 汁物● とろろ昆布のすまし汁
- 主食● ごはん

焼き物はこんがりと焼き色をつけ、焦げた香ばしい風味で食べます。ねぎは甘味が増して味つけなしで食べられます。とろろ昆布（塩分）は昆布を重ねて薄く削ったものなので、だしのいらない即席吸い物ができます。

減塩ポイント
焼いた香ばしさや香味野菜の香りを利用しましょう。

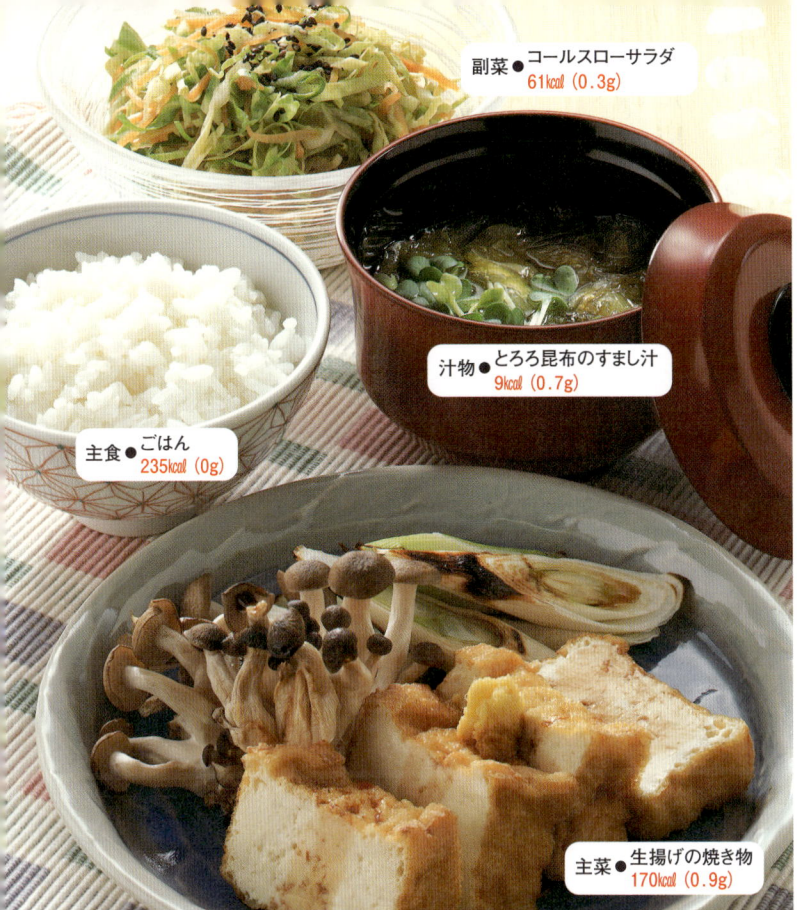

- 副菜● コールスローサラダ　61kcal (0.3g)
- 汁物● とろろ昆布のすまし汁　9kcal (0.7g)
- 主食● ごはん　235kcal (0g)
- 主菜● 生揚げの焼き物　170kcal (0.9g)

材料（2人分）

主菜● 生揚げの焼き物
- 生揚げ ……………… 1枚（200g）
- しめじ ……………… 1パック弱（60g）
- ねぎ ………………… 2/3本（60g）
- しょうが …………… 大1/2かけ（10g）
- しょうゆ …………… 小さじ2

副菜● コールスローサラダ
- キャベツ …………… 160g
- にんじん …………… 1/2本（60g）
- ドレッシング
  - 酢 ………………… 小さじ2
  - サラダ油 ………… 小さじ1
  - しょうゆ ………… 小さじ2/3
- いり黒ごま ………… 小さじ1

汁物● とろろ昆布のすまし汁
- とろろ昆布 ………… 10g
- 貝割れ菜 …………… 10g
- しょうゆ …………… 小さじ1
- 熱湯 ………………… 1カップ

主食● ごはん
- ごはん ……………… 280g

作り方

主菜● 生揚げの焼き物
1. しめじは石づきを除いて小房に分ける。ねぎは5mm幅の斜め薄切りにする。
2. しょうがはすりおろす。
3. 生揚げはざるにとり、熱湯をかけて油抜きをし、水けをよくきる。
4. 焼き網を熱し、生揚げ、しめじ、ねぎをのせてこんがりと焼き色がつくまで返しながら焼く。しめじは火の通りが早いので注意する。
5. 焼き上がった生揚げを1.5cm幅に切り、ねぎ、しめじとともに器に盛り、おろししょうがをのせてしょうゆをかける。

副菜● コールスローサラダ
1. キャベツとにんじんはそれぞれ4〜5cm長さのせん切りにする。
2. ドレッシングの材料を混ぜ合わせる。
3. キャベツとにんじんを②のドレッシングであえて器に盛り、黒ごまをふる。

汁物● とろろ昆布のすまし汁
1. 貝割れ菜は長さを半分にする。
2. わんにとろろ昆布と貝割れ菜をそれぞれ半量ずつ入れる。熱湯をそれぞれのわんに注ぎ、しょうゆを垂らす。よく混ぜて食べる。

減塩のヒント⑤——香りをきかせる

香味野菜
野菜の持つ強い香りが料理の味を引き立たせ、うす味つけもカバー。ちょっと洋風にしたいときはハーブを利用。

和風の香味野菜／三つ葉　しょうが　みょうが　木の芽

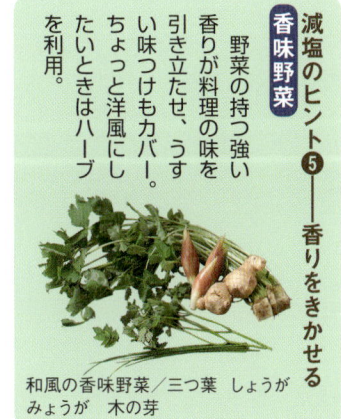

		●主菜＝生揚げの焼き物 170kcal (0.9g)		●主食＝ごはん（140g）235kcal (0g)	
朝食献立例	I　469kcal　2.4g	蒸しなす	35kcal (0.3g) p.69	アサリのみそ汁	29kcal (1.2g) p.29
	II　538kcal　1.6g	じゃが芋のケチャップ焼き	111kcal (0.4g) p.145	きゅうりもみ	22kcal (0.3g) p.52
一日の献立例	1554kcal　5.8g	朝 生揚げの焼き物献立 475kcal (1.9g)	昼 レタスチャーハン献立 536kcal (2.3g) p.60	夕 和風ロールキャベツ献立 543kcal (1.6g) p.104	

ポーチドエッグ献立

パンが主食の朝食献立 11

429kcal　塩分 1.8g

- 主菜●ポーチドエッグ
- 副菜●ブロッコリーのバターソテー
- 主食●トースト
- 飲み物●ミルクティー

材料（2人分）

主菜●ポーチドエッグ
- 卵 …………………………… 2個
- 酢 …………………………… 大さじ2
- トマト ……………………… 100g
- 塩 …………………………… ミニスプーン½

副菜●ブロッコリーのバターソテー
- ブロッコリー ……………… 160g
- レモン ……………………… ½個
- バター（有塩）…………… 小さじ2½
- 塩 …………………………… ミニスプーン½
- こしょう …………………… 少量

主食●トースト
- 食パン（8枚切り）………… 2枚（90g）
- バター（有塩）…………… 小さじ2½
- マーマレード ……………… 大さじ2弱

飲み物●ミルクティー
- 紅茶 ………………………… 1カップ
- 牛乳 ………………………… 1カップ
- 砂糖 ………………………… 小さじ2

作り方

主菜●ポーチドエッグ
1. なべにたっぷりの湯（約1ℓ）を沸かし、酢を加える。
2. 卵は1つずつ別の器に割る。
3. 沸騰している湯に、静かに卵を入れる。卵白が白くなり始めたら、卵白で卵黄を包み込むようにしてまとめ、3～5分ほどゆでて、好みのかたさにする。
4. 平らなざるにふきんを敷いて卵をのせ、水けをとる。
5. トマトは皮をむいて輪切りにする。
6. 器にトマトを置き、その上に卵をのせて塩をふる。

副菜●ブロッコリーのバターソテー
1. ブロッコリーは小房に分けて色よくゆでる。
2. レモンは薄切りを2～3枚とり、残りは汁を搾る。
3. ①のなべの湯を捨て、ブロッコリーにバターを加えてとかし、塩とこしょうをふる。
4. ③にレモンの薄切りとレモン汁を加えて仕上げる。

主食●トースト
食パンはこんがりと焼き、バターとマーマレードを添える。

飲み物●ミルクティー
濃いめに入れた紅茶に牛乳を加え、砂糖を加える。

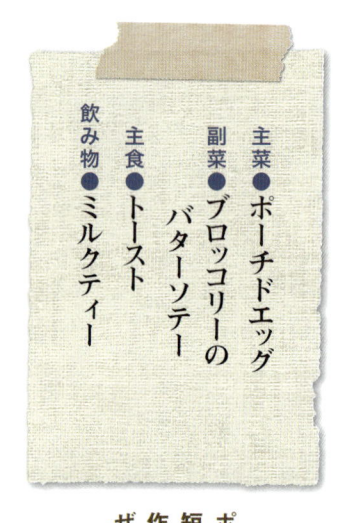

ポーチドエッグは、普通のゆで卵を作るより短時間でできるので、時間のないときには便利です。作ってみると、意外に簡単ですから、ぜひ挑戦してみましょう。

減塩ポイント
パンには塩分が含まれていることを知りましょう（44ページ参照）。食パン（8枚切り1枚）には0.6g、ロールパン（1個30g）には0.4g、フランスパン（1切れ20g）には0.3gの塩分が含まれています。

ポーチドエッグの食べ方
卵黄を半熟状に仕上げ、とろりとした黄身をソース代わりにして食べます。トーストにのせて食べるのもおすすめです。

塩分データ
おもな材料1人分の塩分

バター（5g）	0.1g
食パン（45g）	0.6g

● 主菜＝ポーチドエッグ 93kcal（0.5g）　● 飲み物＝ミルクティー 83kcal（0.1g）

朝食献立例				
I	440kcal 1.4g	さやいんげんのサラダ 79kcal（0.1g）p.89	トースト（バター、マーマレード）	185kcal（0.7g）
II	441kcal 2.3g	グリーンアスパラガスのサラダ 80kcal（1.0g）p.43		

| 一日の献立例 | 1539kcal 5.5g | 朝 ポーチドエッグ献立 429kcal（1.8g） | 昼 ベジタブルカレー献立 547kcal（1.6g）p.58 | 夕 鶏肉と野菜のオーブン焼き献立 563kcal（2.1g）p.98 |

主食●トースト
185kcal (0.7g)

飲み物●ミルクティー
83kcal (0.1g)

副菜●ブロッコリーのバターソテー
68kcal (0.5g)

主菜●ポーチドエッグ
93kcal (0.5g)

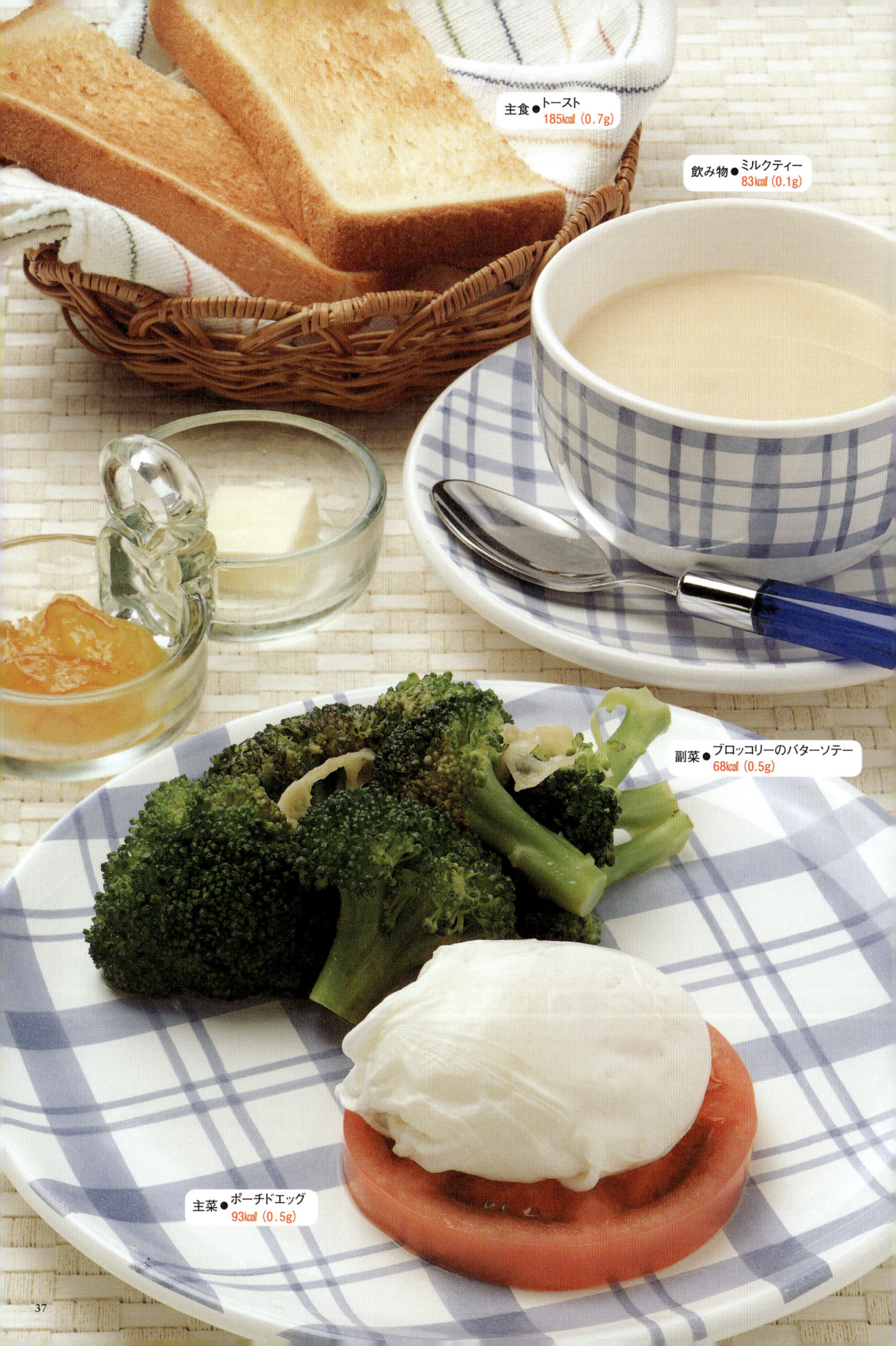

パンが主食の朝食献立

12 目玉焼き献立

487 kcal　塩分 **2.3g**

主菜●目玉焼き
副菜●なすのトマト煮
主食●ぶどうパン
飲み物●牛乳

減塩ポイント

卵料理の代表格の目玉焼きは、定番のベーコンやハムを組み合わせなければ、低エネルギーでしかも低塩にできます。

目玉焼きは半熟くらいに仕上げて、卵黄をソース代わりにすると、うす味でもおいしく食べられます。

材料（2人分）

主菜●目玉焼き
- 卵　……… 2個
- サラダ油　……… 小さじ1
- 塩　……… ミニさじ1
- こしょう　……… 少量

副菜●なすのトマト煮
- なす　……… 2個(160g)
- トマト　……… 1個(100g)
- 玉ねぎ　……… ½個(80g)
- ベーコン　……… ½枚(6g)
- サラダ油　……… 小さじ2
- 水　……… ½カップ
- 白ワイン　……… 小さじ2
- 塩　……… ミニさじ1弱
- 粉チーズ　……… 大さじ1⅔

主食●ぶどうパン
- ぶどうパン（6枚切り）2枚(120g)

飲み物●牛乳
- 牛乳　……… 1½カップ

作り方

主菜●目玉焼き
❶ フライパンに油を熱し、卵を静かに割り入れ、弱火で2～3分焼く。湯を小さじ1ほど加え、ふたをして蒸し焼きにする。
❷ 器に盛り、塩、こしょうで調味する。
★蒸し焼きにする時間は、卵黄のかたさをみて、調節します。

副菜●なすのトマト煮
❶ なすはへたを除き、まだらに皮をむく。1.5cm厚さの輪切りにし、水につけてアク抜きをする。
❷ トマトは皮を湯むきし、1cm角に切る。
❸ 玉ねぎはみじん切りにする。
❹ ベーコンは角切りにする。
❺ なべに油を熱し、玉ねぎをいため、透き通ったらベーコンを加えてさらにいためる。
❻ 油が全体にまわったらなすとトマトを加え、さっといためる。
❼ 水、白ワインを注ぎ、塩をふってふたをし、10～15分煮る。
❽ 器に盛り、仕上げに粉チーズをふる。

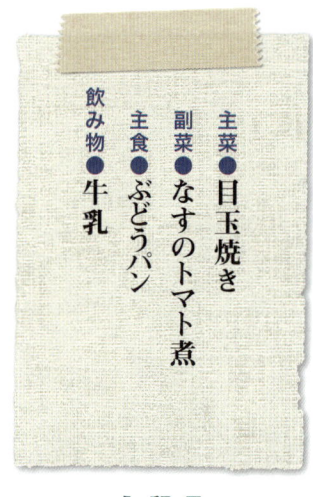

野菜の洋風煮物

ズッキーニやピーマン、オクラ、玉ねぎ、じゃが芋などもトマトに合う野菜なので、なすの代わりに好みのものを使って作ってみてください。冷やしてもおいしいので、多めに作って常備菜にしてもいいでしょう。

塩分データ
おもな材料1人分の塩分

ベーコン (3g)	0g
粉チーズ (5g)	0.2g
ぶどうパン (60g)	0.5g

●主菜＝目玉焼き 102kcal (0.8g)　●飲み物＝牛乳（¾カップ）106kcal (0.2g)

朝食献立例					
I	477kcal 2.3g	トマトときゅうりのサラダ	84kcal (0.6g) p.76	トースト（バター、マーマレード）	185kcal (0.7g) p.36
II	500kcal 2.1g	ブロッコリーのバターソテー	68kcal (0.5g) p.36	クロワッサン	224kcal (0.7g) p.40

| 一日の献立例 | 1516kcal 6.2g | 朝 目玉焼き献立 | 487kcal (2.3g) | 昼 ビーフンのごま酢だれ献立 | 410kcal (1.8g) p.73 | 夕 鶏肉のクリーム煮献立 | 619kcal (2.1g) p.102 |

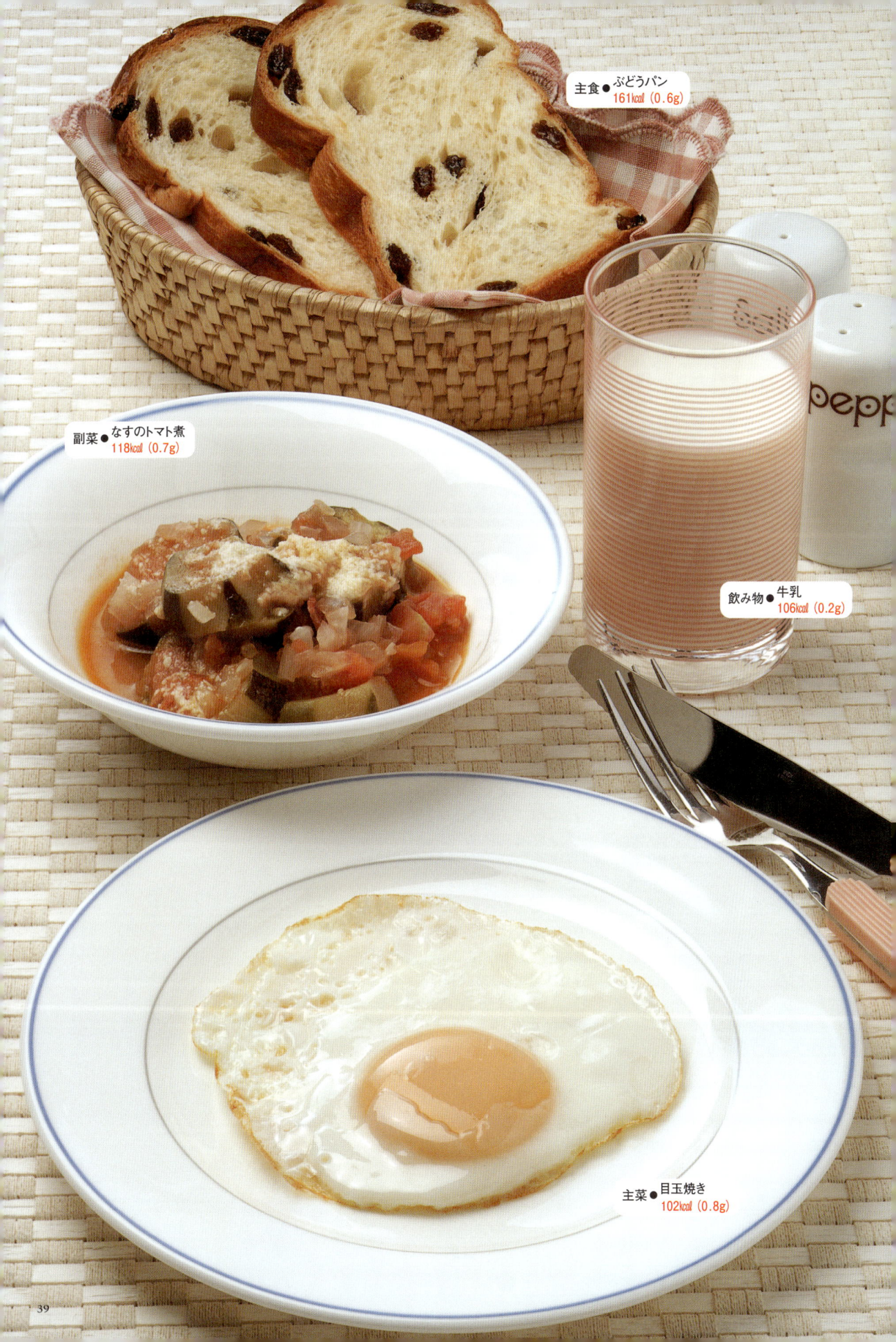

主食●ぶどうパン
161kcal（0.6g）

副菜●なすのトマト煮
118kcal（0.7g）

飲み物●牛乳
106kcal（0.2g）

主菜●目玉焼き
102kcal（0.8g）

パンが主食の朝食献立 13

ココット献立

452kcal　塩分 1.7g

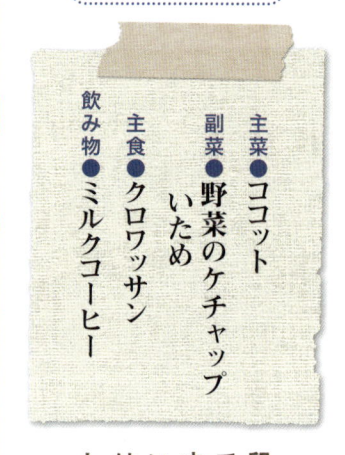

主菜 ● ココット
副菜 ● 野菜のケチャップいため
主食 ● クロワッサン
飲み物 ● ミルクコーヒー

主菜 ● ココット　91kcal（0.8g）
副菜 ● 野菜のケチャップいため　86kcal（0.2g）
主食 ● クロワッサン　224kcal（0.6g）
飲み物 ● ミルクコーヒー　51kcal（0.1g）

減塩ポイント

卵は、自体に塩分を含んでおり、味も淡泊なので、塩を少量加えただけで調味がきき、うす味に慣れるにはピッタリです。卵はすぐれたたんぱく質源で、しかも廉価で調理しやすいので朝食向きの素材といえます。塩分のうすい分は、香辛料で補うとよいでしょう。

材料（2人分）

主菜 ● ココット
- 卵　2個
- バター（有塩）　小さじ1
- 塩　ミニスプーン1
- こしょう　少量

副菜 ● 野菜のケチャップいため
- ピーマン　2個（50g）
- しいたけ　2枚（20g）
- なす　1個（80g）
- 玉ねぎ　½個（100g）
- サラダ油　小さじ2
- トマトケチャップ　大さじ1
- 白ワイン　大さじ1
- こしょう　少量

主食 ● クロワッサン
- クロワッサン　2個（100g）

飲み物 ● ミルクコーヒー
- コーヒー　1カップ
- 牛乳　½カップ
- 砂糖　小さじ2

作り方

主菜 ● ココット
① 耐熱性の器の内側に薄くバターを塗り、卵を割り入れる。
② 塩とこしょうをふり、温めたオーブントースターに入れ、5～6分、中まで火が通るまで焼く。
★電子レンジ（500W）の場合は、1分間加熱する。

副菜 ● 野菜のケチャップいため
① ピーマンはへたと種を除いて4つに切る。
② なすは7mm厚さの輪切りにし、玉ねぎはくし形に切る。
③ しいたけは石づきを除いてそぎ切りにする。
④ フライパンに油を熱し、ピーマン、なす、玉ねぎ、しいたけを次々と加えて手早くいためる。
⑤ 全体に火が通ったら、トマトケチャップと白ワインを加える。好みでこしょうをふり、仕上げる。

飲み物 ● ミルクコーヒー
コーヒーを少し濃いめに入れて、温めた牛乳を加え、砂糖を加える。

電子レンジで卵を加熱するコツ
卵をまるごと焼く目玉焼きやココットのような料理を作るときには、卵黄をおおっている膜が熱によって膨張し、破裂することがあるので、加熱する前に竹串などで卵黄をつついて小さな穴をあけておきます。

塩分データ
おもな材料1人分の塩分

卵（1個 50g）	0.2%
バター・有塩（2g）	微量
トマトケチャップ（7.5g）	0.3g
クロワッサン（1個・50g）	1.0g

朝食献立例

●主菜＝ココット 91kcal（0.8g）　飲み物＝ミルクコーヒー 51kcal（0.1g）

I	468kcal 2.6g	豆腐と野菜のサラダ 136kcal（1.0g） p.97	バターロール2個（60g） 190kcal（0.7g） p.43
II	436kcal 2.5g	グレープフルーツのサラダ 109kcal（0.9g） p.42	トースト（バター、マーマレード） 185kcal（0.7g） p.36

一日の献立例　1515kcal 6.3g　朝 ココット献立 452kcal（1.7g）　昼 冷やし中華献立 448kcal（2.1g）p.72　夕 イワシのソテー献立 615kcal（2.5g）p.121

40

半熟卵献立

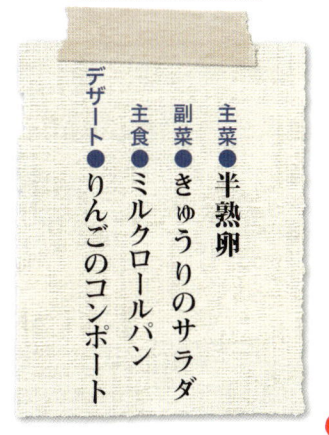

パンが主食の朝食献立 14

516kcal 塩分 **2.2g**

- 主菜●半熟卵
- 副菜●きゅうりのサラダ
- 主食●ミルクロールパン
- デザート●りんごのコンポート

主菜●ミルクロールパン 190kcal (0.7g)
主菜●半熟卵 76kcal (0.8g)
副菜●きゅうりのサラダ 72kcal (0.6g)
デザート●りんごのコンポート 178kcal (0.1g)

半熟卵は、それぞれ好みのかたさがありますから、ソースのように卵全体がトロリとしたものが好みの場合は3分、かためが好みの場合は8分、とゆで時間を調節しましょう。

減塩ポイント

サラダは、食べる直前に分量のドレッシングとあえてから食卓に。追加のドレッシングをかけないようにしましょう。

材料（2人分）

主菜●半熟卵
- 卵……………………… 2個
- 塩……………………… ミニ￹1

副菜●きゅうりのサラダ
- きゅうり……………… 1本(100g)
- レタス………………… 100g
- ラディッシュ………… 1個(10g)
- クレソン……………… 2本
- ドレッシング
  - サラダ油…………… 大さじ1
  - 酢…………………… 小さじ2
  - 塩…………………… ミニ￹1
  - こしょう…………… 少量

主食●ミルクロールパン
- ミルクロールパン…… 4個(120g)

デザート●りんごのコンポート
- りんご………………… 1個(200g)
- 砂糖…………………… 大さじ2
- プラム………………… 20g
- レモンの薄切り……… 2切れ
- 水……………………… 1カップ
- プレーンヨーグルト… 1カップ

作り方

主菜●半熟卵
❶なべに湯と塩少量（分量外）を入れ、卵を静かに入れる。
❷好みのかたさにゆでる。
❸塩をつけて食べる。

副菜●きゅうりのサラダ
❶きゅうりはフォークで、縦に筋をつけて、輪切りにする。
❷レタスは手でちぎる。ラディッシュは薄い輪切りにする。
❸クレソンはかたい軸をとり除いて葉先を摘んでおく。
❹ボールに酢、塩、こしょうを入れ、泡立て器でよくとき混ぜる。サラダ油を少量ずつ加え、よく混ぜ合わせ、ドレッシングを作る。
❺きゅうり、レタス、ラディッシュを合わせ、❹のドレッシングであえ、クレソンを飾る。

デザート●りんごのコンポート
❶りんごは4つ割りにして皮をむき、芯を除く。
❷なべにりんごと皮、水、砂糖を入れ、プラムとレモンの薄切りを加えて10〜15分煮る。そのままさます。
❸器に❷のりんごを盛り、ヨーグルトをかける。
★りんごは前もって煮ておき、冷蔵庫で冷やしておく。

りんごの皮を利用しましょう
りんごを煮るときに皮もいっしょに入れると、皮から赤い色が出て、りんごがほんのりと色づきます。りんごは紅玉が最適です。農薬のかかっていないものを選び、皮はよく洗って使います。

塩分データ
おもな材料1人分の塩分
ミルクロールパン (60g) 0.7g

●主菜＝半熟卵 76kcal (0.8g) ●主食＝ミルクロールパン 190kcal (0.7g)

朝食献立例					
I	532kcal 2.8g	●グレープフルーツのサラダ	109kcal (0.9g) p.42	●さつま芋の牛乳煮	157kcal (0.4g) p.127
II	551kcal 2.5g	●かぼちゃのポタージュ	198kcal (0.3g) p.152	●ブロッコリーのサラダ	87kcal (0.3g) p.127

| 一日の献立例 | 1591kcal 6.2g | 朝 半熟卵献立 | 516kcal (2.2g) | 昼 ビーフンのごま酢だれ献立 | 410kcal (1.8g) p.73 | 夕 レバーソテー献立 | 665kcal (2.2g) p.105 |

パンが主食の朝食献立

15 スクランブルエッグ献立

510kcal　塩分 2.1g

主菜 ● スクランブルエッグ
副菜 ● グレープフルーツのサラダ
主食 ● トースト
飲み物 ● ミルクコーヒー

飲み物 ● ミルクコーヒー 81kcal（0.1g）
副菜 ● グレープフルーツのサラダ 109kcal（0.9g）
主食 ● トースト 171kcal（0.7g）
主菜 ● スクランブルエッグ 149kcal（0.4g）

スクランブルエッグは短時間で作れるので、忙しい朝にはピッタリです。やわらかめに仕上げるのがコツです。小ねぎを加えて香りをプラスすると、食欲もアップします。

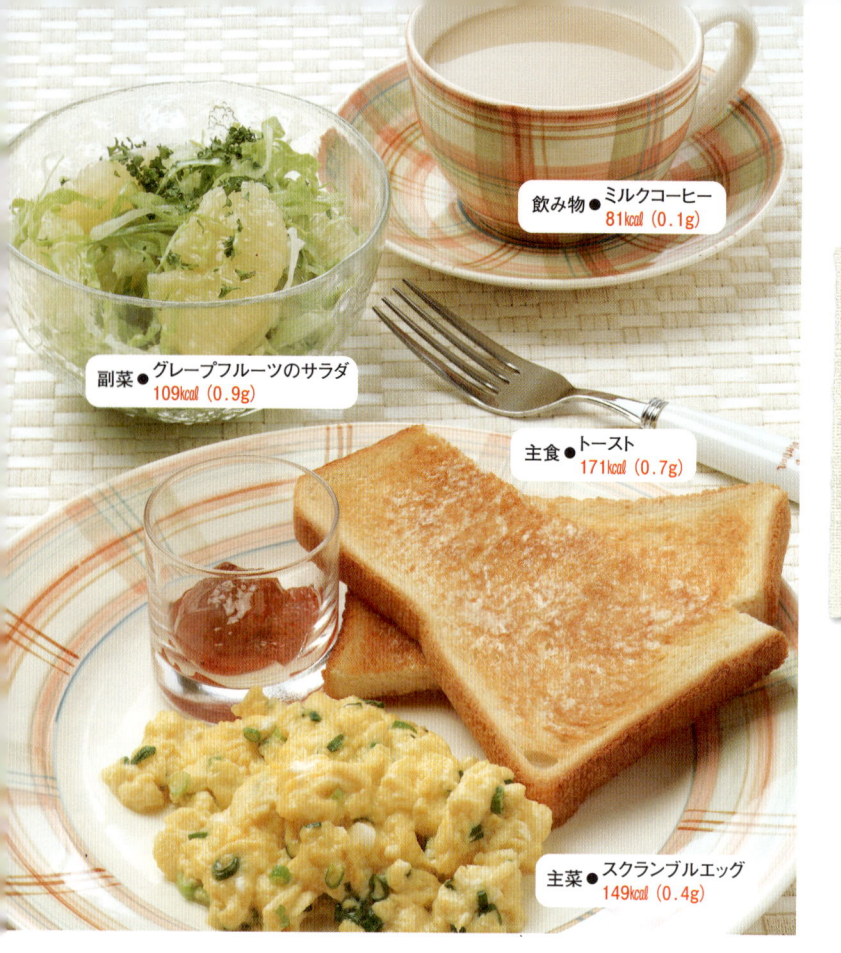

材料（2人分）

主菜 ● スクランブルエッグ
- 卵 … 2個（100g）
- 牛乳 … 大さじ4
- こしょう … 少量
- 小ねぎ … 5g
- バター（有塩） … 大さじ1（12g）

副菜 ● グレープフルーツのサラダ
- グレープフルーツ … 1個（230g）
- レタス … 120g
- パセリ … 少量
- サラダ油 … 大さじ1
- 酢 … 小さじ2
- 塩 … ミニスプーン1½
- こしょう … 少量

主食 ● トースト
- 食パン（8枚切り） … 2枚（90g）
- バター（無塩） … 小さじ2½
- ジャム（好みのもの） … 大さじ1弱

飲み物 ● ミルクコーヒー
- コーヒー … 1カップ弱
- 牛乳 … 1カップ強（220ml）

作り方

主菜 ● スクランブルエッグ
1. ボールに卵を割り入れ、牛乳とこしょうを加えてよくときのばす。
2. 小ねぎは小口切りにし、①の卵に加えて混ぜる。
3. フライパンにバターをとかし、②の卵液を入れて弱火にし、木べらで半熟状にいる。

副菜 ● グレープフルーツのサラダ
1. グレープフルーツは皮をむき、薄皮をとり除いておく。
2. レタスはせん切りにし、パセリはみじん切りにする。
3. ボールに酢、塩、こしょうを入れて泡立て器で混ぜ、サラダ油を少量ずつ加えて混ぜ合わせ、ドレッシングを作る。
4. グレープフルーツ、レタス、パセリを合わせ、③のドレッシングであえる。

主食 ● トースト

食パンはトースターでカリッと焼いて、無塩のバターを塗り、ジャムを添える。

減塩ポイント

バターは、有塩のものと無塩のものとがありますので、じょうずに使い分けましょう。

減塩のヒント⑥ ── 無塩のバターを使う

塩分を控えるには、調味料のほかにバターにも配慮したいものです。普通のバターは有塩で、1.9％の塩分を含んでいます。トーストに塗る1人分6gのバターで0.1gの塩分をとることになります。料理に有塩のバターを使ったら、パンに塗るのは無塩のバターにするというように使い分けるとよいでしょう。なお、無塩のバターはもちが悪いので、早めに使いきるか、冷凍で保存を。

塩分データ

おもな材料1人分の塩分

食パン（45g）	0.6g
有塩バター（6g）	0.1g

朝食献立例

I	526kcal 1.7g	うどとラディッシュのサラダ 72kcal（0.6g）p.105	クロワッサン 224kcal（0.6g）p.40
II	494kcal 1.8g	サラダ菜のサラダ 103kcal（0.7g）p.102	ぶどうパン1枚（60g）161kcal（0.6g）p.38

● 主菜 ● スクランブルエッグ 149kcal（0.4g）　● 飲み物 ● ミルクコーヒー 81kcal（0.1g）

一日の献立例
1487kcal 6.2g
朝 スクランブルエッグ献立 510kcal（2.1g）
昼 焼きうどん献立 403kcal（2.0g）p.69
夕 豆腐と鶏肉の揚げ漬け献立 574kcal（2.1g）p.139

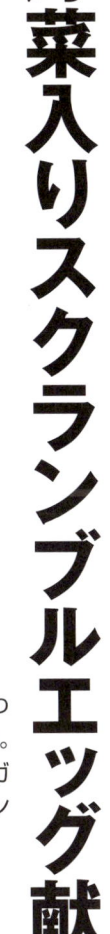

パンが主食の朝食献立 16

野菜入りスクランブルエッグ献立

545kcal　塩分 2.7g

- 主菜● 野菜入りスクランブルエッグ
- 副菜● グリーンアスパラガスのサラダ
- 主食● バターロール
- 飲み物● 牛乳

卵に野菜をたっぷりと加えた洋風いり卵です。トマトの赤とピーマンの緑が美しく、おしゃれな一品になります。ボリュームもアップで、一石二鳥です。

主食● バターロール　190kcal (0.7g)
副菜● グリーンアスパラガスのサラダ　80kcal (1.0g)
飲み物● 牛乳　141kcal (0.2g)
主菜● 野菜入りスクランブルエッグ　134kcal (0.8g)

材料（2人分）

主菜● 野菜入りスクランブルエッグ
- 卵 …………………… 2個
- トマト ……………… ½個（70g）
- ピーマン …………… 1個（25g）
- 牛乳 ………………… 大さじ1
- 塩 …………………… ミニスプーン1
- こしょう …………… 少量
- サラダ油 …………… 小さじ2

副菜● グリーンアスパラガスのサラダ
- グリーンアスパラガス 5本（100g）
- レタス ……………… 50g
- ドレッシング
  - サラダ油 ………… 大さじ1
  - ワインビネガー … 小さじ2
  - 塩 ………………… ミニスプーン2弱
  - 玉ねぎ …………… ⅓個（50g）

主食● バターロール
- バターロール ……… 4個（120g）

飲み物● 牛乳
- 牛乳 ………………… 2カップ

作り方

主菜● 野菜入りスクランブルエッグ
1. トマトは1cm角に切る。
2. ピーマンはへたと種を除き、5mm角に切る。
3. ボールに卵を割りほぐし、トマトとピーマンを加え、牛乳と塩、こしょうで調味し、混ぜ合わせる。
4. フライパンに油を熱し、③の卵液を流し入れ、大きく混ぜながら火を通し、やわらかめに仕上げる。

副菜● グリーンアスパラガスのサラダ
1. グリーンアスパラガスは根元の皮をむき、5cm長さに切る。熱湯で色よくゆで、水にさらして水けをきる。
2. 玉ねぎはすりおろす。
3. レタスはよく洗って水けをきり、食べやすい大きさに手でちぎる。
4. ドレッシングの材料を混ぜ合わせ、②の玉ねぎを加えて混ぜ合わせる（玉ねぎ入りドレッシング）。
5. 器にレタスを敷いてアスパラガスを盛り、玉ねぎ入りドレッシングをかける。

ドレッシングの応用

サラダの味の決め手のドレッシングは、酢と油が基本ですが、玉ねぎのすりおろしや、粒マスタード、カレー粉、ヨーグルト、おろしにんにく、パセリ、ハーブなどを加えてみると、さまざまな味が楽しめます。サラダの材料との相性や食べる人の好みに合わせて、いろいろ試してみるとバリエーションが広がります。

減塩ポイント

パンが主食の洋風の朝食献立は、パンや牛乳などに塩分があるので、主菜や副菜の塩分を控えめにしましょう。

塩分データ

おもな材料1人分の塩分

バターロール（60g）	0.7g
牛乳（1カップ）	0.2g

● 主菜＝野菜入りスクランブルエッグ 134kcal (0.8g)
● 主食＝バターロール 2個（60g）190kcal (0.7g)

朝食献立例	I	447kcal 2.2g	きゅうりのサラダ	72kcal (0.6g) p.41	ミルクコーヒー	51kcal (0.1g) p.40
	II	468kcal 2.0g	生野菜のマリネ	61kcal (0.4g) p.50	ミルクティー	83kcal (0.1g) p.36

| 一日の献立例 | 1645kcal 6.3g | 朝 野菜入りスクランブルエッグ献立 545kcal (2.7g) | 昼 鶏肉の衣揚げ献立 574kcal (1.5g) p.65 | 夕 アジのたたき献立 526kcal (2.1g) p.112 |

パンのエネルギーカタログ

パンはごはんと同様に主食ですから、朝食用には菓子パンではなく、ごはん代わりになるものを選びます。また、パンには塩分が含まれています。それに種類によってエネルギーも大幅に違いますので、塩分とエネルギーを考えて、種類を選んだり、重量を調整したりしましょう。

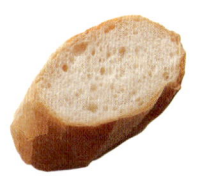

品名	分量	エネルギー	塩分
フランスパン	1切れ (20g)	56kcal	0.3g
ライ麦パン	1枚 (25g)	66kcal	0.3g
バターロール	1個 (30g)	95kcal	0.4g
食パン	8枚切り1枚 (45g)	112kcal	0.6g
ピザ台	1枚 (50g)	134kcal	0.7g
イングリッシュマフィン	1個 (60g)	137kcal	0.7g
ブリオシュ	1個 (35g)	151kcal	0.7g
食パン	6枚切り1枚 (60g)	158kcal	0.8g
バンズパン	1個 (60g)	159kcal	0.8g
ぶどうパン	1枚 (60g)	161kcal	0.6g
食パン	厚切り1枚 (80g)	211kcal	1.0g
クロワッサン	1個 (50g)	224kcal	0.6g

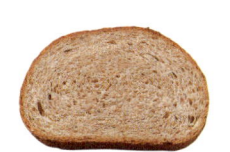

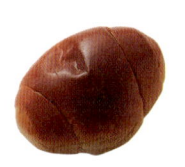

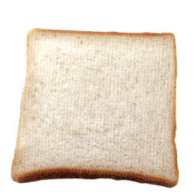

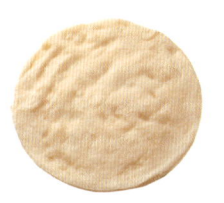

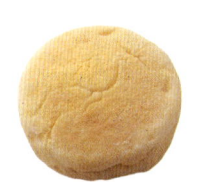

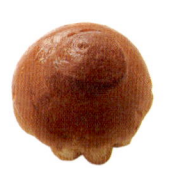

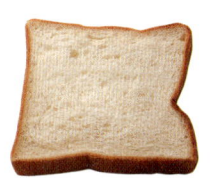

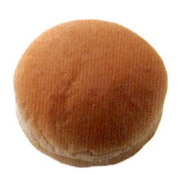

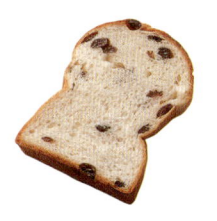

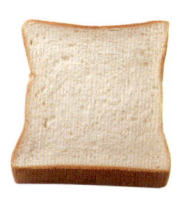

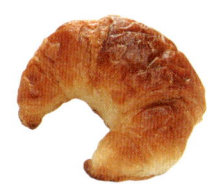

バターやジャムなどのエネルギーカタログ

バターやジャムなど、パンに塗る平均的な1回分の使用量のエネルギーと塩分です。バターなどには塩分が含まれていますので、パンに塗って食べると主食だけでも塩分が 0.5～1.2 g になります。無塩のバターにしたり、ジャムだけにしたりとくふうしましょう。

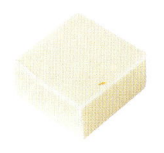

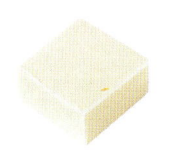

バター（無塩）
小さじ2（8g）
61kcal
塩分 **0g**

バター（有塩）
小さじ2（8g）
61kcal
塩分 **0.2g**

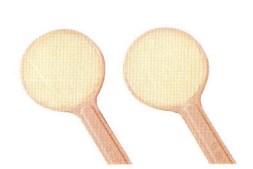

マーガリン
小さじ2（8g）
61kcal
塩分 **0.1g**

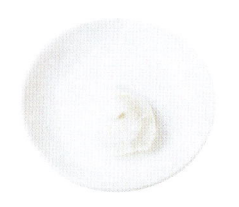

クリームチーズ
大さじ1（15g）
52kcal
塩分 **0.1g**

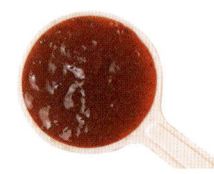

いちごジャム
大さじ1（21g）
54kcal
塩分 **0g**

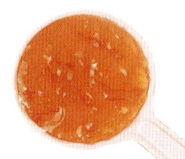

マーマレード
大さじ1（21g）
54kcal
塩分 **0g**

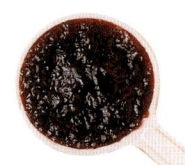

ブルーベリージャム
大さじ1（21g）
38kcal
塩分 **0g**

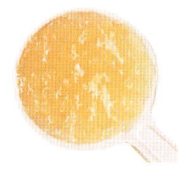

りんごジャム
大さじ1（21g）
45kcal
塩分 **0g**

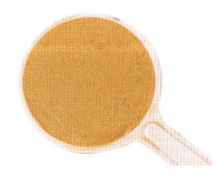

ピーナッツバター
大さじ1（17g）
109kcal
塩分 **0.2g**

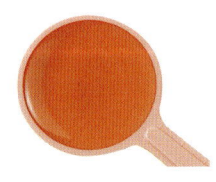

はちみつ
大さじ1（21g）
62kcal
塩分 **0g**

豆腐ステーキ

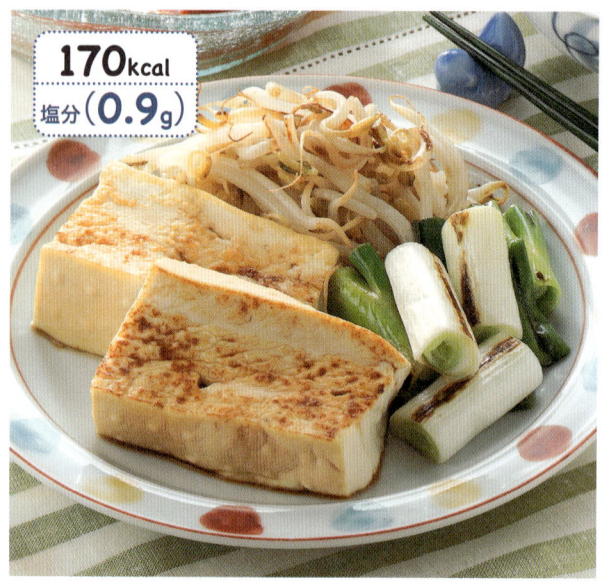

170kcal
塩分 **0.9g**

材料（2人分）
もめん豆腐	1丁(300g)
ねぎ	⅔本(60g)
もやし	½袋(100g)
サラダ油	小さじ2
しょうゆ・酒	各小さじ2

作り方
❶豆腐は4等分し、ペーパータオルを敷いた網つきバットにのせ、水きりする。
❷ねぎは3〜4cm長さに切る。
❸フライパンに油を熱し、豆腐を入れて焼く。あいているところでねぎを焼き、もやしをいためる。
❹豆腐の両面をこんがりと焼いたら、しょうゆと酒を合わせて豆腐の上にかけ、さっと両面を焼いて器に盛る。フライパンに残ったたれをもやしにからめて味をつける。
❺豆腐を盛った器にもやしとねぎを盛り合わせる。

半月卵の甘酢あんかけ

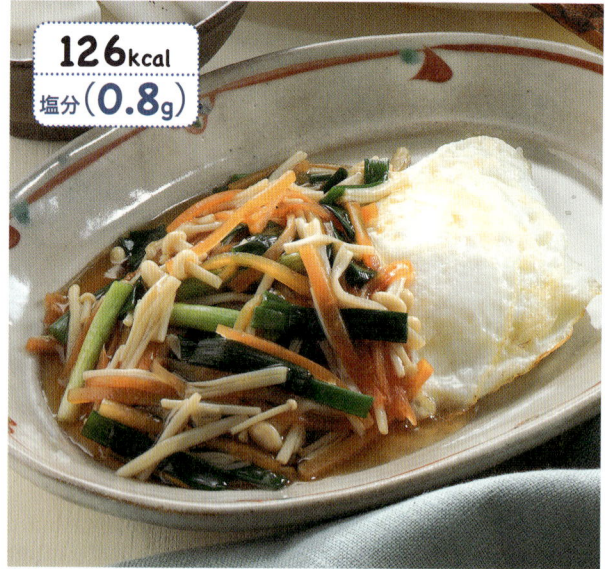

126kcal
塩分 **0.8g**

材料（2人分）
卵	2個(100g)
サラダ油	小さじ1
にんじん	⅓本(40g)
えのきたけ	½袋(50g)
小ねぎ	20g
だし(19㌻)	大さじ3
砂糖	小さじ1
しょうゆ	小さじ1⅓
かたくり粉	小さじ1
水	小さじ2
酢	小さじ2

作り方
❶にんじんは3〜4cm長さのせん切りにする。えのきたけは石づきを除いて長さを半分にし、ほぐす。小ねぎは3〜4cm長さに切る。
❷なべにだし、にんじん、えのきたけを入れて火にかけ、煮立ったら砂糖としょうゆを加えて弱火にして煮る。
❸にんじんがやわらかくなったら、水でといたかたくり粉でとろみをつけ、酢、小ねぎを加えてさっと混ぜ合わせる。
❹フライパンに油を熱し、卵を割り入れ、卵白が白くなってきたら、卵黄にそっとかぶせるように卵白を半分に折りたたむ。フライ返しで軽くおさえて焼き、裏返してさっと焼く。
❺器に盛り、③のあんをかける。

朝食に向く簡単主菜

牛肉とかぼちゃのサラダ

243kcal　塩分 **0.4g**

材料（2人分）
- かぼちゃ …………………… 150g
- レモンの搾り汁 ………… 少量
- 玉ねぎ ……………… ¼個（50g）
- クレソン …………………… 20g
- 牛もも肉 …………………… 50g
- あらびき黒こしょう ……… 少量
- サラダ油 ………………… 小さじ1
- 赤ワイン ………………… 大さじ1
- ソース
  - マヨネーズ ………… 大さじ2
  - からし ………………… 少量
  - 牛乳 ………………… 大さじ1
- パプリカ …………………… 少量

作り方
❶ かぼちゃは種とわたを除き、ラップをして電子レンジ（500W）で3分加熱し、一口大に切ってレモンの搾り汁をかける。
❷ 玉ねぎはせん切りにし、水にさらして辛味をとり、ふきんに包んで水けを絞る。
❸ クレソンは水洗いし、葉先を摘む。
❹ 牛肉は一口大に切り、黒こしょうをふる。
❺ フライパンに油を熱して牛肉を焼き、赤ワインをふる。
❻ マヨネーズにからしと牛乳を加えて混ぜ合わせる。
❼ ボールにかぼちゃ、玉ねぎ、牛肉を合わせ、⑥のソースであえる。
❽ 器に⑦を盛ってパプリカをふり、クレソンを飾る。

ツナサラダ

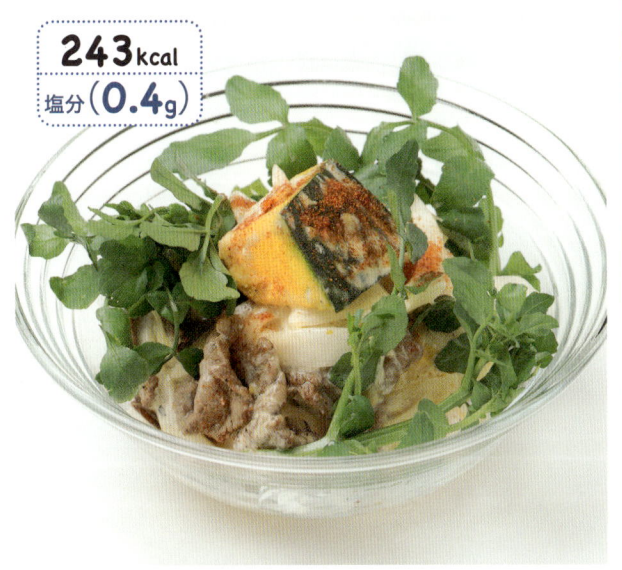

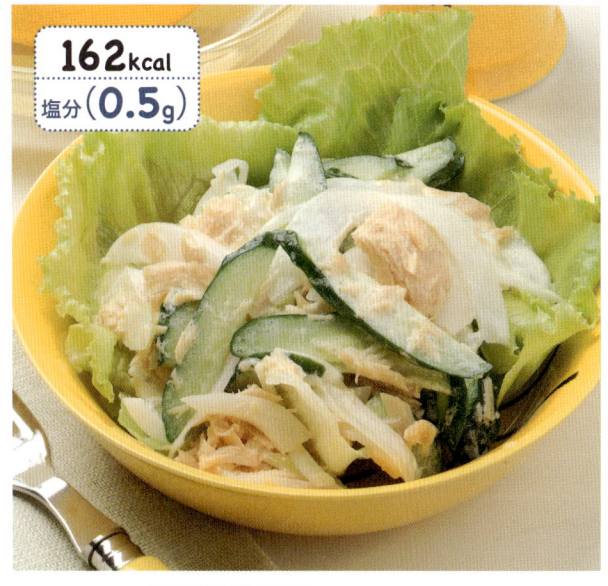

162kcal　塩分 **0.5g**

材料（2人分）
- ツナ油漬け缶詰め …………… 60g
- 玉ねぎ ……………………… 40g
- きゅうり …………… 1本（100g）
- セロリ ……………………… 50g
- レタス ……………………… 50g
- マヨネーズ ………… 大さじ1 ½

作り方
❶ ツナは缶から出して汁けをきり、あらくほぐす。
❷ 玉ねぎは薄切りにしてふきんに包み、流水をかけてもみ洗いをし、水けを絞る。
❸ きゅうりは縦半分に切ってから、斜め薄切りにする。
❹ セロリは筋を除いて斜め薄切りにする。
❺ レタスは食べやすい大きさに手でちぎる。
❻ ツナ、玉ねぎ、きゅうり、セロリを合わせ、マヨネーズであえる。
❼ 器にレタスを敷き、⑥を盛りつける。

グリーンアスパラガスとハムのソテー

材料（2人分）
- グリーンアスパラガス………150g
- ボンレスハム……… 2枚(30g)
- サラダ油……………… 小さじ1
- こしょう………………… 少量

作り方
1. グリーンアスパラガスは根元の皮を薄くむいてゆで、さっと冷水をかけて水けをきり、3cm長さの斜め切りにする。
2. ハムは6つに切る。
3. フライパンに油を熱し、ハム、アスパラガスの順にいため、こしょうで味をととのえる。

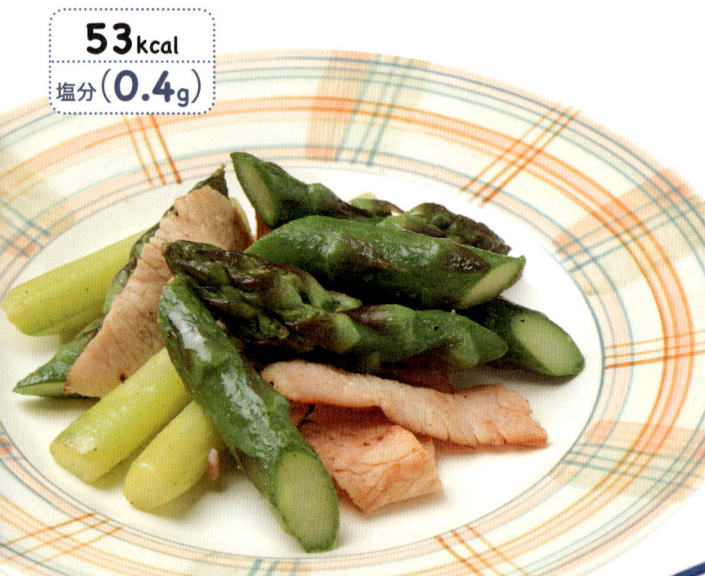

53kcal
塩分 **0.4g**

ツナとキャベツのソテー

材料（2人分）
- ツナ油漬け缶詰め…………80g
- キャベツ…………………150g
- しめじ……………………50g
- にんじん………… ¼本(30g)
- バター（有塩）……………15g
- 塩……………………… ミニ1
- こしょう………………… 少量

作り方
1. ツナは油をきり、身をほぐしておく。
2. キャベツは1cm幅のざく切りにする。
3. しめじは石づきを除いてバラバラにほぐす。
4. にんじんは5cm長さのせん切りにする。
5. なべにバターをとかし、にんじん、キャベツ、しめじの順にいためる。最後にツナを加え、塩、こしょうをふって味をととのえる。

155kcal
塩分 **1.1g**

卵ともやしのいため物

184kcal 塩分 **0.9g**

材料（2人分）
- 卵 ……………………… 2個(100g)
- もやし ……………… ½袋(100g)
- サラダ油 ………………… 小さじ2
- 塩 ………………………… ミニスプーン⅓
- こしょう ………………… 少量
- 塩 ………………………… ミニスプーン⅓
- こしょう ………………… 少量
- しょうゆ ………………… 小さじ1
- サラダ油 ………………… 大さじ1

作り方
❶もやしのソテーを作る。もやしは洗って根と芽を除く。フッ素樹脂加工のフライパンを熱し、サラダ油を入れて全体になじませ、もやしを入れて強火でさっといため、塩とこしょうで調味する。

❷ボールに卵を割りほぐし、もやしのソテーを加えて軽く混ぜ、調味料を加えて調味する。

❸もやしのソテーを作ったフライパンをきれいに洗い、火にかけてよく熱し、サラダ油を入れて全体になじませる。②の卵液を一気に流し入れ、卵がふくらんだら手早く大きく混ぜ、半熟状になったら器に盛る。

★もやしの根と芽はめんどうなら除かなくてもよい。

ゆで卵とほうれん草のサラダ

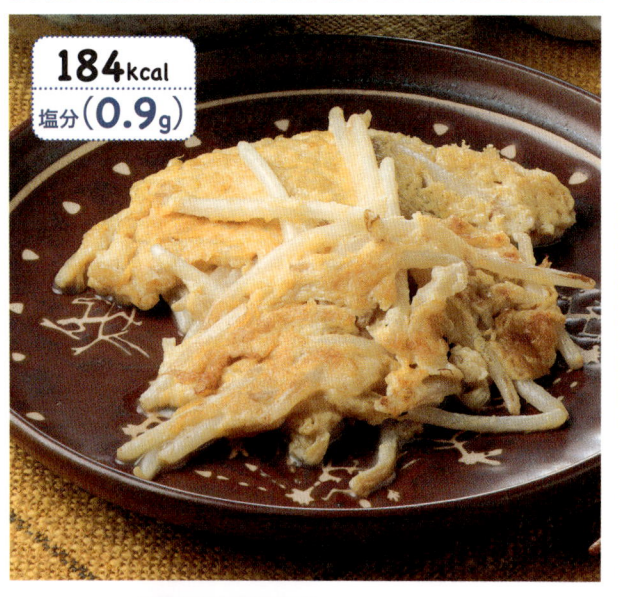

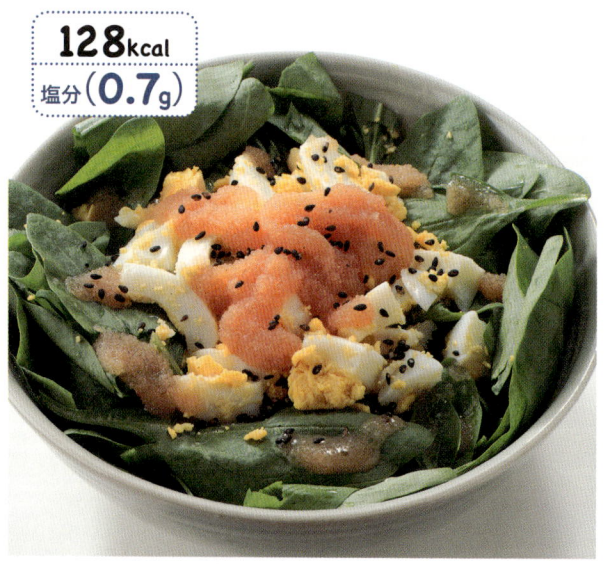

128kcal 塩分 **0.7g**

材料（2人分）
- 卵 ……………………… 2個(100g)
- 生食用ほうれん草 ……… 120g
- ドレッシング
  - タラコ ……………… 20g
  - だし(19ページ)・酢 … 各小さじ2
  - サラダ油 …………… 小さじ1
- いり黒ごま ……………… 小さじ⅔

作り方
❶卵は水から入れ、沸騰後12〜13分ゆでる。水にとって殻をむき、フォークなどであらくほぐす。

❷ほうれん草は洗い、よく水けをふきとってから、食べやすい大きさに手でちぎる。

❸タラコは皮に切り目を入れて開き、中身をほぐしてドレッシングのほかの材料と混ぜ合わせる。

❹器にほうれん草を敷いてゆで卵を盛り、③のドレッシングをまわしかけて黒ごまを散らす。

★普通のほうれん草ならやわらかい葉先だけ摘んで使う。

焼きアスパラののり酢かけ

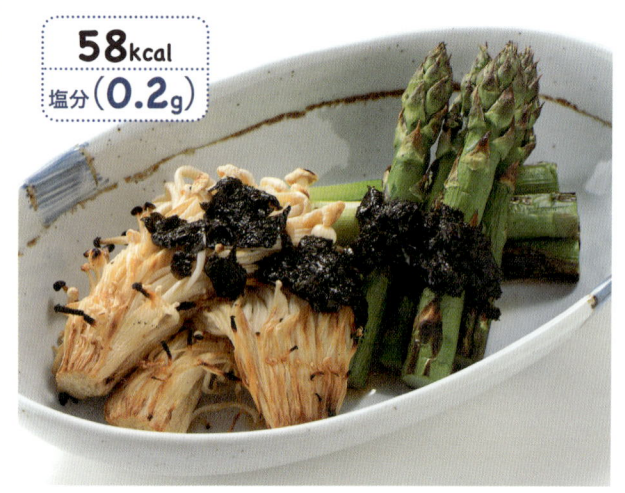

58kcal　塩分 0.2g

材料（2人分）
- グリーンアスパラガス　200g
- えのきたけ　2袋（200g）
- のり酢
  - のり　⅓枚（1g）
  - 酢　大さじ1⅓
  - しょうゆ　小さじ½
  - みりん　小さじ1

作り方
❶アスパラガスとえのきたけは根元を切り落とす。焼き網を熱し、強火で焦げ目がつくまでさっと焼く。
❷のりは細かくちぎり、のり酢のほかの材料と合わせる。
❸器に①を盛り、②をかける。

カリフラワーのピクルス

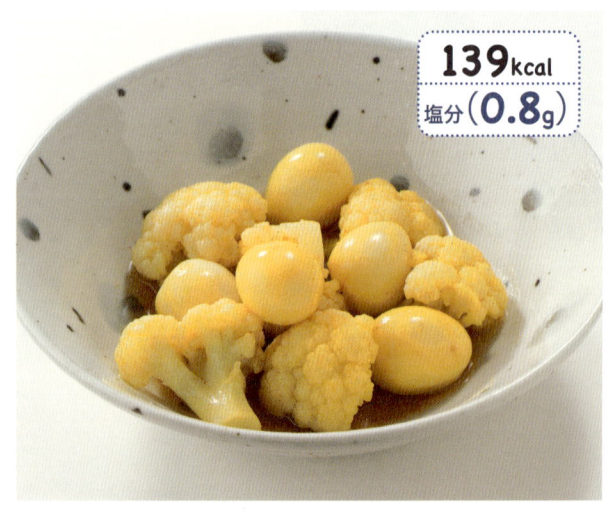

139kcal　塩分 0.8g

材料（2人分）
- カリフラワー　140g
- うずらの卵　10個（100g）
- a
  - 酢　大さじ6
  - カレー粉　小さじ1
  - 砂糖　大さじ2
  - 塩　ミニスプーン2
  - 昆布だし　大さじ4

作り方
❶カリフラワーは小房に分けて沸騰湯でかためにゆでる。
❷うずらの卵はかたゆでにし、殻をむく。
❸酢を除いたaの材料をなべに入れ、火にかける。煮立ったら火から下ろして酢を加え、カリフラワー、うずらの卵を加えてそのままさまして味をなじませる。

朝食に向く野菜たっぷり副菜

生野菜のマリネ

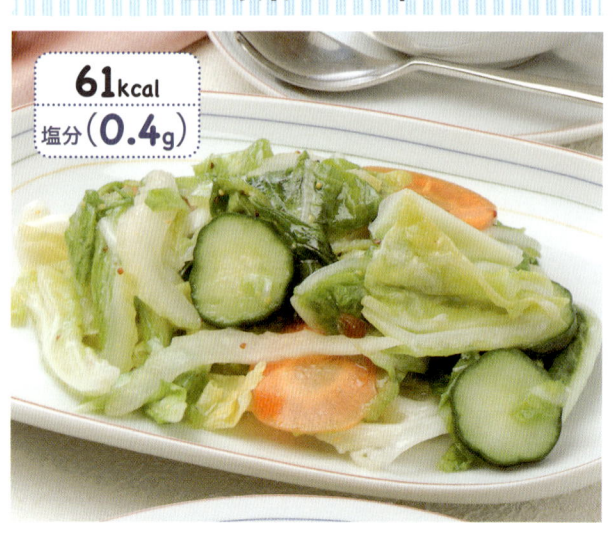

61kcal　塩分 0.4g

材料（2人分）
- キャベツ　100g
- にんじん　15g
- きゅうり　⅓本（35g）
- セロリ　15g
- 塩　ミニスプーン⅔
- a
  - サラダ油　大さじ⅔
  - 砂糖　小さじ½
  - ワインビネガー　大さじ⅔
  - 粒マスタード　小さじ⅓

作り方
❶キャベツは5cm角に切り、にんじんは薄い輪切り、きゅうりは5mm厚さの輪切り、セロリは5mm厚さの斜め切りにする。
❷野菜を全部ボールに入れ、塩をふって混ぜ、しんなりするまでしばらくおく。
❸aを合わせ、マリネ液を作る。
❹野菜の汁けをかたく絞り、マリネ液に漬け込む。冷蔵庫に入れて冷やしながら味をなじませる。

アスパラガスのオイスターソース風味

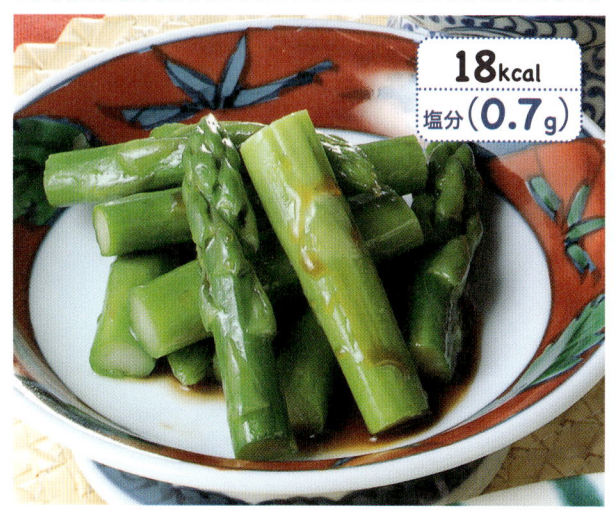

18kcal　塩分 **0.7g**

材料（2人分）
グリーンアスパラガス……………100g
a ┤ 湯……………………………2カップ
　│ サラダ油…………………小さじ2
　└ 塩………………………ミニスプーン1/3
b ┤ オイスターソース・中国風ブイヨン
　└ （19ページ）……………各小さじ2

作り方
❶アスパラガスは根元のかたい部分を除いて4〜5cm長さに切る。aでゆで、ざるにあげて湯をよくきり、器に盛る。
❷bを混ぜ合わせてアスパラガスにかける。

切り干し大根と納豆の豆板醤あえ

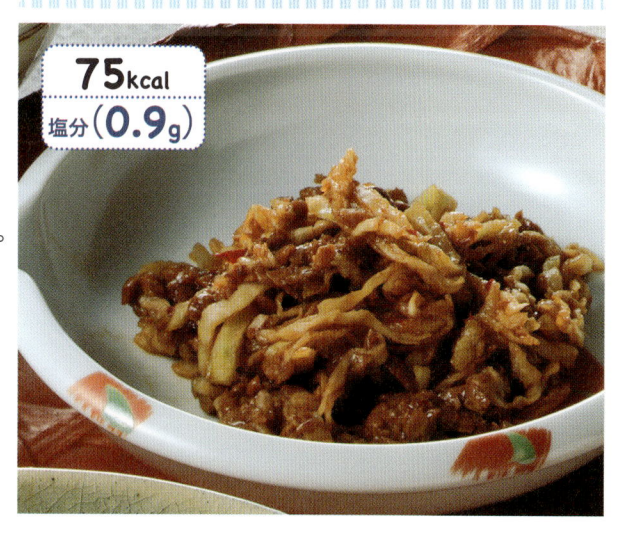

75kcal　塩分 **0.9g**

材料（2人分）
切り干し大根……………………8g
納豆………………………………60g
豆板醤…………………………小さじ1/2
しょうゆ………………………小さじ1 1/3

作り方
❶切り干し大根は手早く洗い、ひたひたの水につけて10〜15分おき、もどす。水けを絞ってざく切りにする。
❷納豆は細かく刻み、豆板醤としょうゆを加え混ぜる。
❸切り干し大根を②であえて器に盛る。

プチトマトのサラダ

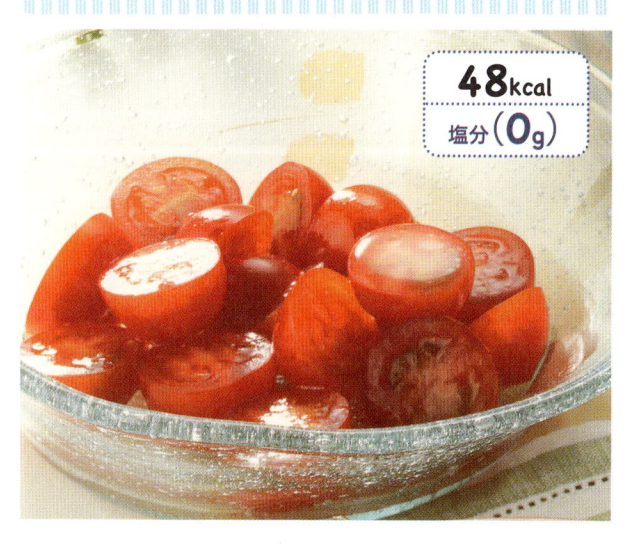

48kcal　塩分 **0g**

材料（2人分）
プチトマト………………………160g
レモンドレッシング ┤ レモンの搾り汁……大さじ1 1/3
　　　　　　　　　│ サラダ油…………小さじ1
　　　　　　　　　└ 砂糖………………小さじ2/3

作り方
❶プチトマトはへたを除いて半分に切る。
❷ドレッシングの材料を混ぜ合わせる。
❸器にトマトを盛り、ドレッシングをかける。

青梗菜の煮物

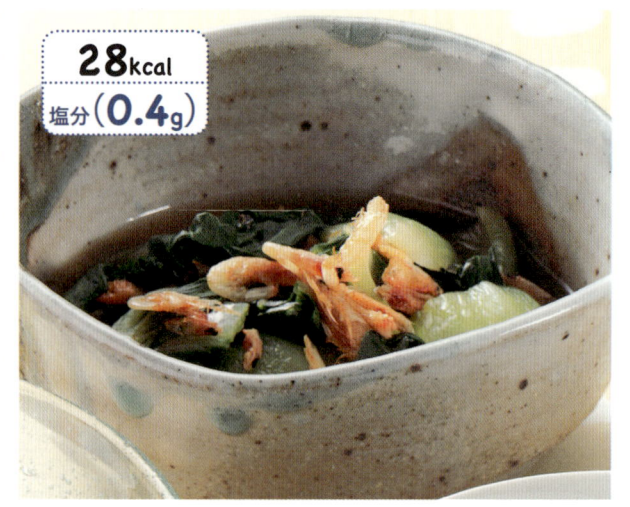

28kcal 塩分(0.4g)

材料（2人分）
- 青梗菜 ……………… 2株(160g)
- サクラエビ ……………… 6g
- だし（19ページ） ……………… ¾カップ
- みりん ……………… 小さじ2
- しょうゆ ……………… 小さじ⅔

作り方
❶青梗菜は3cm長さに切り、根元は6つ割りにする。
❷なべに青梗菜、サクラエビ、だしを入れて火にかけ、弱火で煮る。
❸青梗菜に火が通ったら、みりんとしょうゆを加えてさっと煮、火を消す。

クレソンのサラダ

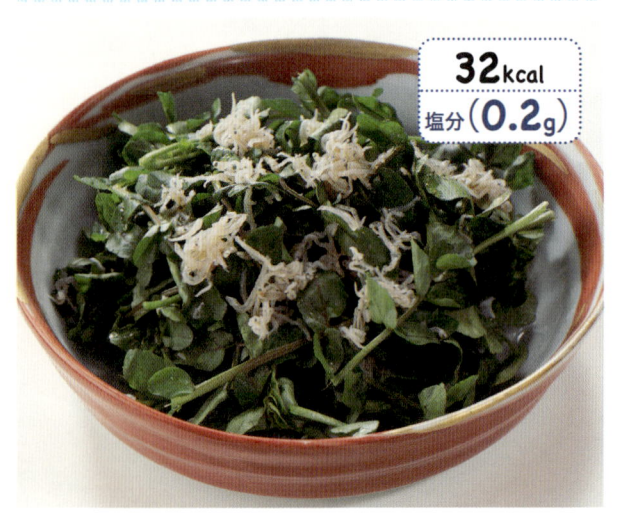

32kcal 塩分(0.2g)

材料（2人分）
- クレソン ……………… 80g
- シラスドレッシング
  - シラス ……………… 10g
  - 酢 ……………… 小さじ2
  - ごま油 ……………… 小さじ1

作り方
❶クレソンは食べやすく切る。
❷シラスドレッシングの材料を混ぜ合わせる。
❸器にクレソンを盛り、②のドレッシングをかける。

きゅうりもみ

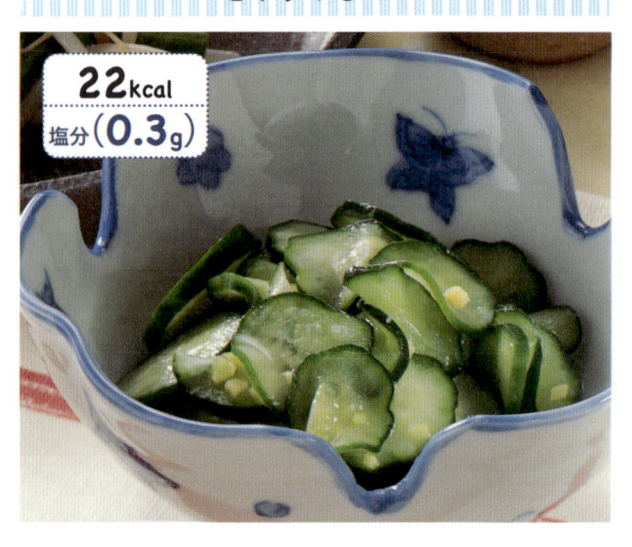

22kcal 塩分(0.3g)

材料（2人分）
- きゅうり ……………… 2本(200g)
- 塩 ……………… 少量
- しょうが（みじん切り）……… 少量
- 砂糖 ……………… 小さじ1
- 酢 ……………… 小さじ2

作り方
❶きゅうりは薄い輪切りにし、塩をまぶしてしんなりさせ、水で洗って水けをよく絞る。
❷しょうが、砂糖、酢を混ぜ合わせ、きゅうりをあえる。

キャベツとベーコンのサラダ

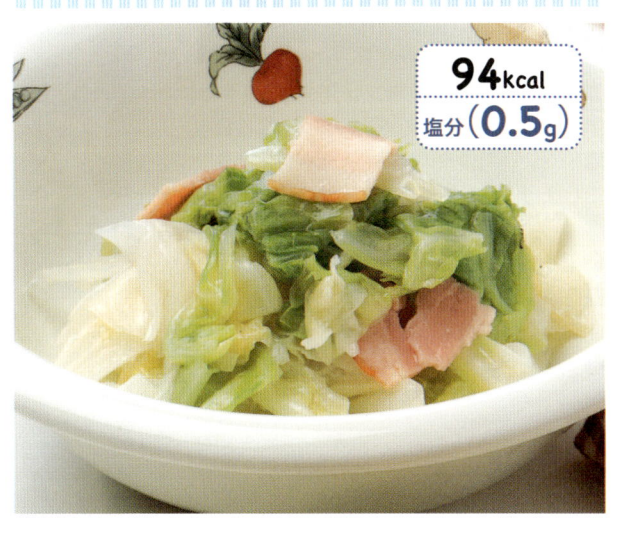

94kcal　塩分(0.5g)

材料（2人分）
- キャベツ……………200g
- ベーコン……………1枚
- ドレッシング
  - 酢………………大さじ2
  - サラダ油………大さじ2/3
  - 塩………………ミニスプーン1/2

作り方
❶キャベツは大きい葉のまま熱湯でゆで、ざるにあげて冷水をかけてさます。水けを絞ってざく切りにする。
❷ベーコンは湯通しして、1cm幅に切る。
❸ドレッシングの材料をよく混ぜ合わせる。
❹キャベツとベーコンを合わせて③のドレッシングであえ、しばらくおいて味をなじませる。

★湯通しで、ベーコンの余分な脂抜きと、塩抜きができます。

洋風トマトサラダ

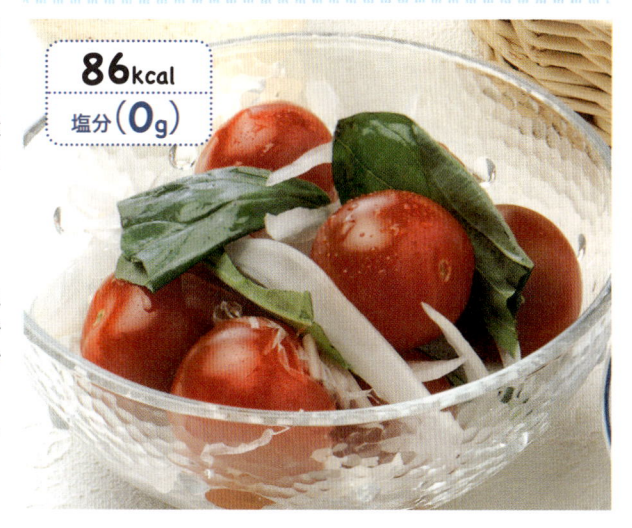

86kcal　塩分(0g)

材料（2人分）
- ミニトマト……………………200g
- 玉ねぎ……………………1/4個(50g)
- サラダ油……大さじ1　酢……小さじ2
- こしょう……………………少量
- バジル（生）…………………適量

作り方
❶ミニトマトはよく洗い、へたを除く。
❷玉ねぎは薄切りにする。
❸ボールに酢とこしょうを入れ、泡立て器でとき混ぜる。サラダ油を少量ずつ加え、よく混ぜ合わせる。生のバジリコを浸し、香りをつける。
❹トマトと玉ねぎを合わせ、③のドレッシングであえる。

細切り野菜

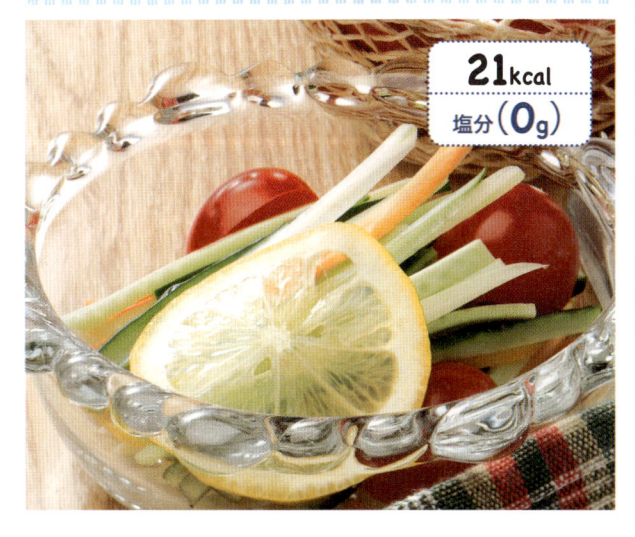

21kcal　塩分(0g)

材料（2人分）
- セロリ……………………………50g
- にんじん………………………1/4本(30g)
- きゅうり………………………1/3本(30g)
- ミニトマト………………………60g
- レモンの薄切り…………………4切れ

作り方
❶セロリ、にんじん、きゅうりは6cm長さの細めのスティック状に切る。
❷器にレモンと野菜を交互に盛る。レモンを搾り、野菜にかけて食べる。

朝食に向く低塩汁物

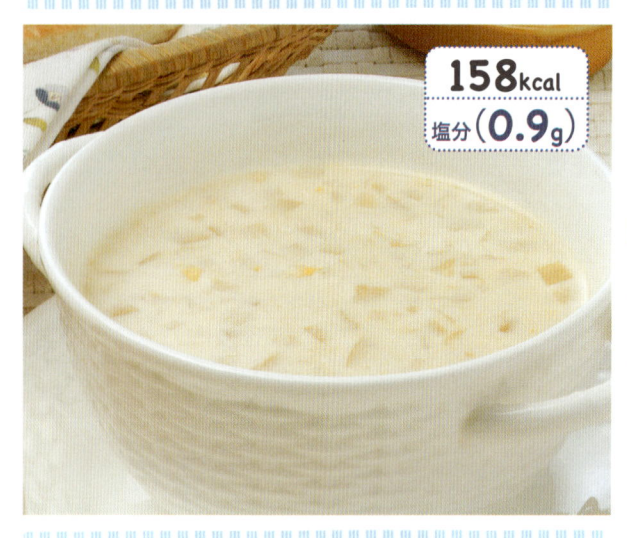

即席コーンスープ

158kcal　塩分 0.9g

材料（2人分）
- 玉ねぎ……………………1/4個（50g）
- スイートコーン缶詰め（クリームスタイル）……………………100g
- ブイヨン（固形ブイヨン1/5個＋水）1カップ
- 牛乳……………………1 1/2カップ
- 塩……………………ミニスプーン 1/2
- こしょう……………………少量

作り方
❶ 玉ねぎはみじん切りにする。
❷ なべに玉ねぎ、スイートコーン、ブイヨンを入れて弱火で4〜5分煮る。
❸ 牛乳を注ぎ、塩とこしょうで調味する。

アサリのうしお汁

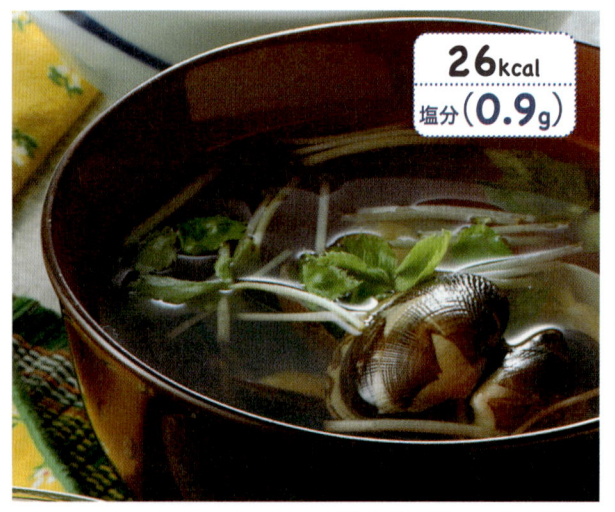

26kcal　塩分 0.9g

材料（2人分）
- アサリ……………………殻つき160g
- 水……1 1/3カップ　塩……ミニスプーン 1/3
- 酒……大さじ2　三つ葉……10g

作り方
❶ アサリは海水くらいの塩水（3％塩分、分量外）につけ、冷暗所に2〜3時間おいて砂を吐かせる。水に5〜10分浸して余分な塩分を抜き、殻をこすり合わせてよく洗う。
❷ なべに分量の水とアサリを入れて火にかけ、アサリの口が開いたら塩と酒で調味する。
❸ わんに盛り、2〜3cm長さに切った三つ葉を散らす。

モロヘイヤのスープ

125kcal　塩分 1.1g

材料（2人分）
- モロヘイヤ……100g　豚ひき肉……50g
- しょうが（みじん切り）………小さじ1
- ねぎ（みじん切り）……………25g
- サラダ油……………………小さじ1 1/3
- 中国風ブイヨン（19ページ）2カップ　酒…大さじ1
- 塩……ミニスプーン 1 1/2　しょうゆ……ミニスプーン 2

作り方
❶ モロヘイヤは葉を摘み、塩少量（分量外）を加えた沸騰湯でゆで、水にとってさまし、水けをきり、みじんに切る。
❷ サラダ油を中火で熱してしょうがとねぎをいため、ひき肉を加えてほぐしながらいため、ブイヨンと酒を加える。煮立ったらアクを除いて2〜3分煮、モロヘイヤを加えてひと煮し、塩としょうゆで調味する。

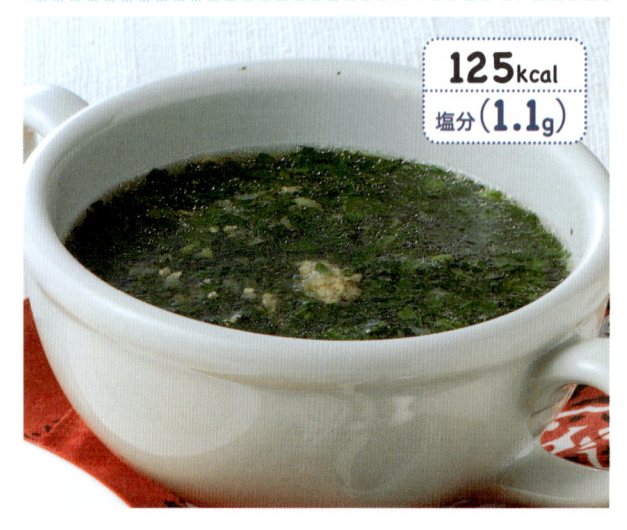

白菜のスープ

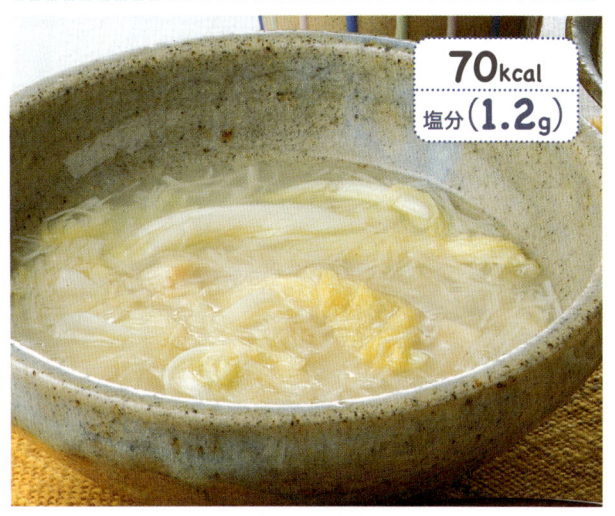

70kcal　塩分 1.2g

材料（2人分）
- 白菜 160g
- ホタテ貝柱（缶詰め） 80g
- 中国風ブイヨン（19ページ） 1と2/3カップ
- 塩 小さじ1/4　こしょう 少量
- かたくり粉 小さじ2
- 水 大さじ1と1/3

作り方
❶白菜は軸と葉に分け、軸は3cm長さの細切りにし、葉はざく切りにする。
❷ホタテ貝柱はあらくほぐす。
❸なべにブイヨンを入れて火にかけ、煮立ったら白菜の軸を入れ、軸が透き通ったら葉とホタテ貝柱を加えて野菜に火が通るまで弱火で煮、塩とこしょうで調味する。最後に水どきかたくり粉を加えてとろみをつける。

さつま芋のみそ汁

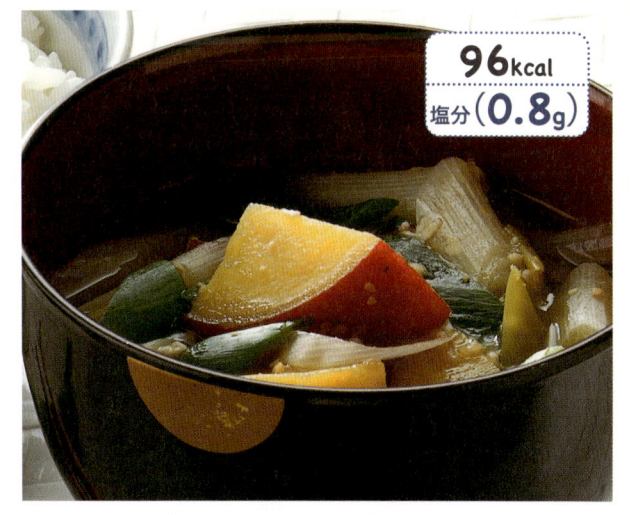

96kcal　塩分 0.8g

材料（2人分）
- さつま芋 小1本(100g)
- ねぎ 大1本(120g)
- だし（19ページ） 1カップ
- みそ 小さじ2

作り方
❶さつま芋は皮つきのまま7〜8mm厚さのいちょう切りにし、水でさっと洗う。ねぎは1.5cm幅の斜め切りにする。
❷なべにだし、さつま芋、ねぎを入れて火にかけ、煮立ったら弱火にして煮る。
❸さつま芋に火が通ったら、みそをとき入れる。

ふわふわ卵スープ

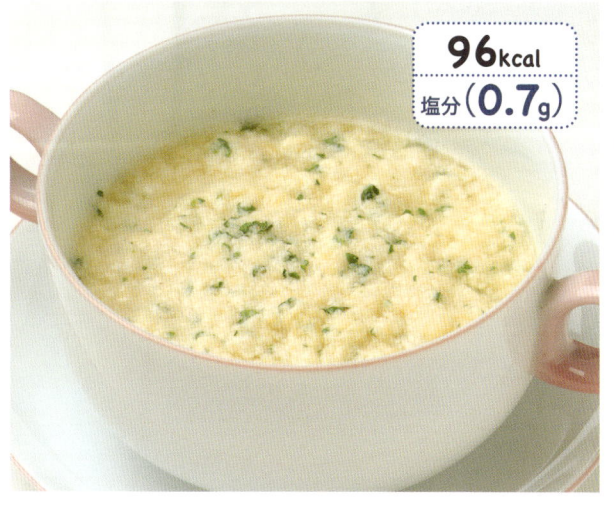

96kcal　塩分 0.7g

材料（2人分）
- パルメザン粉チーズ 大さじ2と1/2
- 生パン粉 15g
- ナツメグ 少量
- 卵 1個(50g)
- パセリのみじん切り 少量
- ブイヨン（固形ブイヨン1/4個＋水） 2カップ

作り方
❶ボールに粉チーズ、パン粉、ナツメグ、卵、パセリのみじん切りを入れて混ぜ合わせる。
❷なべにブイヨンを入れて煮立て、①を静かに加えて火を通す。

昼食のとり方アドバイス

昼食で減塩を実践するには、料理を手作りするのがいちばんでしょう。自分で作った丼物やチャーハンであれば、塩分を調節することができるので、減塩の強い味方となります。

献立の基本は、主食になるごはん、パン、めん類とし、メインのおかずである主菜には、肉や魚、豆腐のおかずそして副菜には野菜や芋、豆などを組み合わせます。特に副菜には、ゆでた野菜がおすすめです。うすく味をつけるぐらいでもおいしく食べられるうえに、彩りにもよく、ビタミン、ミネラル、食物繊維などの栄養源としても活躍します。

丼物やチャーハンなどは主食と主菜がいっしょになった料理ですので、副菜には彩りになる緑黄色野菜やトマトなどを組み合わせると、栄養バランスもよく、見た目も映える献立となるでしょう。

また、くだものを添えるとデザートにもなり、うす味の食事のあとの口直しとしてもとても合うと思います。ちょうどこれらの考え方は、手作りのお弁当を持参するときにも活用できます。お弁当も自由な発想で、いつもの昼食をお弁当箱に詰めればでき上がりです。

実際には、外食することも多く、外食の場合は、食べ方に気をつけることで減塩を実行しましょう（外食のエネルギーカタログ 選び方アドバイス78ページ参照）。それでも、塩分は高くなりがちなので、実際に減塩効果を考える場合は、手作りのお弁当

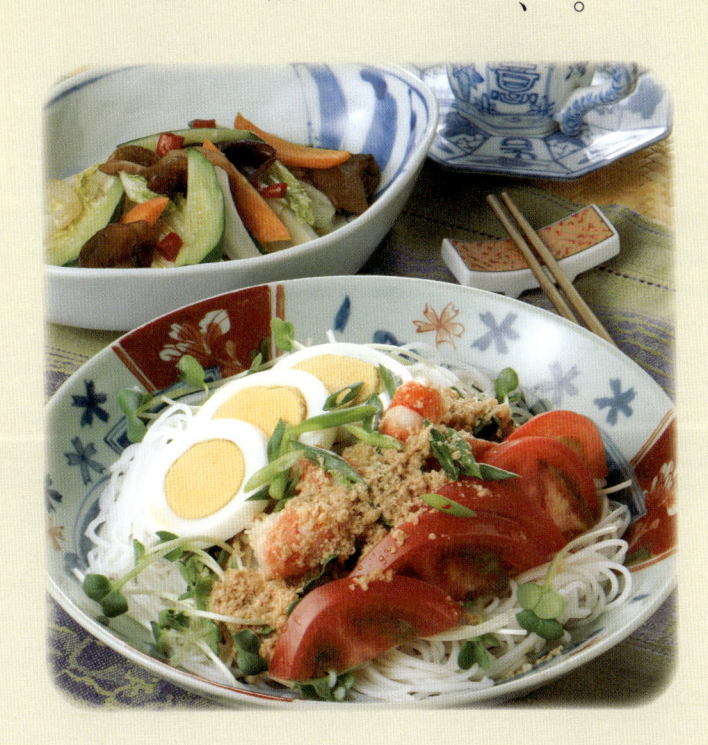

を持参することをおすすめします。

また、自宅でひとりで食べる場合は、作るのがおっくうになることもあります。そんなときの対策として、料理を作るのは一日に1回と決めて、そのときに3〜4食分ぐらいの下ごしらえを一気にしてしまうと1食に費やす調理の時間を節約することができます。これらを冷蔵庫や冷凍庫でじょうずに保存しながら使いまわしましょう。

たとえば、ゆでた野菜などの食品の保存は、3〜4℃の冷蔵庫に保存してさまざまな料理に使いまわしましょう。そして、2日ぐらいを目安に使い切ります。ただし、これらをお弁当に使う場合は、かならず再加熱をしてからお弁当に加え、かならず午後2時ぐらいまでには食べるように心がけましょう。

ごはんが主食の昼食献立 1

ベジタブルカレー献立

547kcal　塩分 1.6g

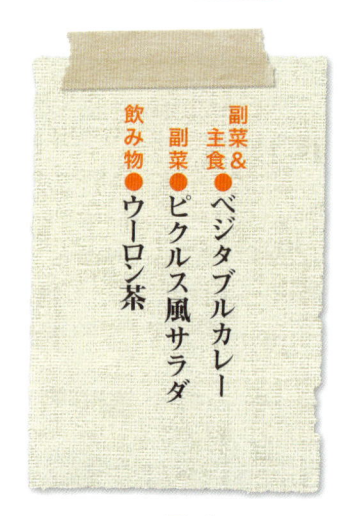

副菜＆主食●ベジタブルカレー
副菜●ピクルス風サラダ
飲み物●ウーロン茶

肉を加えない野菜だけのおだやかな味のカレーです。胃腸が疲れていたり、エネルギーを控えたいときにぴったり。

減塩ポイント
市販のカレールーを使わずに、カレー粉を使うと塩分もエネルギーも控えることができます。

材料（1人分）

副菜＆主食●ベジタブルカレー
- 玉ねぎ……………… ¼個（50g）
- しょうが…………… ½かけ（4g）
- にんにく…………… ½かけ（3g）
- トマト……………… 大¼個（50g）
- レーズン…………………… 5g
- a ┌ サラダ油………… 大さじ½
- 　└ カレー粉………… 大さじ½
- 小麦粉……………………… 大さじ1
- ┌ 水……………………… ¾カップ
- └ 固形ブイヨン…………… ¼個
- ローリエ…………………… ½枚
- なす………………… 1個（75g）
- オクラ…………… 2〜3本（25g）
- にんじん………… 小¼本（25g）
- ズッキーニ………………… 50g
- b ┌ サラダ油……………… 小さじ1
- 胚芽精米ごはん………… 165g

副菜●ピクルス風サラダ
- きゅうり…………… ½本（50g）
- 玉ねぎ……………… ¼個（50g）
- 塩………………………… ミニミニ1
- マリネ液 ┌ サラダ油……… 小さじ½
- 　　　　├ ワインビネガー… 大さじ½
- 　　　　├ 粒マスタード…… 少量
- 　　　　└ 黒こしょう……… 少量

飲み物●ウーロン茶
- ウーロン茶………………… 1カップ

作り方

副菜＆主食●ベジタブルカレー

❶玉ねぎは薄いせん切りにする。
❷しょうがとにんにくは、それぞれみじん切りにする。
❸トマトは皮をむいて角切りにする。
❹レーズンはぬるま湯で洗ってあらく刻む。
❺なべにaのサラダ油を熱し、しょうがとにんにくを入れて弱火でていねいにいためる。
❻香りが出たら玉ねぎを加え、玉ねぎがやや色づくまでいためる。
❼小麦粉とカレー粉をふり入れ、カレーのよいにおいが立つまでいため、水と固形ブイヨンを加えてのばす。トマトとレーズンとローリエを加えて煮込む。
❽なすを5mm厚さの輪切りにする。
❾オクラは2〜3つに切る。にんじんは小さめの乱切りに、ズッキーニは5mm厚さの輪切りにする。
❿フライパンにbの油を熱し、にんじんをいためて⑦に加える。
⓫次にズッキーニ、なす、オクラの順にいためて⑦に加え、さらに15〜20分煮る。
⓬器にごはんを盛り、カレーをかける。

副菜●ピクルス風サラダ

❶きゅうりは縦4つ割りにし、4〜5cm長さに切る。
❷玉ねぎはせん切りにし、きゅうりと合わせて塩をふり、手でもんで10分おく。
❸ボールにマリネ液の材料を合わせ、しんなりとした②の野菜の汁けを絞って10〜20分程度漬ける。

塩分データ
おもな材料1人分の塩分
固形ブイヨン（¼個）　0.6g

●副菜＆主食＝ベジタブルカレー 504kcal（0.6g）　●飲み物＝ウーロン茶 0kcal（0g）

昼食献立例	I	527kcal 1.1g	きのこと海藻のサラダ	23kcal（0.5g）p.70
	II	525kcal 0.6g	細切り野菜	21kcal p.53

一日の献立例　1566kcal 5.9g
朝 スクランブルエッグ献立 510kcal（2.1g）p.42
昼 ベジタブルカレー献立 547kcal（1.6g）
夕 青梗菜のカニあんかけ献立 509kcal（2.2g）p.126

58

飲み物●ウーロン茶
0kcal（0g）

副菜●ピクルス風サラダ
43kcal（1.0g）

副食&主食●ベジタブルカレー
504kcal（0.6g）

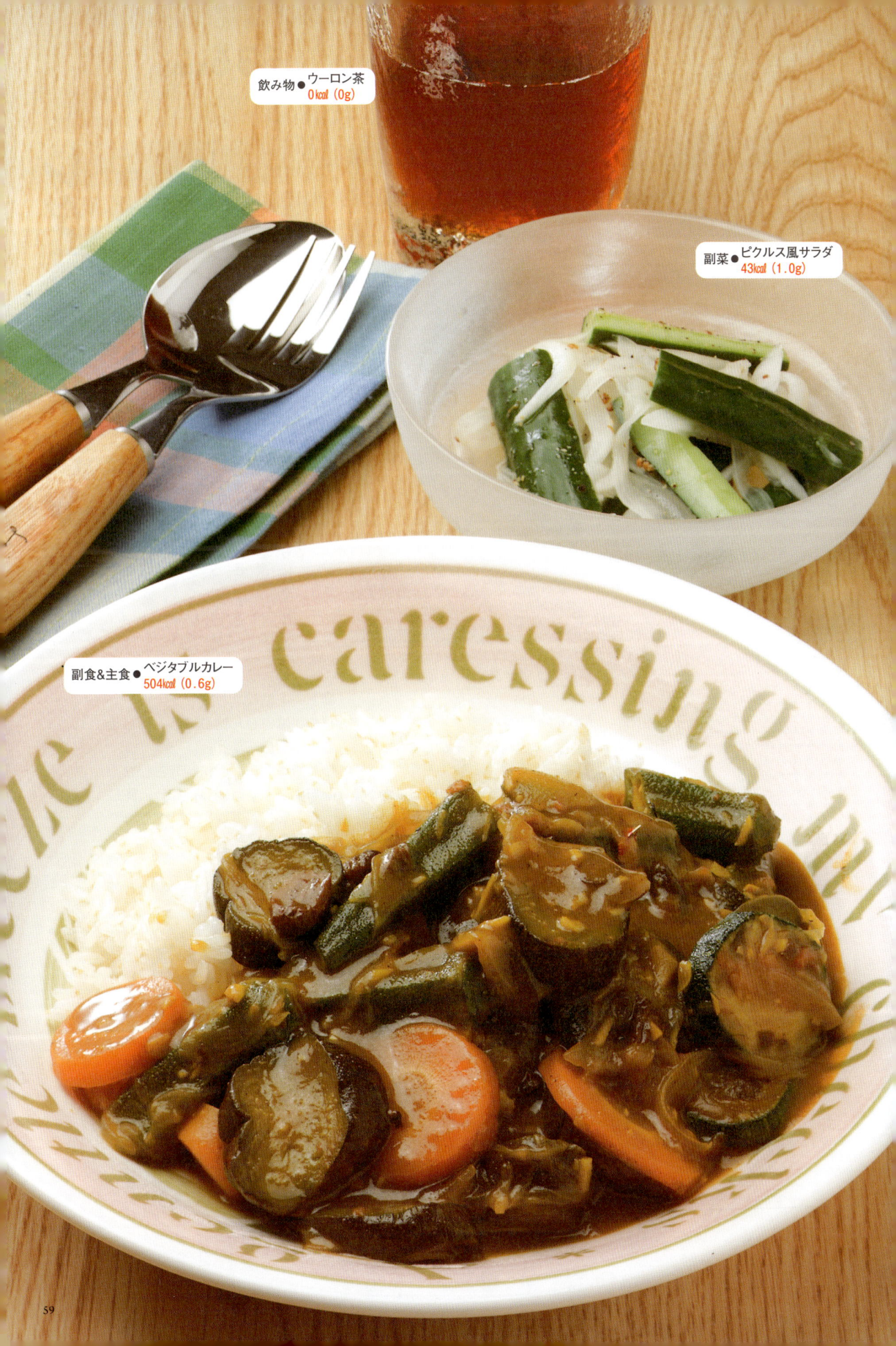

ごはんが主食の昼食献立

2 レタスチャーハン献立

536kcal
塩分 **2.3g**

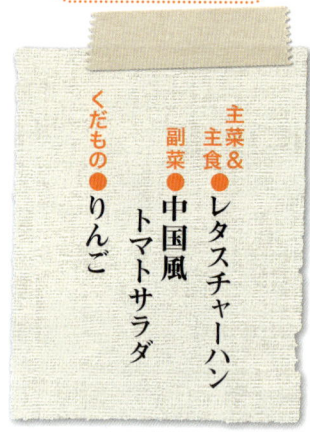

- 主菜&主食 ● レタスチャーハン
- 副菜 ● 中国風トマトサラダ
- くだもの ● りんご

副菜 ● 中国風トマトサラダ 43kcal (0.6g)
くだもの ● りんご 43kcal (0g)
主菜&主食 ● レタスチャーハン 450kcal (1.7g)

料理のおいしさには香りも重要です。チャーハンの味つけに使うしょうゆはなべ肌を熱したところへ垂らしてジュッといわせ、すぐにごはんと混ぜるようにすると香ばしい香りに仕上がります。

材料（1人分）

主菜&主食 ● レタスチャーハン
ごはん	165g
卵	½個
むきエビ	40g
レタス	2枚(40g)
しめじ	½パッ(50g)
ねぎ	½本(35g)
しょうが	1かけ
サラダ油	小さじ2
塩	ミニスプーン¾
こしょう	少量
しょうゆ	小さじ½

副菜 ● 中国風トマトサラダ
トマト	1個(150g)
ねぎ・青じそ	各少量
ドレッシング 酢	小さじ⅓
しょうゆ	小さじ⅔
ごま油	小さじ¼

くだもの ● りんご
りんご	80g

作り方

主菜&主食 ● レタスチャーハン
❶卵はときほぐす。
❷エビは背わたを除き、大きいものは2つに切る。
❸レタスはちぎる。しめじは石づきを除いて小房に分ける。ねぎは小口切りにし、しょうがはみじん切りにする。
❹フッ素樹脂加工の中華なべまたはフライパンを充分に熱してサラダ油の半量を入れ、全体になじませる。ここに卵を流し入れて混ぜ、やわらかいいり卵にしてとり出す。
❺残りの油を足し、エビ、しめじ、ねぎ、しょうがをいため、エビの色が変わったらごはんを加えていためる。
❻ごはんがパラパラにほぐれたらいり卵を加え混ぜ、塩、こしょう、しょうゆで調味し、最後にレタスを加えて全体をいため合わせる。

副菜 ● 中国風トマトサラダ
❶トマトは輪切りにする。
❷ねぎはみじん切りにし、青じそはせん切りにする。
❸ドレッシングの材料を合わせる。
❹器にトマトを盛ってねぎと青じそを散らし、ドレッシングをまわしかける。

くだもの ● りんご
りんごはくし形に切り、皮と芯を除く。

減塩ポイント
サラダはねぎ、青じそ、ごま油と香りのよいものを組み合わせると低塩でも満足できます。

チャーハンをじょうずに作るにはパラッと口当たりのよいチャーハンを作るには強火で手早くいためること。こうするとごはんの表面が急速に水分を失い、代わりに油が入ってパラリと仕上がります。火が弱いと水分がごはんの表面に残り、油が浮いてベタベタした状態になります。またチャーハンの具に入れる卵は、余分な油を吸収してごはんの油っぽさをなくします。

昼食献立例	I	554kcal 1.8g	きゅうりとセロリのサラダ	56kcal (0.1g) p.124	すいか(130g)	48kcal (0g)
	II	532kcal 2.5g	オクラとかぶのサラダ	59kcal (0.6g) p.24	中国風スープ	23kcal (0.2g) p.120
一日の献立例	1571kcal 5.4g	朝 卵とキャベツの和風ココット献立	494kcal (1.4g) p.26	昼 レタスチャーハン献立	536kcal (2.3g)	夕 ビーフストロガノフ献立	541kcal (1.7g) p.89

● 主菜&主食 = レタスチャーハン 450kcal (1.7g)

ごはんが主食の昼食献立

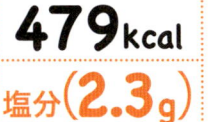

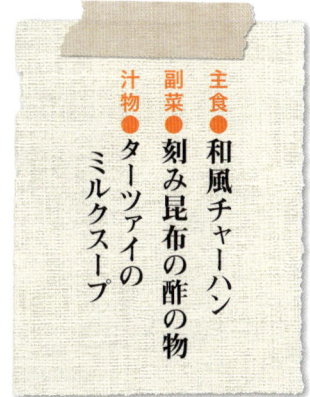

3 和風チャーハン献立

479kcal　塩分 2.3g

主食● 和風チャーハン
副菜● 刻み昆布の酢の物
汁物● ターツァイのミルクスープ

汁物● ターツァイのミルクスープ　110kcal (1.2g)
副菜● 刻み昆布の酢の物　32kcal (0.5g)
主食● 和風チャーハン　337kcal (0.6g)

具だくさんのチャーハンはレタスの歯切れが新鮮です。たっぷり入ったサクラエビとねぎの香りが生きています。

減塩ポイント

海藻類の乾物は、塩分を多く含んでいるので、しっかりもどして塩分を抜きましょう。それでも塩分は残っているので、調味は控えめに。

材料（1人分）

主食●和風チャーハン
- ごはん……………………110g
- 卵……………………½個(25g)
- 小ねぎ・レタス……… 各50g
- サクラエビ……………… 3g
- サラダ油………………小さ2
- しょうゆ………………小さ½
- いり白ごま……………小さ⅓
- 削りガツオ……………… 少量

副菜●刻み昆布の酢の物
- 刻み昆布…………………10g
- きゅうり…⅓本(30g)　麩……2g
- a { 酢・だし…………各小さ1
    砂糖小さ½　しょうゆ小さ⅓ }

汁物●ターツァイのミルクスープ
- ターツァイ………………50g
- マッシュルーム…………50g
- 牛乳……………………120mℓ
- 中国風スープのもと……小さ⅓
- 塩……ミニ½　こしょう……少量
- { かたくり粉小さ1＋水小さ2 }

作り方

主食●和風チャーハン

❶小ねぎは小口切りにする。レタスは細かく刻む。
❷フライパンに油を熱し、ごはんを入れてパラパラにいためる。
❸レタス、小ねぎ、サクラエビを加えていため合わせ、ときほぐした卵を流し入れ、ざっといためる。しょうゆをフライパンのふちからまわし入れて調味する。
❹器に盛り、ごまと削りガツオをふる。

★ごはんが冷たい場合は電子レンジでほんのりと温めてからいためる。冷たいとほぐれにくい。

応用　レタスの代わりに青梗菜（ちんげんさい）、キャベツなど。サクラエビの代わりにちりめんじゃこ、卵の代わりにひき肉でもよい。

副菜●刻み昆布の酢の物

❶昆布は水につけてもどし、水けをきって食べやすい長さに切る。
❷麩は水につけてもどし、水けを絞って食べやすい大きさに切る。
❸きゅうりは薄い輪切りにする。
❹aの材料を混ぜ合わせ、昆布、麩、きゅうりをあえる。

汁物●ターツァイのミルクスープ

❶ターツァイは3〜4cm長さに切る。マッシュルームは石づきを除いて薄切りにする。
❷なべにターツァイ、マッシュルーム、中国風スープのもと、ひたひたの熱湯を加え、弱火にかけて煮る。
❸材料がやわらかくなったら、牛乳を加えて軽く煮、塩、こしょうで味をととのえ、水でといたかたくり粉でとろみをつける。

塩分チェック④ 刻み昆布

昆布を細く刻んだもので、10.9％塩分と塩分が高いので、しっかり水に浸してもどし、塩分を抜きましょう。刻み昆布10g（塩分1.1g）をもどすと3倍の30gになり、塩分0.3gになります。

| 昼食献立例 | I | 454kcal 2.1g | りんごとセロリのサラダ | 108kcal (0.8g) p.146 | とろろ昆布のすまし汁 | 9kcal (0.7g) p.35 |
| | II | 464kcal 1.7g | トマトサラダ | 63kcal (0.6g) p.95 | ピーマンとセロリのおかか煮 | 64kcal (0.5g) p.146 |

●主食＝和風チャーハン 337kcal (0.6g)

| 一日の献立例 | 1609kcal 6.2g | 朝 ポーチドエッグ献立 429kcal (1.8g) p.36 | 昼 和風チャーハン献立 479kcal (2.3g) | 夕 ビーフシチュー献立 701kcal (2.1g) p.90 |

61

ごはんが主食の昼食献立 4

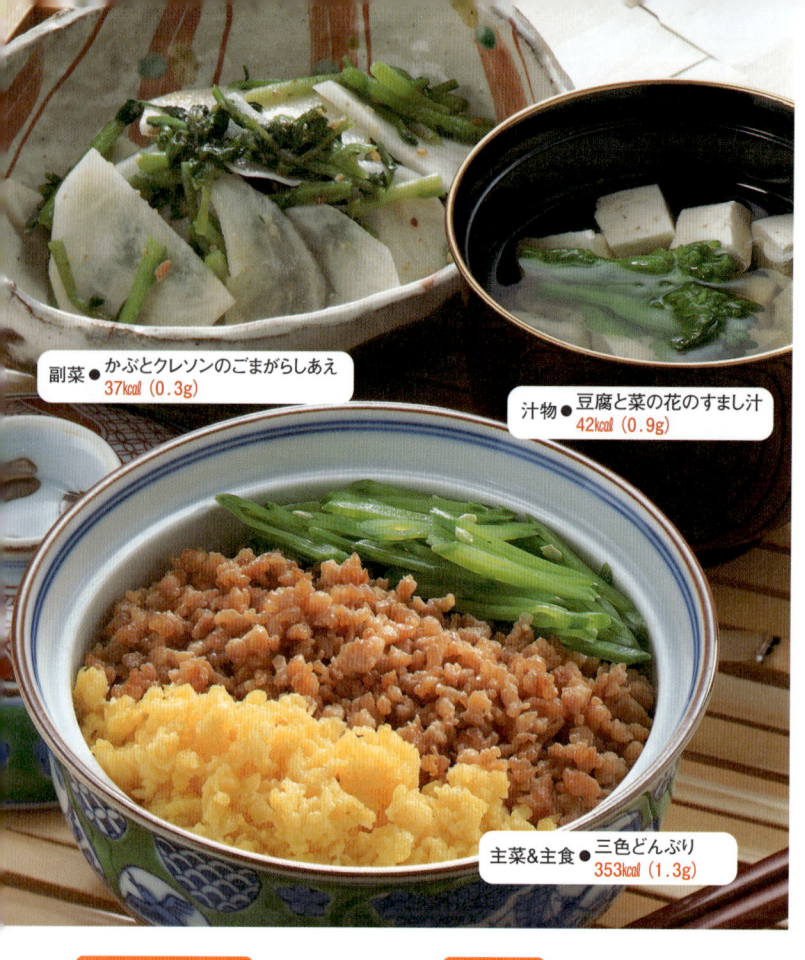

三色どんぶり献立

432kcal　塩分 2.5g

主菜＆主食●三色どんぶり
副菜●かぶとクレソンのごまがらしあえ
汁物●豆腐と菜の花のすまし汁

副菜● かぶとクレソンのごまがらしあえ　37kcal（0.3g）

汁物● 豆腐と菜の花のすまし汁　42kcal（0.9g）

主菜＆主食● 三色どんぶり　353kcal（1.3g）

三色の彩り鮮やかなどんぶり。あえ物のクレソンはゆでてかさを減らします。つけ合わせにしか使ったことがなかったら、ぜひためしてみてください。ピリッとした辛味がおいしいものです。

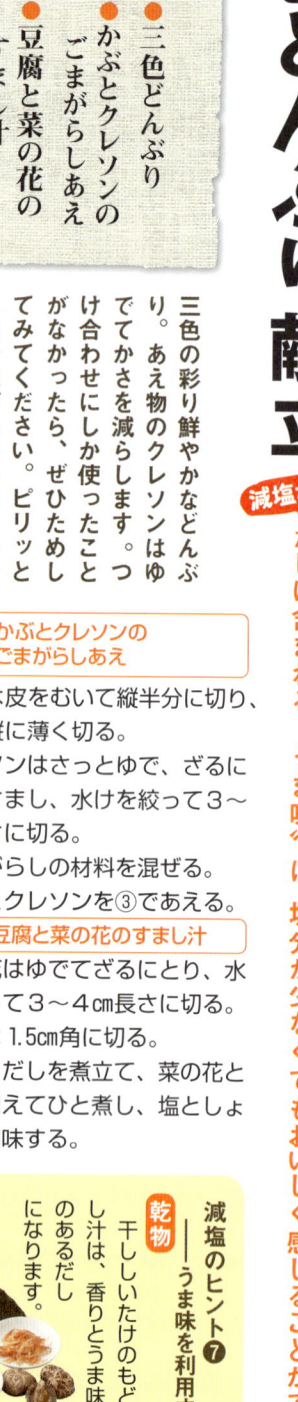

減塩ポイント
だしに含まれる"うま味"は、塩分が少なくてもおいしく感じることができます。

材料（1人分）

主菜＆主食●三色どんぶり

鶏ささ身ひき肉	40g
しょうゆ・酒・砂糖	各小さじ1
卵	大1/2個（30g）
砂糖	小さじ1/2
塩	少量
さやえんどう	10g
ごはん	140g

副菜●かぶとクレソンのごまがらしあえ

かぶ	小1個（40g）
クレソン	1/2束（20g）
すり白ごま・酢	各小さじ1
みそ 小さじ1/3　砂糖	小さじ1/2
練りがらし	少量

汁物●豆腐と菜の花のすまし汁

もめん豆腐	50g
菜の花	10g
だし（19ページ）	1/2カップ
塩 ミニさじ1/2　しょうゆ	小さじ1/4

作り方

主菜＆主食●三色どんぶり

❶なべにひき肉としょうゆ、酒、砂糖を入れて弱火にかけ、箸で混ぜながら火を通す。ポロポロになって水分がほとんどなくなるまでいりつける。

❷卵をときほぐし、砂糖と塩を加え混ぜ、別のなべに入れて弱火にかける。箸を4～5本持ってかき混ぜながら火を通し、しっとりとしたいり卵にする。

❸さやえんどうはゆでて斜め薄切りにする。

❹どんぶりにごはんを盛り、①②③を彩りよくのせる。

応用　ひき肉は豚でもよい。さやえんどうの代わりにさやいんげん、青梗菜（ちんげんさい）、キャベツなど緑色のきれいな野菜を使ってもよい。

副菜●かぶとクレソンのごまがらしあえ

❶かぶは皮をむいて縦半分に切り、さらに縦に薄く切る。

❷クレソンはさっとゆで、ざるにあげてさまし、水けを絞って3～4cm長さに切る。

❸ごまがらしの材料を混ぜる。

❹かぶとクレソンを③であえる。

汁物●豆腐と菜の花のすまし汁

❶菜の花はゆでてざるにとり、水けを絞って3～4cm長さに切る。

❷豆腐は1.5cm角に切る。

❸なべにだしを煮立て、菜の花と豆腐を加えてひと煮し、塩としょうゆで調味する。

減塩のヒント⑦
うま味を利用する

乾物　干ししいたけのもどし汁は、香りとうま味のあるだしになります。

塩分データ

干ししいたけ	0%	煮干し	4.3%
サクラエビ	3%	のり	1.3%

昼食献立例

	主菜＆主食＝三色どんぶり 353kcal（1.3g）				
I	462kcal 2.5g	きゅうりとはるさめの酢の物	96kcal（0.4g）p.146	わかめのすまし汁	13kcal（0.8g）p.100
II	445kcal 2.1g	セロリとにんじんのピリ辛あえ	57kcal（0.6g）p.32	モロヘイヤのごまがらしあえ	35kcal（0.2g）p.125

一日の献立例

1548kcal 6.2g	朝	温泉卵献立	496kcal（2.1g）p.28	昼	三色どんぶり献立 432kcal（2.5g）
				夕	魚介のくずゆで献立 620kcal（1.6g）p.123

ごはんが主食の昼食献立

5 焼き肉丼献立

559kcal
塩分 2.0g

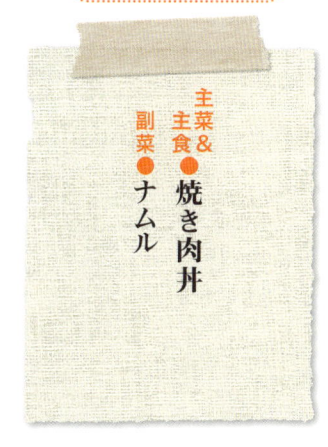

主菜&主食 ● 焼き肉丼
副菜 ● ナムル

副菜 ● ナムル　67kcal (0.9g)
主菜&主食 ● 焼き肉丼　492kcal (1.1g)

減塩ポイント　焼き肉丼にはごはんにたれをかけたいところですが、塩分が高くなるのでやめましょう。

韓国風の献立です。ナムルは野菜のあえ物の総称です。今回は野菜に火を通してからあえる「熟菜」を紹介します。

材料（1人分）

主菜&主食 ● 焼き肉丼
ごはん	165g
牛赤身薄切り肉	40g
a ねぎのみじん切り	小さ1 2/3
おろしにんにく	少量
切り白ごま	小さじ1
しょうゆ	小さ2/3
砂糖	小さじ1/4
ごま油	小さじ1/2
こしょう	少量
卵	1個
塩・こしょう	各少量
サラダ油	小さじ1/2
貝割れ菜	1/4パック(15g)
一味とうがらし	少量

副菜 ● ナムル
大豆もやし	50g
ピーマン	小2個(50g)
いり白ごま	小さじ1/2
しょうゆ	小さじ1
ごま油	小さ2/3

作り方

主菜&主食 ● 焼き肉丼

❶牛肉は食べやすい大きさに切り、aを混ぜ合わせた中につけて10分ほどおく。フッ素樹脂加工のフライパンで両面を焼く。

❷卵はときほぐして塩とこしょうで調味する。フッ素樹脂加工のフライパンにサラダ油を熱して卵を一気に流し入れ、大きくかき混ぜてやわらかい卵焼きを作る。

❸貝割れ菜は根元を除き、長さを半分に切る。

❹丼にごはんを盛り、卵焼き、焼き肉、貝割れ菜を彩りよくのせ、一味とうがらしをふる。

副菜 ● ナムル

❶もやしは根を除く。ピーマンは種とへたを除いてせん切りにする。

❷ごまは半ずりにする。

❸塩少量（分量外）を入れた沸騰湯にもやし、ピーマンの順に入れてさっとゆで、ざるにあげて湯をよくきる。ボールにあけ、熱いうちにごまとしょうゆとごま油を加えて混ぜ、味をなじませる。

応用　野菜はほうれん草、春菊、にんじん、にら、なす、大根などでも。好みでねぎのみじん切りやおろしにんにくなどを混ぜると、いっそう風味が増す。

ナムル 韓国を代表する野菜料理

ナムルは韓国料理でいう野菜のあえ物の総称です。ナムルは1種類だけではなく数種類盛り合わせるのが一般的で、しかも儒教の影響で3種、5種と奇数でいろいろな場面で登場します。野菜を生のままであえる「生菜」と火を通してあえる「熟菜」があり、一を選んで変化を持たせます。盛り合わせるときは味、歯ざわり、彩りの異なるものすることが多いようです。

昼食献立例	I	562kcal 2.0g	● なすのあえ物	70kcal (0.9g) p.65
	II	547kcal 1.4g	● 長芋と三つ葉の和風サラダ	55kcal (0.3g) p.139

● 主菜&主食 = 焼き肉丼　492kcal (1.1g)

| 一日の献立例 | 1541kcal
5.2g | 朝 鶏ささ身の
サラダ献立 | 446kcal
(1.2g) p.34 | 昼 焼き肉丼献立 | 559kcal
(2.0g) | 夕 中国風冷ややっこ献立 | 536kcal
(2.0g) p.136 |

パンが主食の昼食献立

6 ホットサンド献立

461kcal 塩分 **1.9g**

- 主菜&主食 ● ホットサンド
- 副菜 ● ゆでポテトのハーブ風味
- デザート ● フルーツカクテル
- 飲み物 ● アイスコーヒー

デザート ● フルーツカクテル 73kcal (0g)
飲み物 ● アイスコーヒー 8kcal (0g)
副菜 ● ゆでポテトのハーブ風味 73kcal (0.6g)
主菜&主食 ● ホットサンド 307kcal (1.3g)

香ばしく焼いたパンにたっぷりの具をはさんだホットサンドは、見た目のボリューム感のわりには低エネルギーです。じゃが芋のハーブ風味は、ゆでるときにハーブを加えて香りをつけ、仕上げに塩をふって少量の塩を効果的に使います。

減塩ポイント
ホットサンドの味つけはカレー粉だけですが、ツナに塩分があるので充分です。

材料（1人分）

主菜&主食 ● ホットサンド
- 食パン（10枚切り）……… 2枚(70g)
- ツナ油漬け缶詰め ……………… 40g
- キャベツ ………………… 1枚(50g)
- カレー粉 ………………… 小さじ½

副菜 ● ゆでポテトのハーブ風味
- じゃが芋 ………………… 1個(100g)
- ローズマリー（生）………… 少量
- 塩 ……………………… ミニスプーン½

デザート ● フルーツカクテル
- オレンジ ………………… ¼個(20g)
- バナナ …………………… ½本(50g)
- りんご …………………… ⅛個(25g)
- いちご …………………… 1個(10g)
- 洋酒※ …………………… 小さじ½
- ※ラム酒、コアントローなど好みのもの。

飲み物 ● アイスコーヒー
- コーヒー ………………… 1カップ

作り方

主菜&主食 ● ホットサンド
❶ツナの缶詰めは油をきり、ほぐしておく。
❷キャベツはせん切りにする。
❸ツナとキャベツを混ぜ、カレー粉をふって調味する。
❹食パンに③をはさみ、しっかりとおさえ、オーブントースターで焼く。

副菜 ● ゆでポテトのハーブ風味
❶じゃが芋は皮をむき、一口大に切る。
❷小さいなべにじゃが芋を入れ、ひたひたの水を加えて、ローズマリーをちぎって加え、中火にかける。
❸沸騰したら火を弱めて中までやわらかくゆでる。ゆで上がったら水けをきり、なべを揺すって余分な水分をとばし、粉を吹かせる。
❹最後に塩をふって味をととのえる。

デザート ● フルーツカクテル
❶オレンジは皮をむいて小房に分け、薄皮を除く。
❷バナナは皮をむき、一口大に切る。
❸りんごは皮と芯を除き、小さめのいちょう切りにする。
❹いちごはへたを除き、2つに切る。
❺くだものを盛り合わせ、好みの洋酒をかける。

飲み物 ● アイスコーヒー
❶コーヒーを濃いめに入れる。
❷グラスに氷を入れ、上からコーヒーを注いで冷やす。

塩分データ
おもな材料1人分の塩分
食パン（70g）	0.9g
ツナ油漬け缶詰め（40g）	0.8g

● 主菜&主食＝ホットサンド 307kcal (1.3g) ● 飲み物＝アイスコーヒー（1カップ）8kcal (0g)

| 昼食献立例 | I | 436kcal 2.2g | じゃが芋のミルクスープ | 87kcal (0.9g) p.153 | いちご（100g） | 34kcal (0g) |
| | II | 474kcal 1.3g | 洋風トマトサラダ | 86kcal (0g) p.53 | ぶどうのゼリー | 73kcal (0g) p.89 |

| 一日の献立例 | 1432kcal 6.3g | 朝 生揚げの焼き物献立 475kcal (1.9g) p.35 | 昼 ホットサンド献立 461kcal (1.9g) | 夕 親子どん献立 496kcal (2.5g) p.100 |

パンが主食の昼食献立

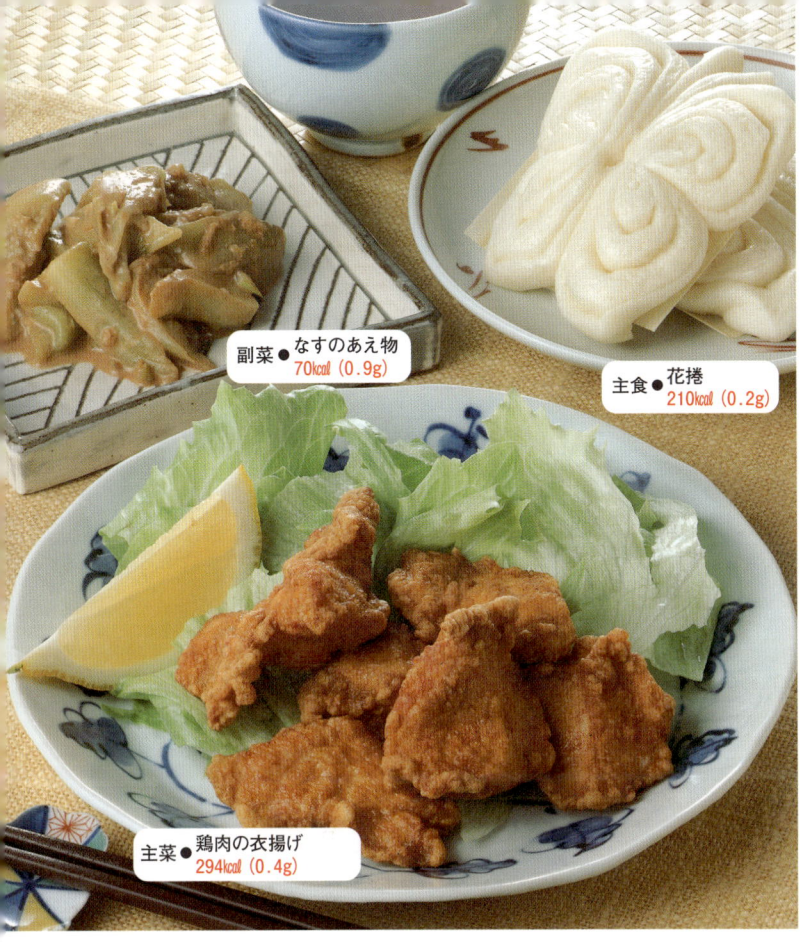

7

鶏肉の衣揚げ献立

574kcal　塩分 1.5g

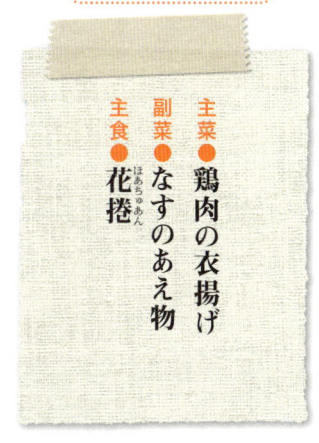

- 主菜● 鶏肉の衣揚げ
- 副菜● なすのあえ物
- 主食● 花捲

花捲は花の形を表現した饅頭のこと。中国北方ではごはんと同じ扱いで主食になります。揚げ物やあぶり焼きに添えて出されます。あん入りになると包子（中華まんじゅう）となります。

減塩ポイント
鶏肉には下味はつけずに、衣に少しだけ調味して揚げて、塩分を減らします。

- 副菜● なすのあえ物　70kcal（0.9g）
- 主食● 花捲　210kcal（0.2g）
- 主菜● 鶏肉の衣揚げ　294kcal（0.4g）

材料（1人分）

主菜●鶏肉の衣揚げ
- 鶏胸肉（皮を除いたもの）……100g
- しょうゆ……小さじ2
- 卵……1/4個
- 小麦粉……大さじ1/2
- かたくり粉……小さじ1
- カレー粉……小さじ1/2
- 揚げ油……適量
- レタス……2枚（40g）
- レモン（くし形切り）……1/6個

副菜●なすのあえ物
- なす……1 1/2個（120g）
- 芝麻醤・酢・しょうゆ・ねぎのみじん切り……各小さじ1
- 砂糖……小さじ1/4

主食●花捲
- 花捲（市販品）……2個（90g）

作り方

主菜●鶏肉の衣揚げ
❶鶏肉は一口大のそぎ切りにする。
❷ボールに入れ、しょうゆ、ときほぐした卵、小麦粉、かたくり粉、カレー粉を加えて手でよく混ぜ合わせる。
❸揚げ油を160℃に熱し、鶏肉を1切れずつ入れ、ときどき混ぜながら中火で6～7分揚げる。火を強めて油の温度を上げ、静かに混ぜながら、こんがりと色づいてカラッとなるまで揚げる。網にとって油をきる。
❹レタスをちぎって皿に敷き、鶏肉を盛り、レモンのくし形切りを添える。
★熱いところにレモン汁を搾りかけて食べる。

副菜●なすのあえ物
❶なすはへたを除いて皮をむき、水に5分ほどつけてアクを除く。
❷蒸し器にたっぷりの水を入れて火にかけ、蒸気が上がったらなすを入れ、強火で10～12分蒸す。または、耐熱皿になすを並べ、ラップをして電子レンジで1分40秒～2分加熱する。バットにとり出してさまし、縦に細長く切る。
❸芝麻醤に砂糖を混ぜ、酢としょうゆを加えて混ぜ、ねぎを混ぜてたれを作る。
❹蒸したなすを❸のたれであえて器に盛る。

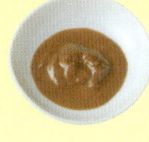

塩分チェック ⑤
芝麻醤
白ごまをよくいってペースト状になるまで練りつぶし、油でのばしたものです。あえ物や棒々鶏のソース、冷やし中華めんのごまだれ、しゃぶしゃぶのたれなどに使います。ない場合は練りごまで代用できます。

芝麻醤　1.0%塩分

昼食献立例	I	546kcal 1.5g	主菜＝鶏肉の衣揚げ 294kcal（0.4g） キャベツの梅干しあえ 42kcal（0.9g）p.150	花捲（2個）210kcal（0.2g）
	II	514kcal 1.4g	ブロッコリーのからしあえ 35kcal（1.0g）p.138	ごはん（110g）185kcal（0g）

一日の献立例	朝	和風オムレツ献立 510kcal（2.1g）p.29	昼	鶏肉の衣揚げ献立 574kcal（1.5g）	夕	カツオのごまソースサラダ献立 428kcal（2.1g）p.114
1512kcal 5.7g						

梅そうめん献立

めんが主食の昼食献立 8

387kcal 塩分 **2.5g**

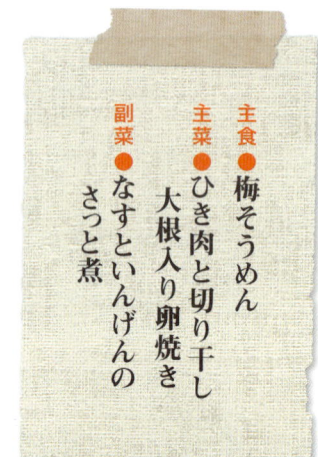

- 主食●梅そうめん
- 主菜●ひき肉と切り干し大根入り卵焼き
- 副菜●なすといんげんのさっと煮

減塩ポイント

梅そうめんは、つゆは食べる直前にかけてめんが余分なつゆを吸わないようにします。
梅そうめんは全体をよく混ぜて食べます。梅肉の酸味がさわやかです。つゆは半分残すつもりで食べましょう。

材料（1人分）

主食●梅そうめん
そうめん（乾）	50g
鶏ささ身	50g
酒	小さじ½
貝割れ菜	30g
梅干し	小½個（2g）
つゆ｛ だし（19ページ）	大さじ4
みりん	小さじ2
しょうゆ	小さじ1½

主菜●ひき肉と切り干し大根入り卵焼き
豚赤身ひき肉	15g
切り干し大根	3g
卵	½個（25g）
酒	小さじ½
塩	少量
サラダ油	小さじ½

副菜●なすといんげんのさっと煮
なす	½個（40g）
さやいんげん	1本（10g）
サラダ油	小さじ⅓
だし（19ページ）	大さじ2⅔
a｛ しょうゆ	小さじ⅓
酒	小さじ⅔

作り方

主食●梅そうめん
❶だし、みりん、しょうゆを合わせて煮立て、さます。
❷ささ身は耐熱皿にのせて酒をふり、ラップをして電子レンジ（500W）で30秒～1分加熱し、細く裂く。
❸貝割れ菜は長さを半分にする。梅干しは種を除き、細かくたたきつぶす。
❹そうめんはたっぷりの熱湯でゆで、ざるにとって流水でもみ洗いし、水けをよくきる。
❺器に貝割れ菜を敷いてそうめんとささ身を盛り、梅肉をのせて、つゆをかける。

応用 ささ身の代わりにツナ油漬け缶詰め、ホタテ缶詰め、ゆでたエビなど。ただし、缶詰めは塩分があるので、つゆは少なめにする。貝割れ菜の代わりにきゅうりのせん切り、ゆでたもやしなど。

主菜●ひき肉と切り干し大根入り卵焼き
❶切り干し大根は水でもどし、水けをよく絞って食べやすく切る。
❷卵をときほぐし、ひき肉と切り干し大根、酒、塩を加えてよく混ぜ合わせる。
❸フライパンに油を熱して②の卵液を流し入れて焼く。裏返してカリッとするぐらいまで焼き、食べやすく切る。

副菜●なすといんげんのさっと煮
❶なすは一口大に切り、水にさらしてアクを抜き、水けをきる。いんげんは長さを2～3等分する。
❷なべに油を熱してなすをいため、しんなりしたらいんげんを加え、いため合わせる。
❸だしを加えて弱火でやわらかくなるまで煮、aを加えて煮汁がほとんどなくなるまで煮る。

塩分チェック⑥ そうめん

そうめんをはじめとする乾めんには、かなり多くの塩分が含まれています。しかし、ゆでると減ります。1食分の乾めん50g（塩分2.9g）が、ゆでると3倍の150gになり、塩分は0.5gになります。

● 主食＝梅そうめん 269kcal（1.5g）

昼食献立例				
Ⅰ	421kcal 2.2g	温泉卵 89kcal（0.5g）p.28	ひじき入りサラダ 63kcal（0.2g）p.126	
Ⅱ	519kcal 2.0g	いり卵のおろしのせ 122kcal（0.5g）p.135	さつま芋とパイナップルの甘煮 128kcal（0g）p.123	
一日の献立例	1481kcal 6.3g	朝 和風オムレツ献立 510kcal（2.1g）p.29	昼 梅そうめん献立 387kcal（2.5g）	夕 ギンダラの野菜あんかけ献立 584kcal（1.7g）p.120

66

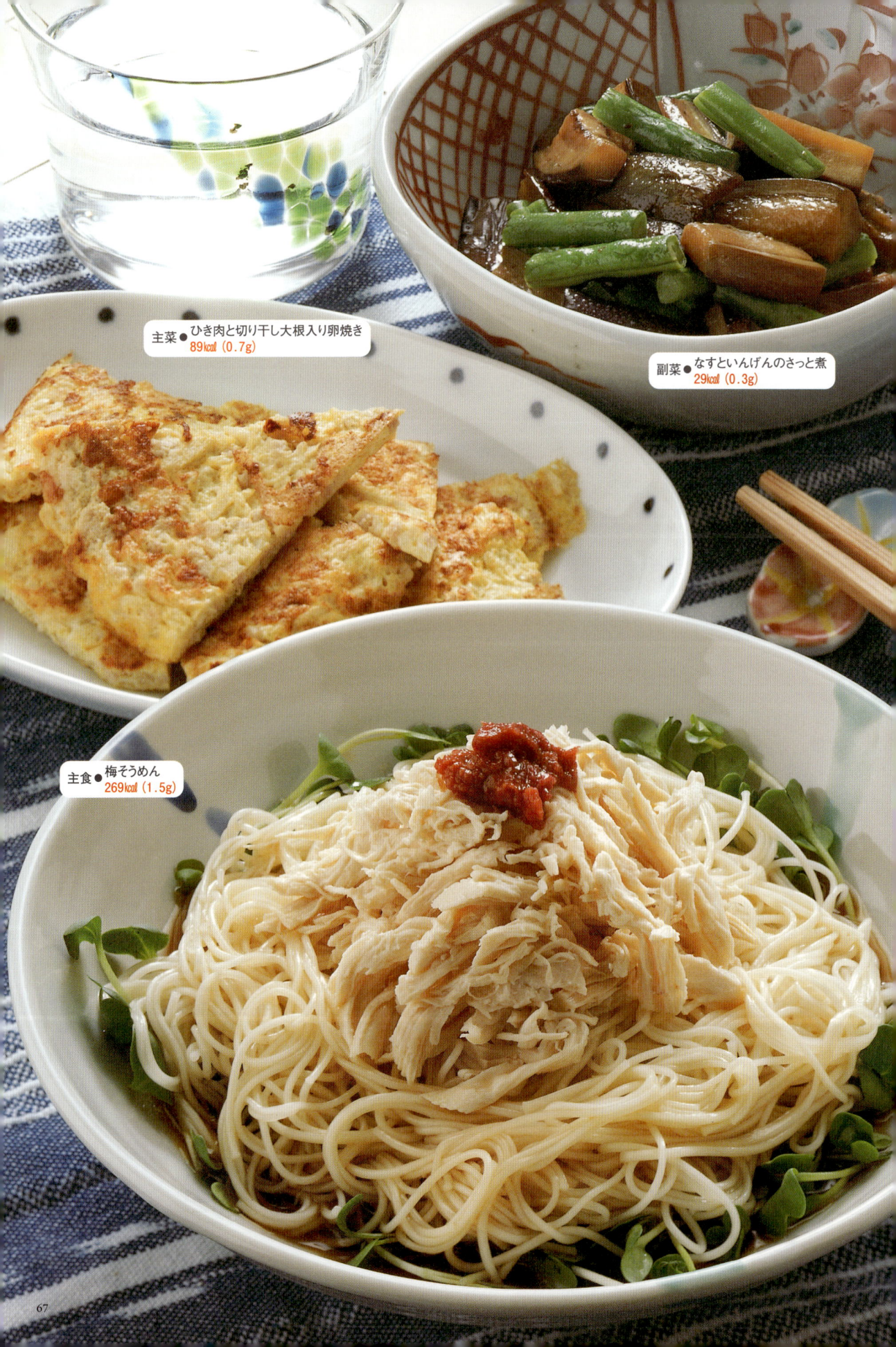

主菜● ひき肉と切り干し大根入り卵焼き
89kcal (0.7g)

副菜● なすといんげんのさっと煮
29kcal (0.3g)

主食● 梅そうめん
269kcal (1.5g)

めんが主食の昼食献立 9

大根そば献立

366kcal
塩分 **2.7g**

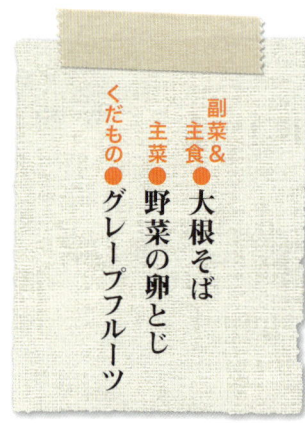

副菜&主食 ● 大根そば
主菜 ● 野菜の卵とじ
くだもの ● グレープフルーツ

そばの量が少ないので、せん切りの大根で量を増やします。香りと辛味のある薬味は減塩の効果大。

減塩ポイント
そばは、つけ汁にたっぷりつけないで控えめにつけ、残すようにします。

くだもの ● グレープフルーツ 23kcal (0g)
主菜 ● 野菜の卵とじ 140kcal (0.8g)
副菜&主食 ● 大根そば 203kcal (1.9g)

材料（1人分）

副菜&主食 ● 大根そば

そば（乾）	50g
大根	100g
つけ汁 { だし（19ページ）	⅓カップ
{ しょうゆ・みりん	各大さじ1
薬味 { ねぎの小口切り	10g
{ 練りわさび	少量

主菜 ● 野菜の卵とじ

トウミョウ※	60g
プチトマト	3個（30g）
サラダ油	小さじ1
塩	ミニスプーン½
卵	1個（50g）

※中国野菜。えんどうの若い茎と葉。なければ青菜で。

くだもの ● グレープフルーツ

グレープフルーツ … 大¼個（60g）

作り方

副菜&主食 ● 大根そば

❶なべにつけ汁のだし、しょうゆ、みりんを合わせて火にかけて煮立て、火から下ろしてさます。
❷そばはたっぷりの熱湯でゆでてざるにとり、流水で洗って水けをよくきる。
❸大根は5〜6cm長さのせん切りにし、水に放してパリッとさせ、すぐに水けをきる。
❹そばと大根を合わせて器に盛り、薬味とつけ汁を添える。

応用 大根はそばといっしょに軽くゆでたり、すりおろしてそばにのせたりしてもよい。大根のほかにかぶや玉ねぎでもよい。

主菜 ● 野菜の卵とじ

❶トウミョウは食べやすく切る。プチトマトは2〜4つに切る。
❷なべに油を熱し、塩を入れてからトウミョウを加え、強火でさっといためる。
❸プチトマトを加えていため合わせ、ときほぐした卵を流し入れ、全体を軽く混ぜて火を消す。

★熱した油に塩を入れてから材料をいためると、材料全体に味がよくまわる。

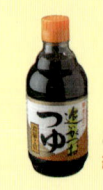

塩分チェック❼

そば
干しそばには塩分が含まれ、ゆでると減ります。1食あたり干しそば50g（塩分1.1g）で、ゆでると2.5倍の125gになり、塩分は0.2gです。めんつゆは、少しめんどうでも手作りしましょう。塩分がわかって安心です。既製のめんつゆを利用するときは、表示よりうすめにのばして使います。ストレートタイプも水でうすめるとよいでしょう。

めんつゆ（市販品）約3％塩分

昼食献立例	I	● 副菜&主食＝大根そば 203kcal (1.9g)		
		448kcal 2.3g	鶏ささ身の五香粉揚げ 129kcal (0.4g) p.111	さつま芋の茶きん 116kcal (0g) p.155
	II	432kcal 2.5g	焼き豆腐の黄身みそ田楽 187kcal (0.6g) p.143	トマトときゅうりのおろしあえ 42kcal (0g) p.100
一日の献立例	1417kcal 6.3g	朝 鶏ささ身のサラダ献立 446kcal (1.2g) p.34	昼 大根そば献立 366kcal (2.7g)	夕 具だくさんの茶わん蒸し献立 605kcal (2.4g) p.134

68

めんが主食の昼食献立

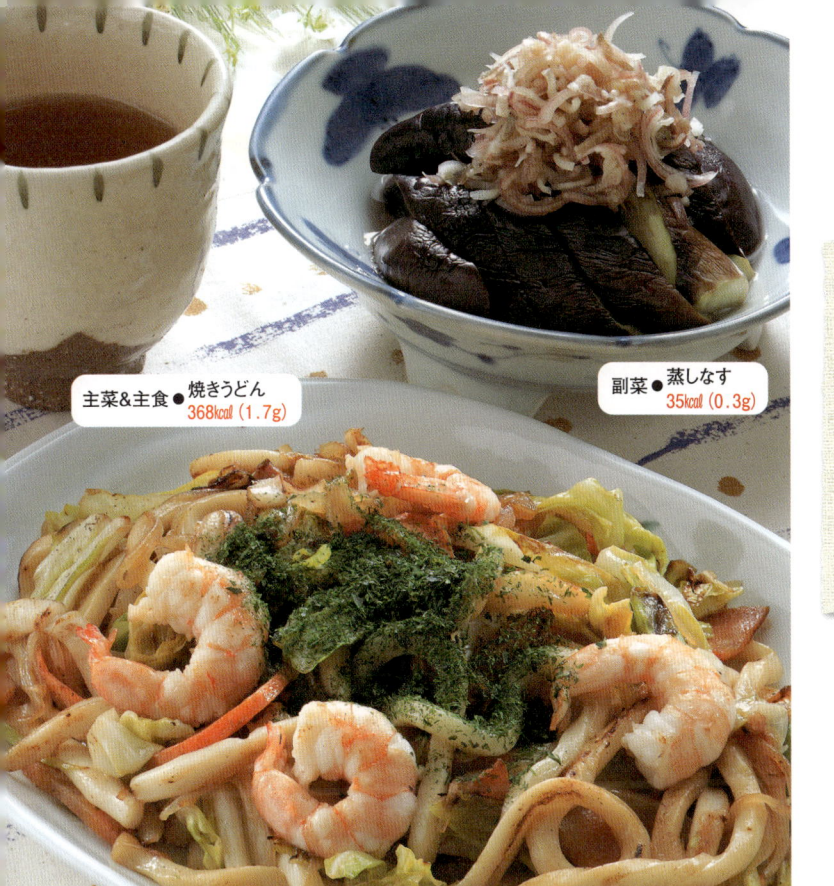

10 焼きうどん献立

403kcal 塩分 **2.0g**

主菜&主食 ● 焼きうどん
副菜 ● 蒸しなす

主菜&主食 ● 焼きうどん 368kcal (1.7g)
副菜 ● 蒸しなす 35kcal (0.3g)

短時間でパッと作りたいときにおすすめの簡単献立。焼きうどんは、たんぱく質源も野菜もたっぷり入って、ひと皿で栄養バランスがとれています。蒸しなすは電子レンジですぐできます。

減塩ポイント
うどんにしょうゆをからめてからいためると、少ないしょうゆでも全体に味が行きわたります。

材料（1人分）

主菜&主食●焼きうどん
- ゆでうどん……………160g
- しょうゆ……………小さじ1
- エビ……………………30g
- イカ……………………50g
- キャベツ………………100g
- にんじん………………30g
- 玉ねぎ………………¼個(50g)
- サラダ油……………小さじ2
- 青のり…………………少量

副菜●蒸しなす
- なす……………大2個(130g)
- みょうが………½個(5g)
- 酢……………………小さじ1
- 砂糖…………………小さじ⅓
- 塩………………………少量

作り方

主菜&主食●焼きうどん
❶エビは殻と背わたを除く。イカは細く切る。ともにさっとゆでる。
❷キャベツは一口大に切る。にんじんは3cm長さの短冊切りにし、玉ねぎは薄切りにする。キャベツとにんじんはごくさっとゆでる。
❸うどんは軽くゆでこぼし、湯をよくきってしょうゆをまぶす。
❹フライパンに油小さじ1を熱してうどんをいため、焼き色がついたらとり出す。
❺④のフライパンに残りの油を熱し、キャベツ、にんじんをいため、玉ねぎ、エビ、イカを加える。うどんを戻し入れていため合わせ、器に盛って青のりをふる。

応用 具の材料に豚肉、牛肉、鶏肉、シーフード、ピーマン、さやえんどう、ねぎ、青梗菜（ちんげんさい）など好みの食材で応用できる。

副菜●蒸しなす
❶なすは縦半分に切り、水にさらしてアクを抜く。水けをふきとってラップに包んで電子レンジ（500W）で約1分加熱し、水にとってさます。
❷みょうがは小口切りにし、酢、塩、砂糖を加え混ぜる。
❸なすは水けをよく絞り、斜め1cm幅に切って器に盛り、②をかける。

塩分チェック⑧ うどん
干しうどんは4.3％塩分とかなり多くの塩分を含んでいます。干しうどん1食分50g（塩分2.2g）をゆでると3倍の150gになり、塩分0.8gになります。生うどんは2.5％塩分で、生うどん1食分60g（塩分1.5g）をゆでると2.5倍の150gになり、塩分0.5gになります。

	●主菜&主食＝焼きうどん 368kcal (1.7g)				
昼食献立例	I 457kcal 2.0g	せりと油揚げの煮浸し	50kcal (0.3g) p.91	オレンジ (100g)	39kcal (0g)
	II 463kcal 2.1g	焼き油揚げとレタスのサラダ	95kcal (0.4g) p.145		
一日の献立例	1454kcal 5.8g	朝 タイ風おかゆ献立 478kcal (1.7g) p.32	昼 焼きうどん献立 403kcal (2.0g)	夕 シーフードハンバーグ献立 573kcal (2.1g) p.127	

めんが主食の昼食献立 11

ほうれん草のフェットチーネ献立

505kcal 塩分 **2.0g**

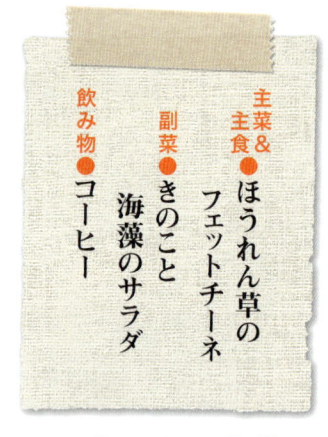

- 主菜&主食● ほうれん草のフェットチーネ
- 副菜● きのこと海藻のサラダ
- 飲み物● コーヒー

洋風ひもかわともいうべき平べったいめんのフェットチーネは、ソースとよくからむので、クリーム系のソースに合います。ほうれん草をたっぷり加えて、ボリュームを出します。

- 飲み物● コーヒー 8kcal (0g)
- 副菜● きのこと海藻のサラダ 23kcal (0.5g)
- 主菜&主食● ほうれん草のフェットチーネ 474kcal (1.5g)

材料（1人分）

主菜&主食● ほうれん草のフェットチーネ
フェットチーネ	乾60g
にんにく	1/2かけ
ベーコン	1枚(15g)
ほうれん草	80g
サラダ油	小さじ1
塩	ミニスプーン1
こしょう	少量
生クリーム	大さじ2

副菜● きのこと海藻のサラダ
しめじ	25g
えのきたけ	25g
わかめ・えごのり・寒天 合わせて	30g
サラダ菜	20g
ノンオイル中華ドレッシング（市販品）	大さじ2/3

飲み物● コーヒー
コーヒー	1カップ

作り方

主菜&主食● ほうれん草のフェットチーネ

❶にんにくは薄切りにする。
❷ベーコンは1cm幅に切る。
❸ほうれん草はよく水洗いして4〜5cm長さに切る。
❹たっぷりの湯を沸かし、フェットチーネをゆでる。
❺フライパンに油を熱し、にんにくをゆっくりいため、香りが出たらベーコンを加えていためる。
❻ほうれん草を加えて手早くいため、塩とこしょうで調味する。
❼ゆで上がったフェットチーネと生クリームを加え、全体にからませて仕上げる。

副菜● きのこと海藻のサラダ

❶しめじは石づきを切り落として小房に分ける。えのきは石づきを切って長さを半分に切る。
❷きのこをアルミ箔に包み、焼き網にのせて焼くか、オーブントースターやグリルで蒸し焼きにする。
❸海藻は水につけてもどす。
❹サラダ菜は水で洗い、水けをきってていねいにふく。
❺器にサラダ菜を敷き、きのこと水けをきった海藻を盛り、ドレッシングをかける。

減塩のヒント⑧ ノンオイルドレッシング ——塩分の高い調味料に気をつける

ヘルシーブームを反映して油を使っていないかなり低エネルギーのドレッシングが、市販されています。和風、中華風、イタリアンまでいろいろな味のものがあります。ですが、比較的塩分が高いものが多いので、使うときは塩分を確認してとりすぎないように注意しましょう。

減塩ポイント

パスタのめんをゆでるときは、塩を入れずにゆでましょう。1食分、乾燥パスタ60gで、0.6gも減塩できます。

塩分データ
おもな材料1人分の塩分

ベーコン（1枚）	0.3g
ノンオイル中華ドレッシング 2.7%塩分（大さじ2/3）	0.4g

●主菜&主食＝ほうれん草のフェットチーネ 474kcal (1.5g) ●コーヒー 8kcal (0g)

昼食献立例
I 590kcal 1.9g ●きのこのサラダ 108kcal (0.4g) p.151
II 589kcal 2.2g ●白菜と卵のサラダ 107kcal (0.7g) p.90

一日の献立例 1526kcal 6.1g
朝 目玉焼き献立 487kcal (2.3g) p.38
昼 ほうれん草のフェットチーネ献立 505kcal (2.0g)
夕 ホタテと豆腐の鉢蒸し献立 534kcal (1.8g) p.125

70

スパゲティボンゴレ献立

めんが主食の昼食献立 **12**

457 kcal　塩分 **2.0g**

- 主菜&主食● スパゲティボンゴレ
- 副菜● さつま芋とオレンジの煮物
- 飲み物● 紅茶

副菜● さつま芋とオレンジの煮物　109kcal (0g)
飲み物● 紅茶　2kcal (0g)
主菜&主食● スパゲティボンゴレ　346kcal (2.0g)

ボンゴレとはイタリア語でアサリの意味。殻つきのものを使うと、豪華に見えます。アサリは鉄分やビタミンが豊富な良質のたんぱく質源で、しかも低エネルギーの食材なので、献立にもっと積極的にとり入れたいものです。

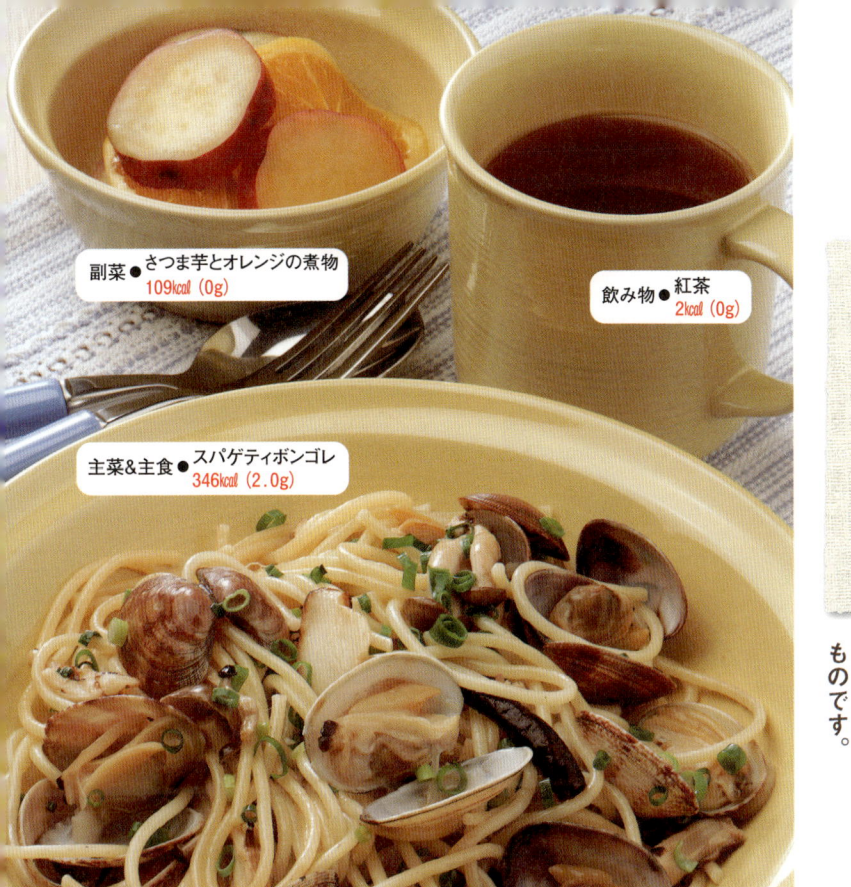

★殻つきのアサリがないときには、水煮缶詰でもよい。

減塩ポイント
アサリは塩分を含んでいるので（塩分2.2％）、味見をしながら調味をして、塩分を調整しましょう。

材料（1人分）

主菜&主食● スパゲティボンゴレ
スパゲティ（乾）	60g
アサリ	殻つき140g（正味55g）
にんにく	1/2かけ
赤とうがらし	1/2本
小ねぎ	10g
しめじ	25g
オリーブ油	大さじ3/4
白ワイン	大さじ2/3
塩	ミニスプーン1
こしょう	少量

副菜● さつま芋とオレンジの煮物
さつま芋	65g
オレンジ	1/4個（30g）
砂糖	小さじ1
水	1/4カップ

飲み物● 紅茶
紅茶	1カップ

作り方

主菜&主食● スパゲティボンゴレ
❶なべにたっぷりの熱湯を沸かし、スパゲティをゆでる。
❷アサリは塩水につけて砂出しをしたあと、殻同士をこすり合わせながら水できれいに洗う。
❸にんにくはつぶす。
❹赤とうがらしは切れ目を入れて種を出す。
❺小ねぎは小口切りにする。
❻しめじは石づきを除いて、小房に分ける。
❼フライパンにオリーブ油を熱し、にんにくを入れて香りが出るまでいため、赤とうがらし、しめじ、アサリを加えてひといためし、ふたをして蒸し焼きにする。
❽貝の口が開いたら白ワインを加え、塩とこしょうで調味する。
❾ゆで上がったスパゲティを加えて手早く混ぜ、小ねぎを散らして仕上げる。

副菜● さつま芋とオレンジの煮物
❶さつま芋は1cm厚さの輪切りにし、水につけてアクを抜く。
❷オレンジは皮をよく洗い、5mm厚さの輪切りにする。
❸なべにさつま芋、オレンジ、水、砂糖を入れて紙ぶたをし、芋がやわらかくなるまで煮含める。

アサリの砂の吐かせ方
アサリは砂抜きして売っていることが多いですが、完全ではないので、使う前にもう一度砂抜きをしたほうがよいでしょう。海水の濃度と同じ濃さの塩水（2～3％）を貝が浸る程度に入れて、暗いところに5時間から一晩おくと、砂を吐き出します。そのあと、水に5～10分浸して余分な塩分を抜きましょう。

● 主菜&主食＝スパゲティボンゴレ 346kcal (2.0g)　● 紅茶 2kcal (0g)

昼食献立例				
I	409kcal 2.4g	生野菜のマリネ	61kcal (0.4g)	p.50
II	439kcal 2.6g	にんじんとアボカドのサラダ	91kcal (0.6g)	p.121

一日の献立例	1452kcal 6.0g	朝 ココット献立 452kcal (1.7g) p.40	昼 スパゲティボンゴレ献立 457kcal (2.0g)	タ 豆腐のチゲ煮献立 543kcal (2.3g) p.140

めんが主食の昼食献立 13

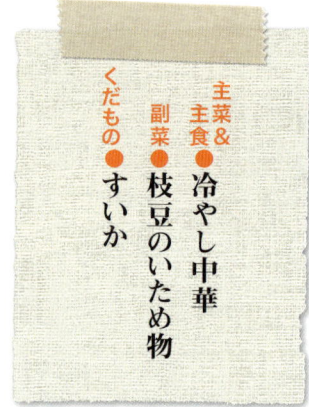

冷やし中華献立

448kcal　塩分 2.1g

主菜&主食● 冷やし中華
副菜● 枝豆のいため物
くだもの● すいか

副菜● 枝豆のいため物　41kcal（0.4g）
くだもの● すいか　48kcal（0g）
主菜&主食● 冷やし中華　359kcal（1.7g）

中華めんは「中華そば」ともいわれますが、そばではなくうどんの仲間。生めんで塩分は1.0％で、ゆでると0.2％塩分になります。

減塩ポイント
冷やし中華にかけるたれの塩分を減らすために、しょうゆを減らして酢を増やし、さらにブイヨンでのばします。からしの辛味がアクセントになります。

材料（1人分）

主菜&主食●冷やし中華

生中華そば	½玉（75g）
鶏ささ身	35g　エビ　30g
卵	½個
グリーンアスパラガス	2本（40g）
セロリ	50g
レタス	2枚（40g）
たれ〔中国風ブイヨン(19ページ)	¼カップ
酢	大さじ1
しょうゆ	大さじ½
砂糖	小さじ½
ごま油	小さじ¼ 〕
ときがらし	少量

副菜●枝豆のいため物

枝豆（ゆでてさやから出す）	15g
ピーマン	小1個（25g）
ねぎ・しょうが・ごま油	各少量
酒・しょうゆ	各小さじ½

くだもの●すいか

すいか　130g

作り方

主菜&主食●冷やし中華

❶ささ身は筋を除いてゆで、さめてから手で細く裂く。エビは背わたを除いてゆで、さめてから殻を除く。

❷卵はときほぐし、フッ素樹脂加工のフライパンに薄く流し入れて両面を焼き、せん切りにする。

❸グリーンアスパラガスは色よくゆでて3cmくらいの長さに切る。セロリは筋を除いて小口切りにする。レタスはせん切りにする。

❹たれの材料を混ぜ合わせる。

❺たっぷりの沸騰湯に中華そばをほぐして入れ、混ぜながらゆでる。ほどよく火が通ったらざるにあげて湯をきり、水にとって洗いながらさまし、ざるにあげて水けを充分にきる。

❻器にそばを盛って①②③の具を彩りよくのせ、たれをかけ、ときがらしを添える。

副菜●枝豆のいため物

❶ピーマンは種とへたを除いて細く切る。

❷ねぎとしょうがはみじん切りにする。

❸ごま油を熱して①②をいため、しんなりしたら枝豆を加えていため合わせ、酒としょうゆで調味して器に盛る。

くだもの●すいか

すいかは皮を除いて食べやすい大きさに切る。

塩分チェック❾　中華そば

生中華そばは、1.0％の塩分を含んでおり、1人分75gだと塩分は0.8gです。ゆでると1.8倍の135gになり、塩分は0.3gになります。

主菜&主食 = 冷やし中華 359kcal（1.7g）					
朝食献立例	I	450kcal 2.3g	中国風トマトサラダ	43kcal（0.6g）p.60	●すいか（130g） 48kcal（0g）
	II	465kcal 2.3g	なすのごまあえ	68kcal（0.6g）p.151	●マンゴー（60g） 38kcal（0g）
一日の献立例	1478kcal 6.1g	朝 生揚げの焼き物献立 475kcal（1.9g）p.35	昼 冷やし中華献立 448kcal（2.1g）	夕 豚肉とれんこんのあえ物献立 555kcal（2.1g）p.93	

72

めんが主食の昼食献立 14

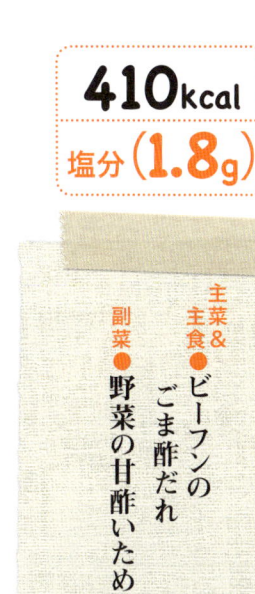

ビーフンのごま酢だれ献立

410kcal 塩分(1.8g)

主菜&主食●ビーフンのごま酢だれ
副菜●野菜の甘酢いため

副菜●野菜の甘酢いため 70kcal (0.8g)
主菜&主食●ビーフンのごま酢だれ 340kcal (1.0g)

具をたっぷりのせたビーフンをごま酢だれでさっぱりと食べます。めんはそうめんやうどんなどでも合います。ごま酢だれを多めに作って保存してもよいでしょう。

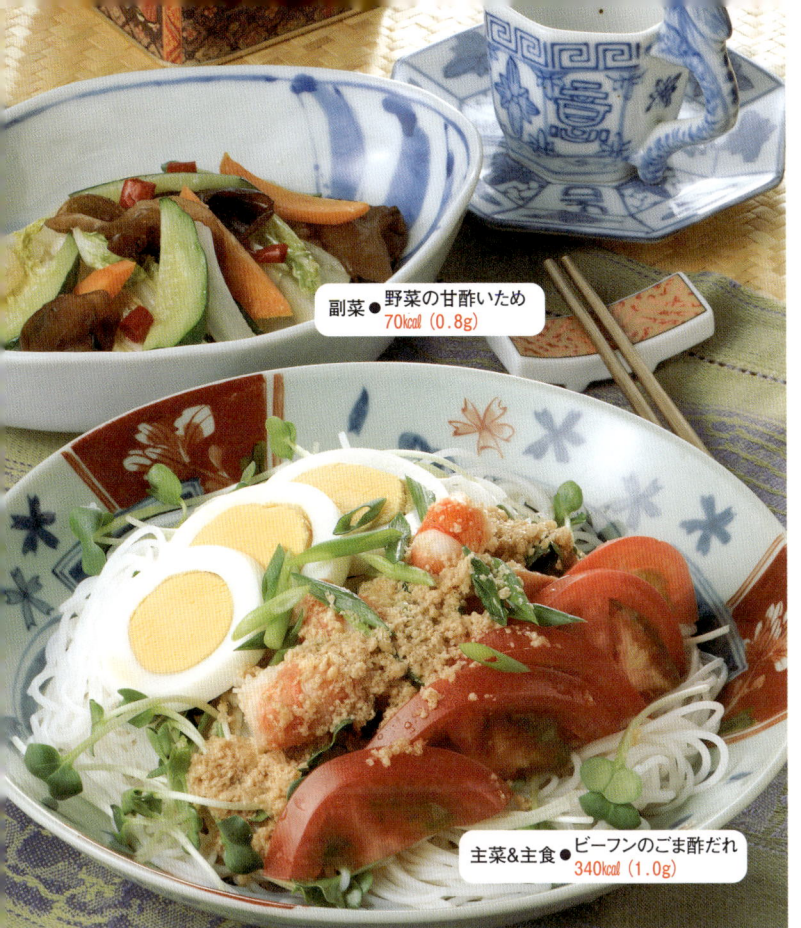

減塩ポイント
減塩に役立つ調味料の酢。ごま酢にしたり、甘酢にしたりと応用範囲が広いので、いろいろ活用しましょう。

材料（1人分）

主菜&主食●ビーフンのごま酢だれ
ビーフン(乾)	60g
ゆで卵	1/3個
エビ	20g
トマト	小1/3個(40g)
あさつき	1本
貝割れ菜	10g
しょうが	少量

ごま酢だれ
中国風ブイヨン(19ページ)	1/4カップ
酒	大さじ1/2
しょうゆ・砂糖	各小さじ1
すり白ごま	大さじ1
酢	大さじ1/2

副菜●野菜の甘酢いため
白菜	70g
きゅうり	1/5本(20g)
にんじん	15g
きくらげ	小2個(1g)
赤とうがらし	1/2本
ごま油	小さじ1
酢 大さじ1/2　砂糖	小さじ3/4
塩	ミニスプーン2/3

作り方

主菜&主食●ビーフンのごま酢だれ

❶ビーフンはたっぷりの沸騰湯に入れて2～3分ゆで、ざるにあげて湯をきり、さっと洗って水けをよくきる。

❷ゆで卵は輪切りにする。エビは背わたを除いてゆで、さめてから殻を除く。

❸トマトは半月切りに、あさつきは斜めに切る。貝割れ菜は根元を除く。しょうがはせん切りにする。

❹ごま酢だれを作る。ブイヨン、酒、しょうゆ、砂糖を合わせて煮立て、あら熱をとり、ごまと酢を混ぜる。

❺器にビーフンを盛って②③の具を彩りよくのせ、ごま酢だれをかける。

★ビーフンのゆで時間はパッケージ表示を参考にしてゆでる。

副菜●野菜の甘酢いため

❶白菜は軸と葉に切り分け、軸は短冊切りにし、葉はざく切りにする。きゅうりは縦半分に切ってから斜めに薄く切る。にんじんは皮をむいて短冊切りにする。きくらげは水でもどして石づきを除き、2～3つに切る。

❷赤とうがらしは水につけてやわらかくし、種を除いて小口切りにする。

❸ごま油を熱して①②をいため、野菜がしんなりしたら酢、砂糖、塩で調味する。

●主菜&主食＝ビーフンのごま酢だれ 340kcal (1.0g)

朝食献立例					
I	442kcal 1.3g	とうがんの煮物	63kcal (0.3g) p.101	オレンジ(100g)	39kcal (0g)
II	419kcal 1.7g	そら豆とエビのくず煮	79kcal (0.7g) p.150		

| 一日の献立例 | 1458kcal 5.9g | 朝 スクランブルエッグ献立 | 510kcal (2.1g) p.42 | 昼 ビーフンのごま酢だれ献立 | 410kcal (1.8g) | 薄切りゆで豚のにんにくソース献立 | 538kcal (2.0g) p.92 |

昼食におすすめのごはん、めん料理

ピラフ

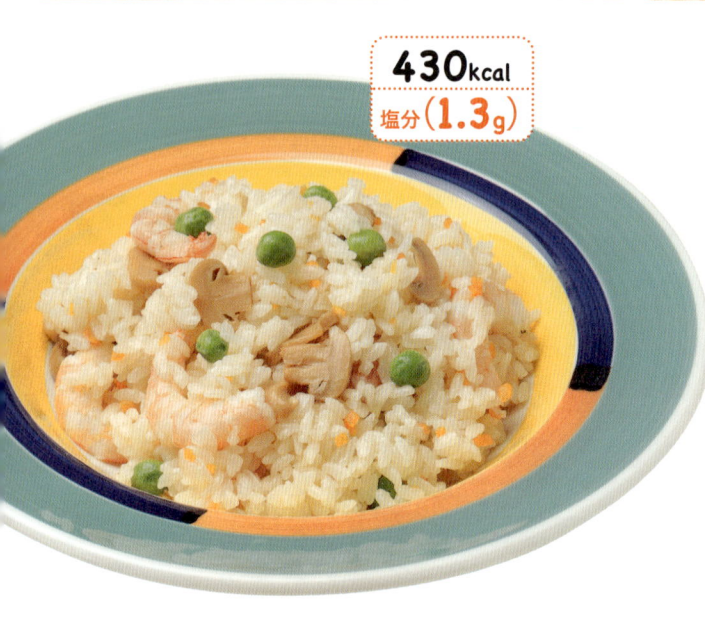

430kcal
塩分 **1.3g**

材料（1人分）×2回
- 胚芽精米 ………………… 1カップ
- 玉ねぎ …………… ¼個（50g）
- にんじん ………… ⅒本（20g）
- バター（有塩） ……… 大さじ½
- 水 ……………………… 1カップ
- 塩 ………………… ミニスプーン1
- こしょう ………………… 少量
- 小エビ ………………… 150g
- マッシュルーム（缶詰め）… 30g
- バター（有塩） ……… 大さじ½
- グリーンピース ………… 15g

作り方
1. 米は炊く30分前に洗ってざるにあげ、水けをきっておく。
2. 玉ねぎとにんじんはみじん切りにする。
3. なべにバターをとかし、玉ねぎとにんじんをいためる。
4. 全体にバターがまわったら、米を加えてさっといため、炊飯釜に入れ、分量の水を加えて普通に炊く。炊き上がったら塩とこしょうで調味する。
5. 小エビは背わたを除き、ゆでて殻をむく。
6. マッシュルームは薄切りにする。
7. フライパンにバターをとかし、⑤⑥をいためる。
8. ④のごはんに⑦とグリーンピースを加えて混ぜ合わせる。

野菜のスパゲティ

材料（1人分）
- スパゲティ（乾） ………… 60g
- 玉ねぎ …………… 小½個（80g）
- なす ……………… 1個（80g）
- トマト ………… 大½個（100g）
- ボンレスハム ……… 1枚（15g）
- サラダ油 ……………… 大さじ1
- 塩 ………………… ミニスプーン1
- こしょう ………………… 少量
- 青じそ（せん切り） ……… 少量

作り方
1. たっぷりの湯を沸かしてスパゲティをゆでる。
2. 玉ねぎは縦に5mm幅に切る。
3. なすは1cm厚さの輪切りにする。
4. トマトはあらく刻む。
5. ハムは食べやすい大きさに切る。
6. なべに油を熱し、玉ねぎをいためる。透明になったら、なすを加えていため、しんなりしたらトマトを加えてふたをし、1～2分煮てハムを加え、塩とこしょうで味をととのえる。
7. ゆで上げたスパゲティを⑥に加えてからめ、器に盛って青じそを散らす。

421kcal
塩分 **1.6g**

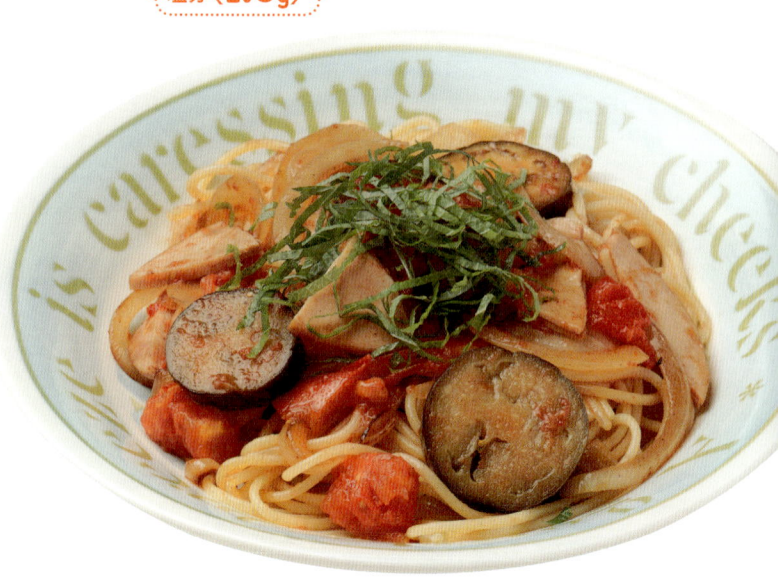

あえそば

357kcal
塩分 **1.6g**

材料（1人分）
生中華そば	⅔玉（80g）
豚もも薄切り肉（脂身のない部分）	40g
塩・こしょう	各少量
サラダ油	小さじ¼
ねぎ（白い部分）	½本（35g）
貝割れ菜	30g
a ┃ 中国風ブイヨン（19ページ）・オイスターソース	各大さじ½
┃ ごま油	小さじ1

作り方
❶豚肉は塩とこしょうをふる。
❷フッ素樹脂加工のフライパンにサラダ油を熱して豚肉を両面焼き、5mmくらいの幅に切る。
❸ねぎはせん切りにする。貝割れ菜は根元を除き、半分に切る。
❹中華そばはたっぷりの沸騰湯でゆでてざるにとり、湯で洗ってぬめりを除き、湯をよくきる。
❺ボールにaを入れて混ぜ、②③④を加えてあえ、器に盛る。

エスニック風焼きそば

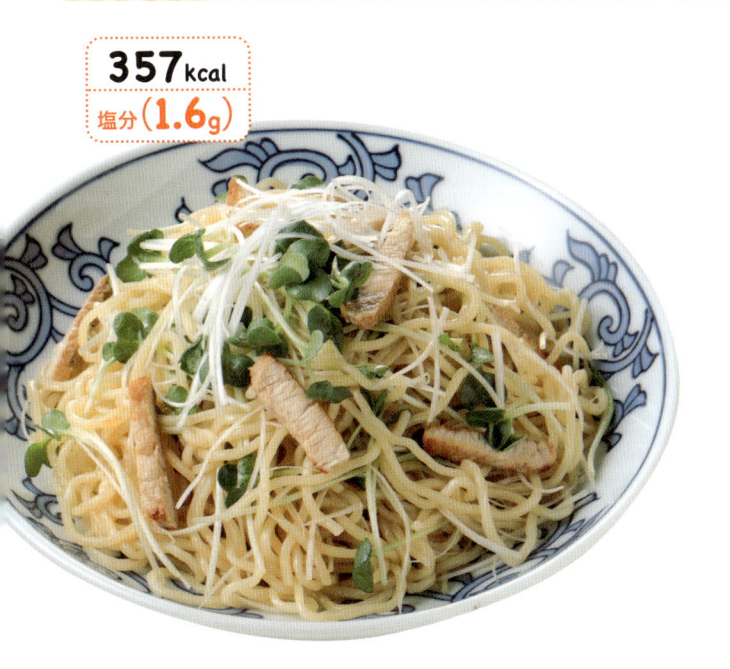

材料（1人分）
蒸し中華そば	½玉（75g）
豚赤身薄切り肉・キャベツ	各30g
小松菜	60g
ピーマン（赤・緑）	各½個（25g）
にんじん	20g
卵	½個（25g）
サラダ油	大さじ½
a ┃ ナンプラー	小さじ¼
┃ ウスターソース	大さじ½
┃ こしょう	少量

作り方
❶豚肉とキャベツは5〜6mm幅に切る。小松菜は根を除いて5cm長さに切る。ピーマンは種とへたを除いて5mm幅に切る。にんじんは皮を除いて細切りにする。
❷フッ素樹脂加工のフライパンにサラダ油の½量を熱し、ときほぐした卵を流し入れ、大きくかき混ぜていり卵を作り、とり出す。
❸残りのサラダ油を加えて熱し、豚肉を入れてほぐしながらいため、色が変わったらにんじん、ピーマン、キャベツ、小松菜の順に加えてはためる。全体に火が通ったらほぐした中華そばを加えていため合わせ、aで調味し、いり卵を混ぜて器に盛る。

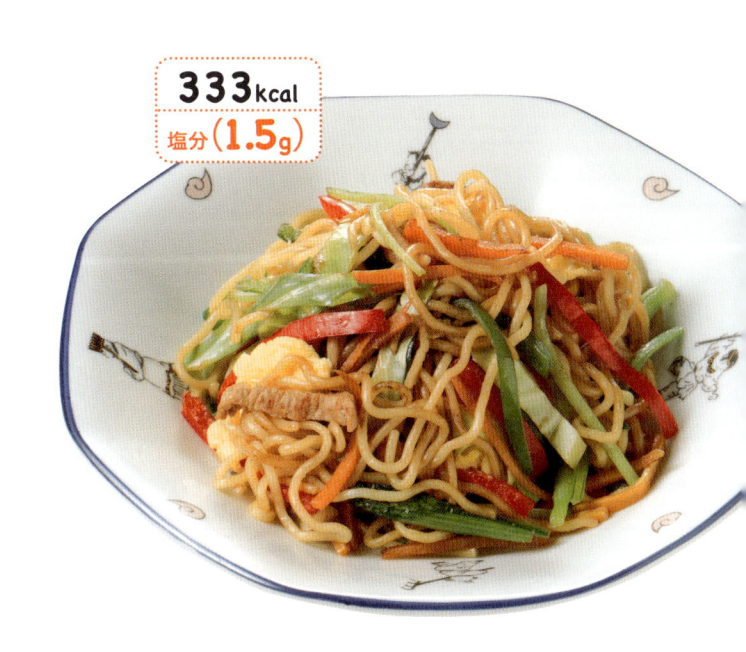

333kcal
塩分 **1.5g**

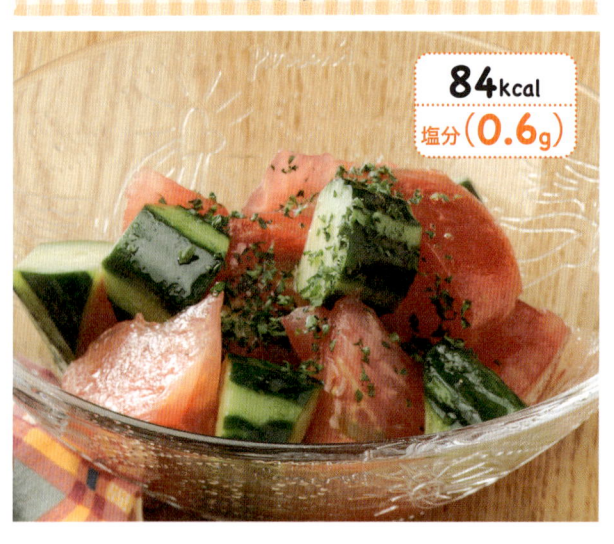

かぼちゃサラダ

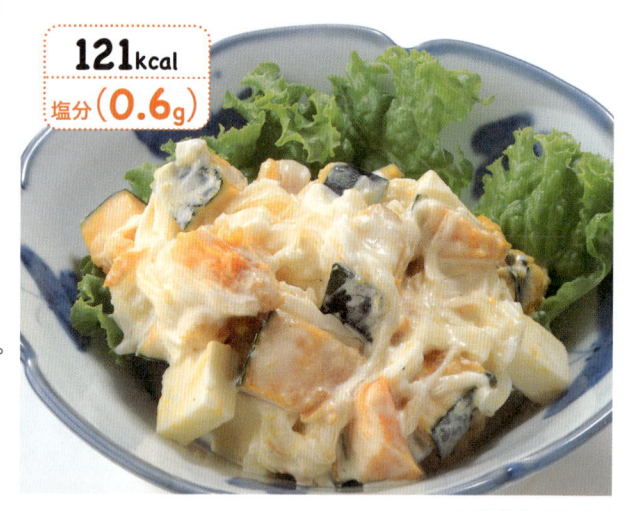

121kcal 塩分 **0.6g**

材料（1人分）
- かぼちゃ……………………………70g
- 玉ねぎ………10g　塩………少量
- プロセスチーズ……………………10g
- マヨネーズ……………………小さじ½
- プレーンヨーグルト………大さじ½
- グリーンリーフレタス……1枚（10g）

作り方
1. かぼちゃはラップをして電子レンジ（500W）で1～2分、やわらかくなるまで加熱し、1～2cm角に切る。
2. 玉ねぎは薄切りにし、塩をまぶす。しんなりしたら水洗いして水けをよく絞る。
3. チーズは1～2cm角に切る。
4. マヨネーズとヨーグルトを混ぜ、かぼちゃ、玉ねぎ、チーズをあえ、器にレタスを敷いて盛る。

トマトときゅうりのサラダ

84kcal 塩分 **0.6g**

材料（1人分）
- トマト……………………小1個（100g）
- きゅうり……………………½本（50g）
- パセリ（みじん切り）……………少量
- ドレッシング
  - サラダ油……………………大さじ½
  - 酢……小さじ1　塩……ミニスプーン½

作り方
1. トマトはへたを除き、乱切りにする。
2. きゅうりは皮を縦にまだらにむき、乱切りにする。
3. ボールに酢と塩を入れ、泡立て器でよくとき混ぜる。サラダ油を少量ずつ加えて混ぜ合わせ、ドレッシングを作る。
4. トマト、きゅうりを合わせてドレッシングであえ、器に盛ってパセリのみじん切りをふる。

さやいんげんのいため物

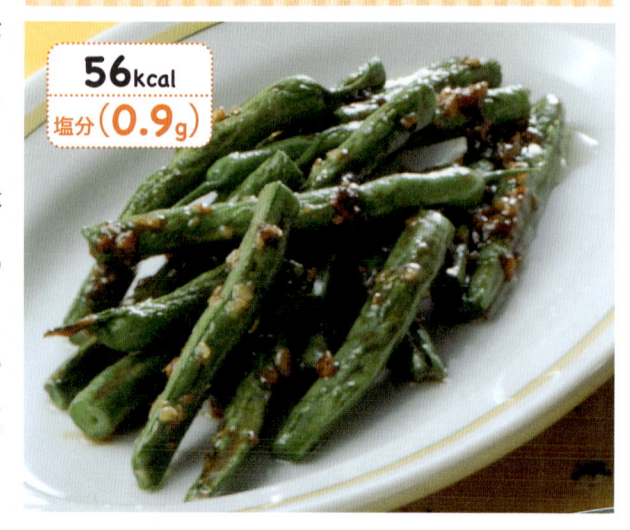

56kcal 塩分 **0.9g**

材料（1人分）
- さやいんげん………………………40g
- にんにくのみじん切り・しょうがのみじん切り……………………各小さじ½
- サラダ油・オイスターソース…各小さじ1
- 塩………………………ミニスプーン⅙
- こしょう……………………………少量

作り方
1. さやいんげんは筋を除き、長いものは長さを半分に切る。
2. サラダ油を熱してにんにくとしょうがをいため、香りが立ってきたらさやいんげんを加えていため、火が通ったらオイスターソース、塩、こしょうで調味する。

昼食に向く野菜たっぷり副菜

玉ねぎと油揚げの土佐煮

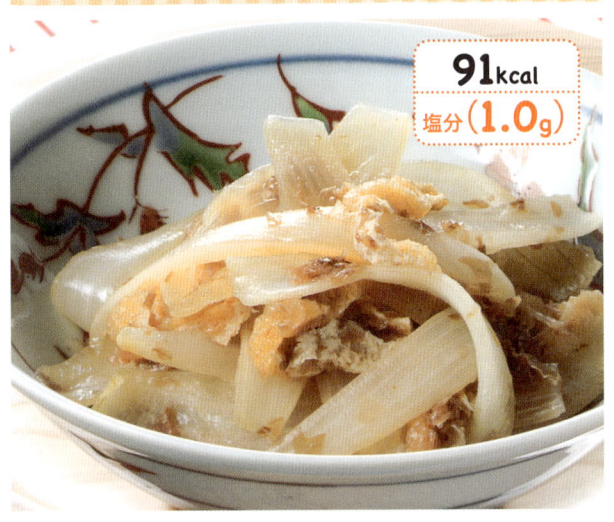

91kcal 塩分(1.0g)

材料（1人分）
- 玉ねぎ……½個(100g)
- 油揚げ……¼枚(8g)
- だし(19ページ)……½カップ
- みりん・しょうゆ……各小さじ1
- 削りガツオ……⅙カップ(2g)

作り方
① 玉ねぎは1cmくらいの幅のくし形に切る。
② 油揚げは熱湯をまわしかけて油抜きをし、縦半分に切ってから小口から細く切る。
③ なべにだし、みりん、しょうゆ、削りガツオを入れて火にかけ、玉ねぎと油揚げを加え、混ぜながら玉ねぎに火が通るまで煮る。

中国風ピクルス

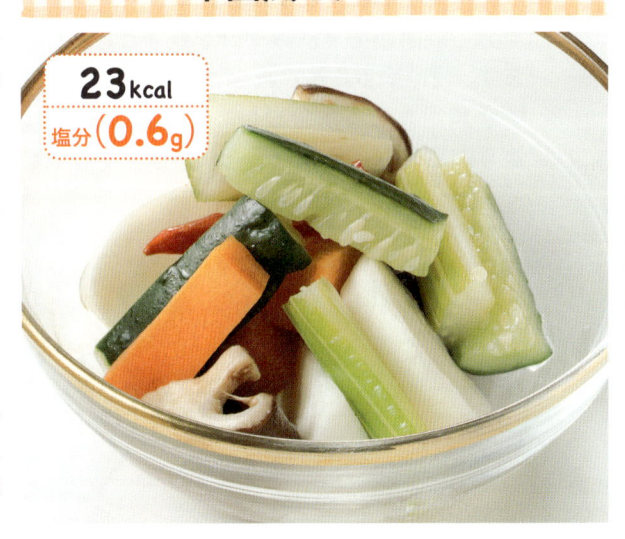

23kcal 塩分(0.6g)

材料（1人分）
- きゅうり……⅙本(20g)
- にんじん……15g
- かぶ……小½個(20g)
- セロリ……10g
- 生しいたけ……1枚(10g)

ピクルス液：
- 酢……大さじ½
- レモン汁……小さじ½
- 塩……小さじ¼弱
- ごま油……小さじ⅓
- 水……大さじ3
- 粒ざんしょう 1～2粒
- 八角……¼個
- 赤とうがらし……½本
- ロリエ……1枚

作り方
① きゅうりは4cm長さに切って縦4つ割りにする。皮をむいたにんじんとかぶ、筋を除いたセロリも同じ大きさに切る。しいたけは石づきを除いて2～4つに切る。
② ①をざるにのせ、軽くかわかす（3時間ほど風に当てるとさらによい）。
③ 沸騰湯に②を入れてさっとゆで、ざるにあげて湯をよくきる。
④ ピクルス液を煮立てて火を消し、熱いところに③を入れて混ぜ、さめるまでおいて味をなじませる。

野菜いため

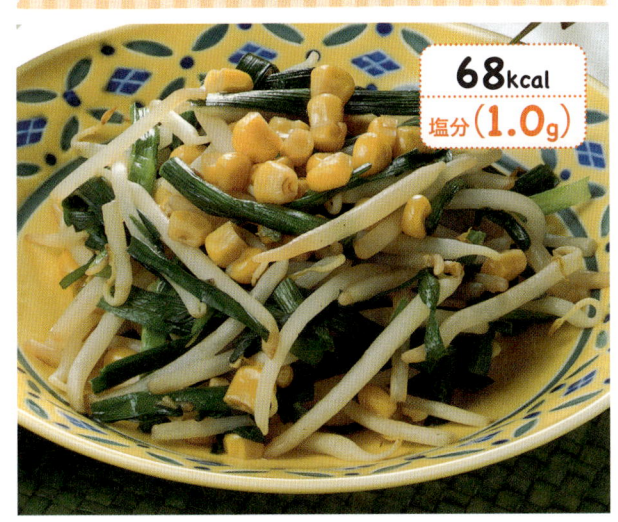

68kcal 塩分(1.0g)

材料（1人分）
- もやし……½袋(100g)
- にら……50g
- コーン（冷凍）……30g
- サラダ油……小さじ⅓
- 塩……ミニスプーン½
- こしょう……少量
- しょうゆ……小さじ½

作り方
① もやしは洗ってざるにあげ、根を除く。
② にらは5cm長さに切る。
③ サラダ油を熱してもやしとにらをいため、コーンを加えていため合わせ、塩、こしょう、しょうゆで調味する。

外食の エネルギーカタログ

選び方アドバイス

　外食のメニューに多い、丼物、すし、チャーハン、中華あんかけ系料理、めん類は、一般的に1食につき、塩分を5～8g程度含んでいます。減塩の食事を考えるときは、主菜と主食が別々になっている定食がおすすめです。

　たとえば、豚カツ定食であれば、豚カツやつけ合わせのキャベツにかけるソースの量を自分で調節ができ、みそ汁を残すこともできます。そうすることで減塩が可能になります。焼き魚定食なら余分なしょうゆをかけない、焼き肉定食なら皿に残った肉汁までさらって食べない、などのくふうで減塩ができます。しかし、丼物はすでにたれや煮汁などがかけてあり、またすしはすし飯に塩が含まれており、チャーハンや中華あんかけなどはすでに全体に味がついているため、食事の量自体を残すという方法がせめてもの減塩の方法となります。

　できればなるべく自分で塩分の調節ができるメニューのほうが、管理はしやすいと思います。また、このようなくふうをしても、どうしても外食では3g以下の塩分にするのはたいへんでしょう。

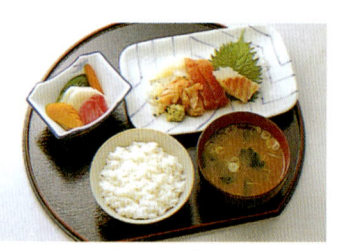

刺し身定食
523 kcal
塩分 (4.5g)

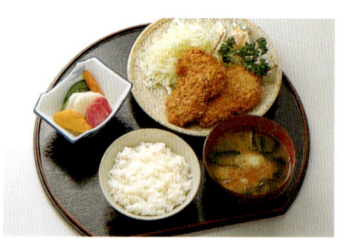

串カツ定食
917 kcal
塩分 (5.0g)

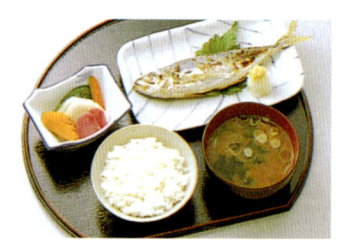

アジの塩焼き定食
513 kcal
塩分 (5.1g)

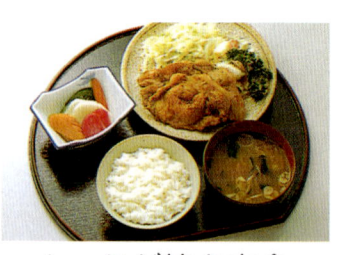

しょうが焼き定食
823 kcal
塩分 (5.8g)

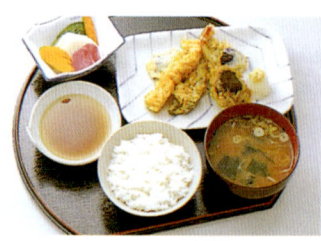

天ぷら定食
772 kcal
塩分 (5.9g)

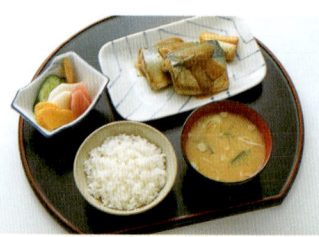

サバのみそ煮定食
687 kcal
塩分 (6.7g)

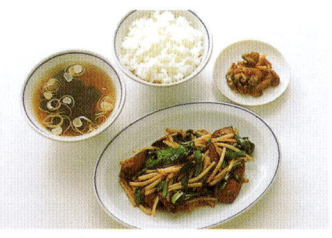

料理	カロリー	塩分
レバにらいため定食	594 kcal	3.4 g
ギョーザ定食	656 kcal	4.1 g
麻婆豆腐定食	682 kcal	5.2 g
ミックスフライ定食	966 kcal	2.6 g
メンチカツ定食	868 kcal	3.1 g
ハンバーグステーキ定食	824 kcal	3.6 g
ざるそば	284 kcal	2.7 g
天ぷらそば	564 kcal	4.9 g
きつねうどん	392 kcal	5.8 g
カレーうどん	471 kcal	5.3 g
チャーシューめん	551 kcal	6.9 g
タンメン	546 kcal	6.4 g

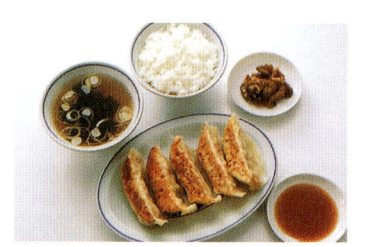

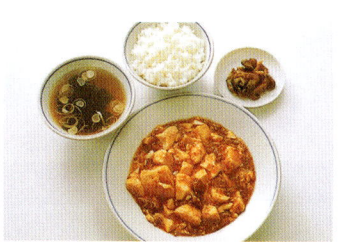

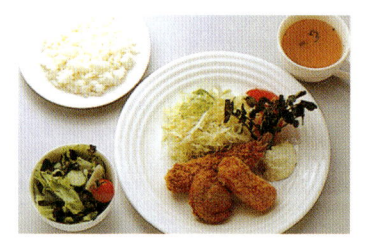

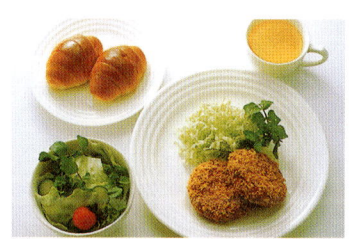

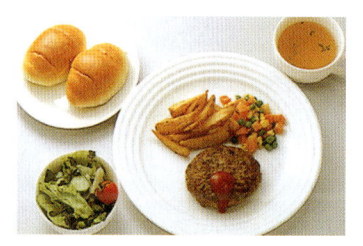

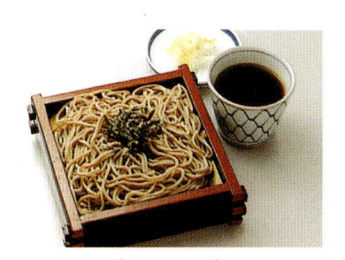

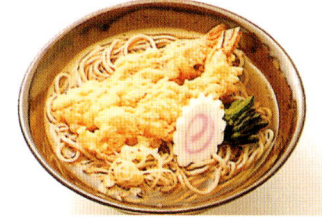

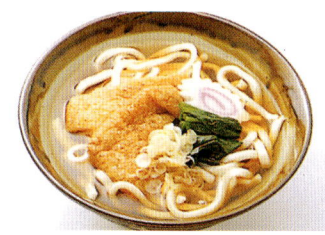

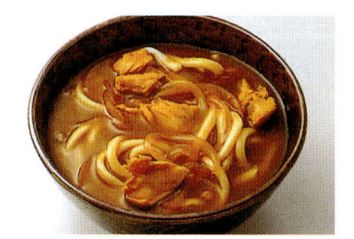

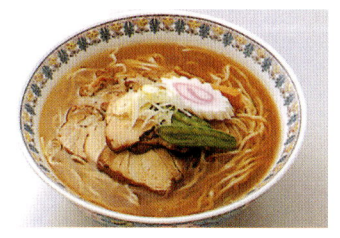

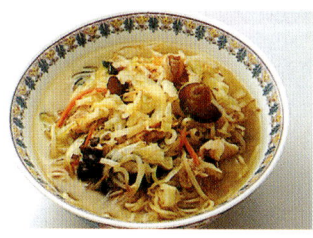

冷やし中華 478kcal 塩分 4.8g	スパゲティミートソース 593kcal 塩分 2.8g	スパゲティナポリタン 691kcal 塩分 2.8g
タラコスパゲティ 524kcal 塩分 2.4g	親子丼 731kcal 塩分 3.8g	カツ丼 893kcal 塩分 4.3g
天丼 805kcal 塩分 3.0g	牛丼 832kcal 塩分 3.8g	ねぎトロ丼 786kcal 塩分 2.4g
ウナ重 754kcal 塩分 3.6g	中華丼 841kcal 塩分 2.8g	チャーハン 754kcal 塩分 2.6g

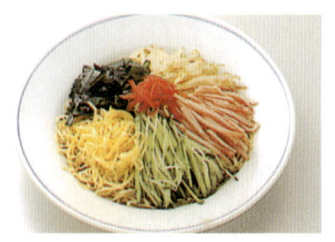

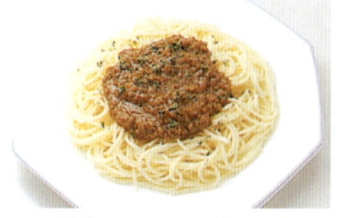

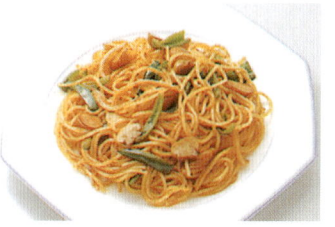

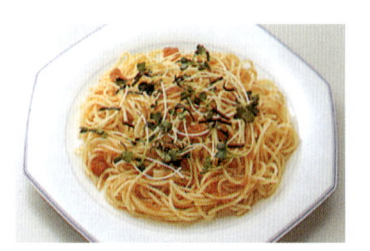

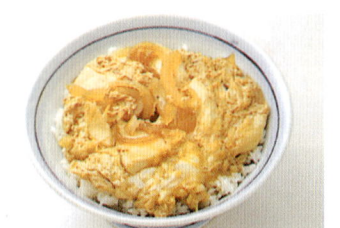

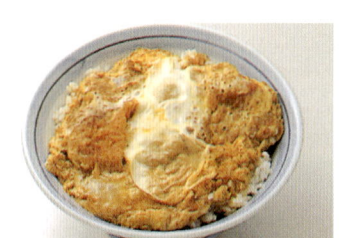

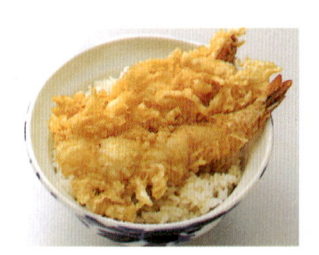

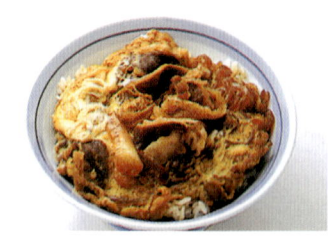

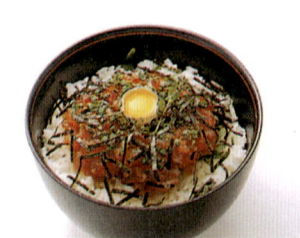

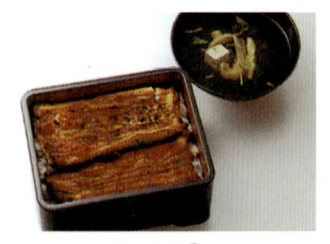

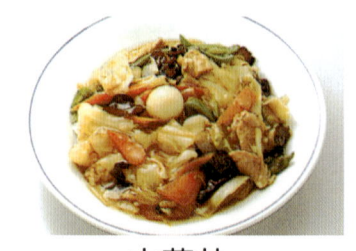

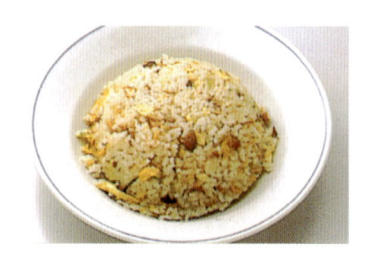

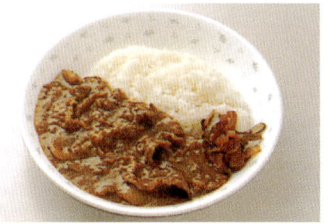

ビーフカレー 954 kcal 塩分 3.9 g	**ハヤシライス** 728 kcal 塩分 2.8 g	**チキンピラフ** 636 kcal 塩分 2.5 g
ドリア 813 kcal 塩分 3.4 g	**江戸前にぎりずし** 518 kcal 塩分 2.6 g	**江戸前ちらしずし** 667 kcal 塩分 3.6 g
鶏肉のから揚げ弁当 798 kcal 塩分 3.2 g	**洋風幕の内弁当** 969 kcal 塩分 3.7 g	**紅ザケおにぎり** 187 kcal 塩分 1.4 g
ハンバーガー(野菜が多め) 393 kcal 塩分 1.6 g	**ピザ** 538 kcal 塩分 4.1 g	**ミックスサンドイッチ** 389 kcal 塩分 1.8 g

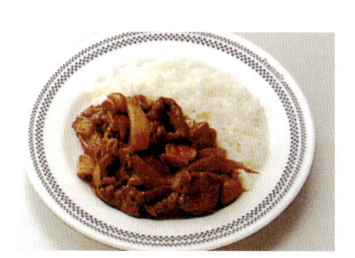

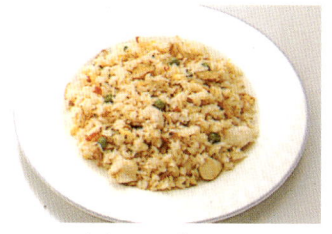

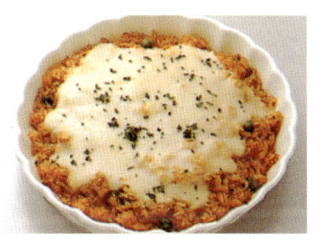

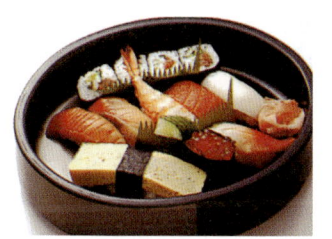

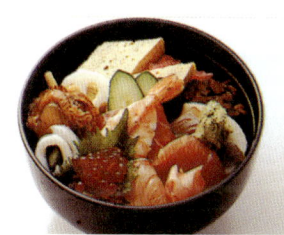

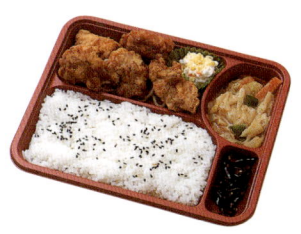

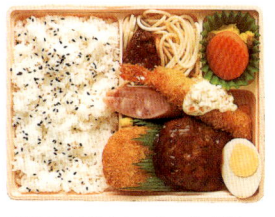

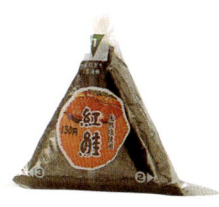

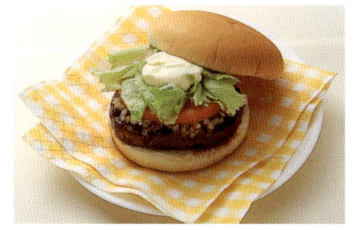

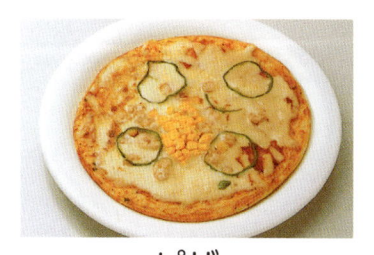

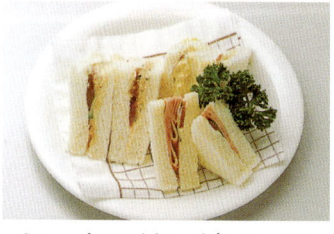

夕食のとり方アドバイス

食事記録をつけて食事管理をしているときは、夕食の前に一度、その日に食べたものを書き出してみると、足りない栄養素や食べすぎた栄養素などをチェックすることができます。それを参考にして、夕食には、朝食と昼食に重ならない食材や料理を選ぶと栄養バランスがとりやすいでしょう。

減塩するためには、一日の献立の中で、めん類、丼物、汁物、スープ、シチュー類など塩分が高くなりがちな料理が、なるべく重ならないような夕食を考えると自然と減塩につながります。

昼食で外食をした場合は、塩分を比較的多くとっているので、夕食では、汁物やスープ類を減らし、副菜には、酢の物や生野菜などのサラダを、からしやとうがらし、レモン、こしょうなど、味のアクセントになる香辛料を使ったものを加えて、無理のない減塩につなげるとよいでしょう。

また、うま味のある玉ねぎやにんにく、さやいんげんやトマトなどは、いためると甘みが増し、塩、こしょうなどを少量使うだけでもおいしく味わうことができ、主菜の料理も引き立てます。

帰宅後の食事が午後9時をまわってしまう場合に、おなかがすいていて食べすぎてしまうか、反対に食事をせずに寝てしまうかのどちらかになりがちです。日常的にこのような状況が続く場合は、なるべく昼食にボリュームのあるおかずを食べるようにして、午後6〜7時ぐらいに、外食でもお弁当でもまたコンビニなどでも、油分の

少ないおにぎりやそばなど炭水化物系のものを食べておき、帰宅後に、お浸しやステイックサラダなどの野菜料理だけを食べるようにするとよいでしょう。このようにして、夕食は、比較的エネルギーも控えめにし、なるべく野菜や食物繊維の多い穀物などを中心にした食事を心がけると食べすぎを防ぐことができ、塩分の調節も楽になってきます。

家でリラックスしたいということでの晩酌は、だいたい1日20g程度のアルコール（ビールで500ml程度、ワインや日本酒は1合程度）は、肝臓で処理される時間が3～4時間ほどなので、この量を目安にして飲むとよいでしょう。

しかし、どうしてもビールなどは消化剤にもなり、また塩辛い料理がアルコールのつまみに合うので、塩分をおさえるときに

はむしろ「つまみ」を何にするかが問題になります。副菜には、にんにくでいためた野菜料理や山芋の酢の物など、塩分を減らしても楽しめるつまみを手作りするとよいでしょう。

また、食後のデザートとしてのくだものですが、食べすぎると、夕食後は中性脂肪が増えやすいので、夕食後はなるべく少量におさえることをおすすめします。

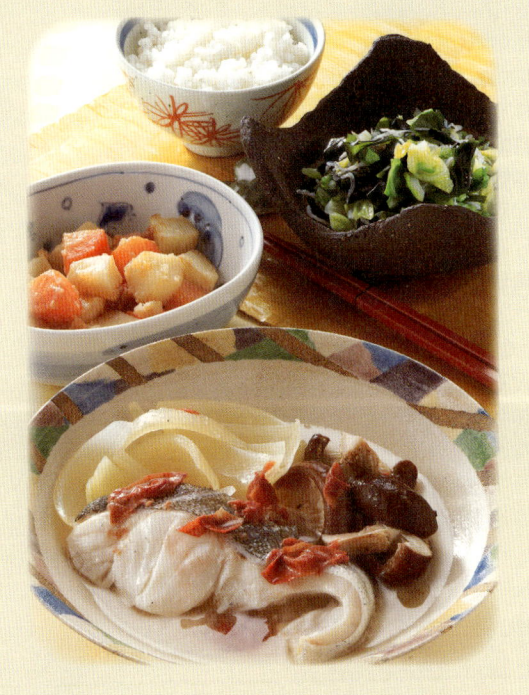

肉（牛肉）が主菜の夕食献立 1

牛肉のロールソテー献立

608kcal 塩分 **2.4g**

主菜●牛肉のロールソテー
副菜●きゅうりと貝の酢の物
汁物●ワンタン入りスープ
主食●ごはん

減塩ポイント
ロールソテーは牛肉に火を通してから、調味料をまわしかけて表面に味をつけます。酢の物には柑橘類のくだものの酸味を加えて、さっぱりと食べます。表面に調味料を煮からめると、少量の調味料でもしっかりとした味に感じることができます。

材料（2人分）

主菜●牛肉のロールソテー
- 牛もも薄切り肉……12枚（160g）
- えのきたけ…………1袋（100g）
- グリーンアスパラガス……120g
- サラダ油……………小さじ2
- a ┌ 酒・水…………各大さじ1⅓
  └ しょうゆ………小さじ2

副菜●きゅうりと貝の酢の物
- ┌ きゅうり…………1本（100g）
- └ 塩………………ミニスプーン½
- アオヤギ※……………60g
- わかめ（もどして）……100g
- 夏みかん………………60g
- ┌ 酢………………小さじ2
- └ しょうゆ………小さじ¼

※トリガイ、アカガイなど好みの具でもよい。

汁物●ワンタン入りスープ
- 大根……………………100g
- にんじん………………½本（60g）
- ゆで竹の子……………60g
- 小ねぎ…………………60g
- ワンタンの皮…………4枚
- b ┌ 干しエビ………4g
  │ 干しエビのもどし汁＋水2カップ
  └ 中国風スープのもと…小さじ⅓
- しょうゆ………………小さじ½
- 酒………………………小さじ1
- ごま油…………………小さじ½

主食●ごはん
- ごはん…………………280g

作り方

主菜●牛肉のロールソテー
❶アスパラガスはゆで、牛肉の幅と同じ長さに切る。えのきたけは石づきを除いて長さを半分にする。
❷牛肉を広げ、アスパラガスとえのきたけをそれぞれ別に⅙量ずつのせてぎゅっと巻く。
❸フライパンに油を熱し、②の巻き終わりを下にして並べ、焼く。
❹火が通ったら、aを合わせてまわしかけ、煮からめる。

副菜●きゅうりと貝の酢の物
❶きゅうりは薄い輪切りにして塩をふり、しんなりしたら水で洗って水けをよく絞る。
❷夏みかんは実をとり出し、半分にほぐす。
❸わかめは水けをよく絞って一口大に切る。
❹アオヤギは一口大に切る。
❺酢としょうゆを合わせ、材料全部をあえる。
★アオヤギはあえる前に、酢で洗う（酢洗い）とよい。

汁物●ワンタン入りスープ
❶干しエビはひたひたの湯につけてもどし（もどし汁はとっておく）、細かく刻む。
❷大根、にんじん、竹の子はそれぞれ2cm長さの拍子木切りにする。小ねぎは2cm長さに切る。
❸ワンタンの皮は半分に切り、端から5mm幅に切る。調理バサミで切るとよい。
❹なべに小ねぎ以外の野菜とbを入れて煮立て、弱火で煮る。
❺野菜がやわらかくなったら、③のワンタンの皮、小ねぎを加えて1～2分煮る。しょうゆと酒で調味し、ごま油を垂らして火を消す。

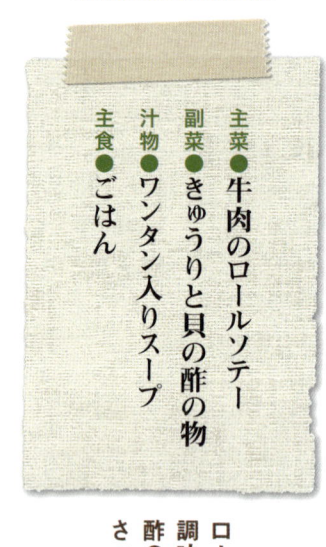

●主菜＝牛肉のロールソテー 239kcal（1.0g） ●主食＝ごはん（140g）235kcal（0g）

夕食献立例				
I	561kcal 2.4g	さやいんげんのおかか煮 27kcal（0.5g）p.100	野菜たっぷりのみそ汁 60kcal（0.9g）p.99	
II	579kcal 2.4g	大根とわかめのサラダ 58kcal（0.8g）p.91	衣かつぎ 47kcal（0.6g）p.92	

| 一日の献立例 | 1489kcal 6.3g | 朝 卵とキャベツの和風ココット献立 494kcal（1.4g）p.26 | 昼 梅そうめん献立 387kcal（2.5g）p.66 | 牛肉のロールソテー献立 608kcal（2.4g） |

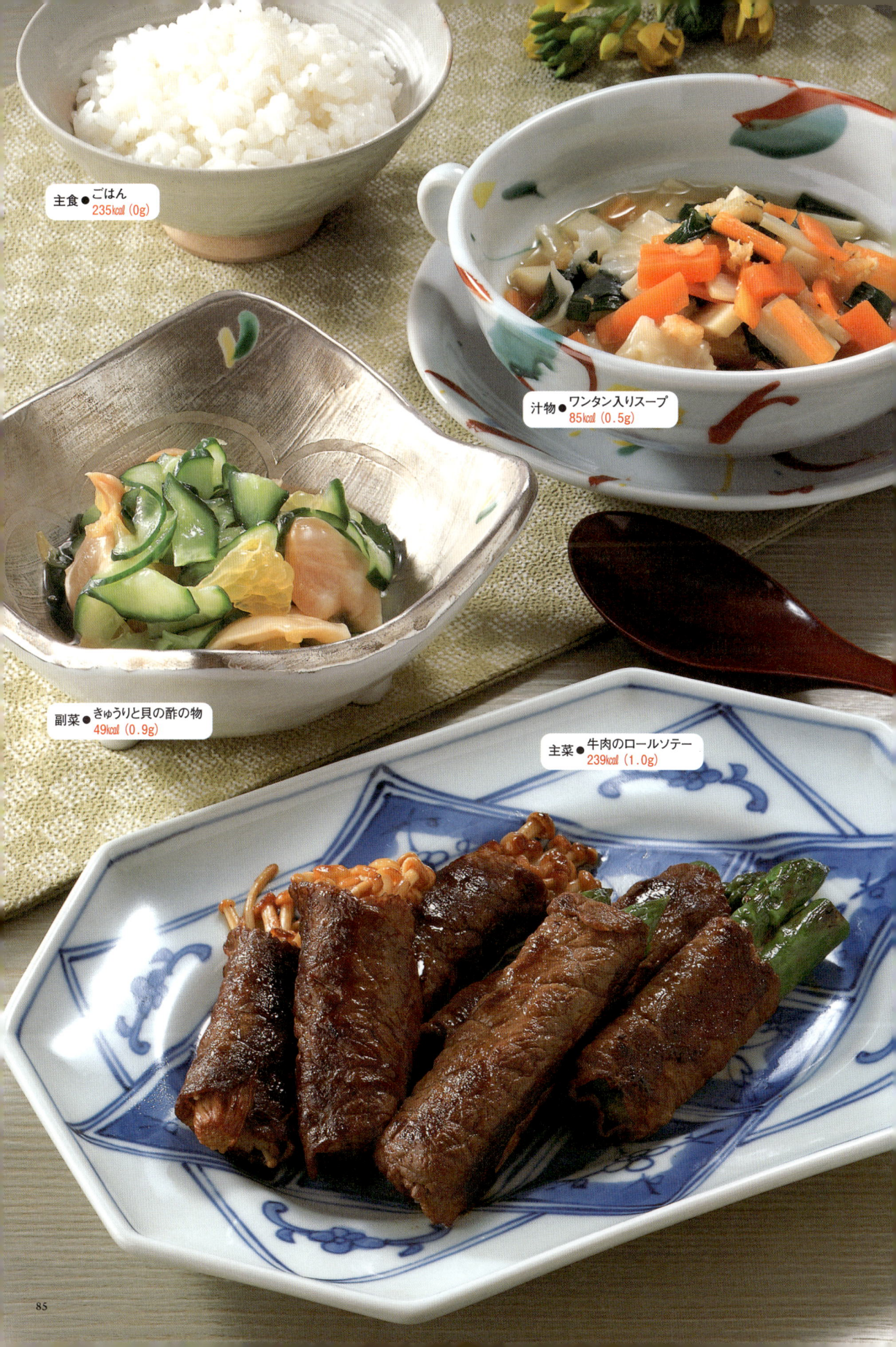

主食 ● ごはん
235kcal (0g)

汁物 ● ワンタン入りスープ
85kcal (0.5g)

副菜 ● きゅうりと貝の酢の物
49kcal (0.9g)

主菜 ● 牛肉のロールソテー
239kcal (1.0g)

青椒肉絲献立

肉(牛肉)が主菜の夕食献立 2

453kcal　塩分 2.2g

主菜●青椒肉絲
副菜●ハマグリの蒸し物
副菜●なすのにんにく風味
主食●ごはん

減塩ポイント

青椒肉絲は肉と野菜の切り方をそろえておくと仕上がりが美しく、しかも味が均一にまわります。ハマグリはカルシウムなどミネラルが期待できますが、塩分が高いので食べすぎには注意しましょう。

肉にかたくり粉をつけていためると、調味料がよくからまるので、少量の調味料でもむだなく味つけができます。

材料（2人分）

主菜●青椒肉絲
- 牛もも薄切り肉 ……………… 100g
- しょうゆ ……………… 小さじ⅓弱
- 酒 ……………… 小さじ½
- かたくり粉 ……………… 小さじ1
- ピーマン ……………… 4個(120g)
- ゆで竹の子 ……………… 60g
- サラダ油 ……………… 大さじ1
- 塩 ……………… ミニスプーン1
- こしょう ……………… 少量
- しょうゆ ……………… 小さじ⅔

副菜●ハマグリの蒸し物
- ハマグリ（殻つき） ……… 6〜8個(正味100g)
- 酒 ……………… 少量
- しょうが ……………… 1かけ
- 小ねぎ ……………… ½本
- a しょうゆ ……………… 小さじ¼
- 砂糖・ごま油 …… 各ミニスプーン2
- 酢 ……………… 小さじ1⅓

副菜●なすのにんにく風味
- なす ……………… 2個(160g)
- あえだれ
  - 赤とうがらし ……………… 1本
  - おろしにんにく …… 小さじ½弱
  - サラダ油 ……………… 小さじ2
  - 塩 ……………… ミニスプーン⅔
  - こしょう ……………… 少量

主食●ごはん
- ごはん ……………… 220g

作り方

主菜●青椒肉絲
❶牛肉は5〜6mm幅の細切りにしてボールに入れ、しょうゆ、酒、かたくり粉を加えて混ぜる。
❷ピーマンはへたと種を除き、縦に細切りにする。
❸竹の子はピーマンと同じ長さの細切りにする。
❹サラダ油を熱し、肉を入れてほぐしながら中火でいため、色が変わったら火を強めてピーマンと竹の子を加えていため、塩、こしょうで調味する。しょうゆをなべ肌に沿わせてジャッと流し入れ、手早くからめる。

副菜●ハマグリの蒸し物
❶ハマグリは海水くらいの塩水（3%塩分、分量外）につけ、冷暗所に2〜3時間おいて砂を吐かせ、水に5〜10分つけて余分な塩分を抜き、殻をこすり合わせてよく洗い、水けをきって器に入れ、酒をふる。
❷しょうがはせん切りにし、小ねぎは小口切りにする。
❸蒸気の上がった蒸し器にハマグリを器ごと入れて1〜2分蒸す。口が開いたらしょうがと小ねぎを散らしてさらに1〜2分蒸し、aをかける。

副菜●なすのにんにく風味
❶なすはへたの部分を切り落とし、縦半分に切ってから斜めに薄く切る。さっと洗って耐熱容器に入れ、ラップをして電子レンジで約3分加熱し、水けを絞る。
❷赤とうがらしは水につけてもどし、種を除いて小口切りにする。
❸あえだれの材料を混ぜ合わせ、①をあえて器に盛る。

●主菜＝青椒肉絲 176kcal (1.0g)　●主食＝ごはん(110g) 185kcal (0g)

夕食献立例			
I	507kcal 2.0g	なすのくずし豆腐かけ 90kcal (0.9g) p.120	きゅうりとセロリのサラダ 56kcal (0.1g) p.124
II	501kcal 2.7g	玉ねぎと油揚げの土佐煮 91kcal (1.0g) p.77	中国風卵スープ 49kcal (0.7g) p.153

一日の献立例 1464kcal 5.9g　朝 ココット献立 452kcal (1.7g) p.40　昼 焼き肉丼献立 559kcal (2.0g) p.63　夕 青椒肉絲献立 453kcal (2.2g)

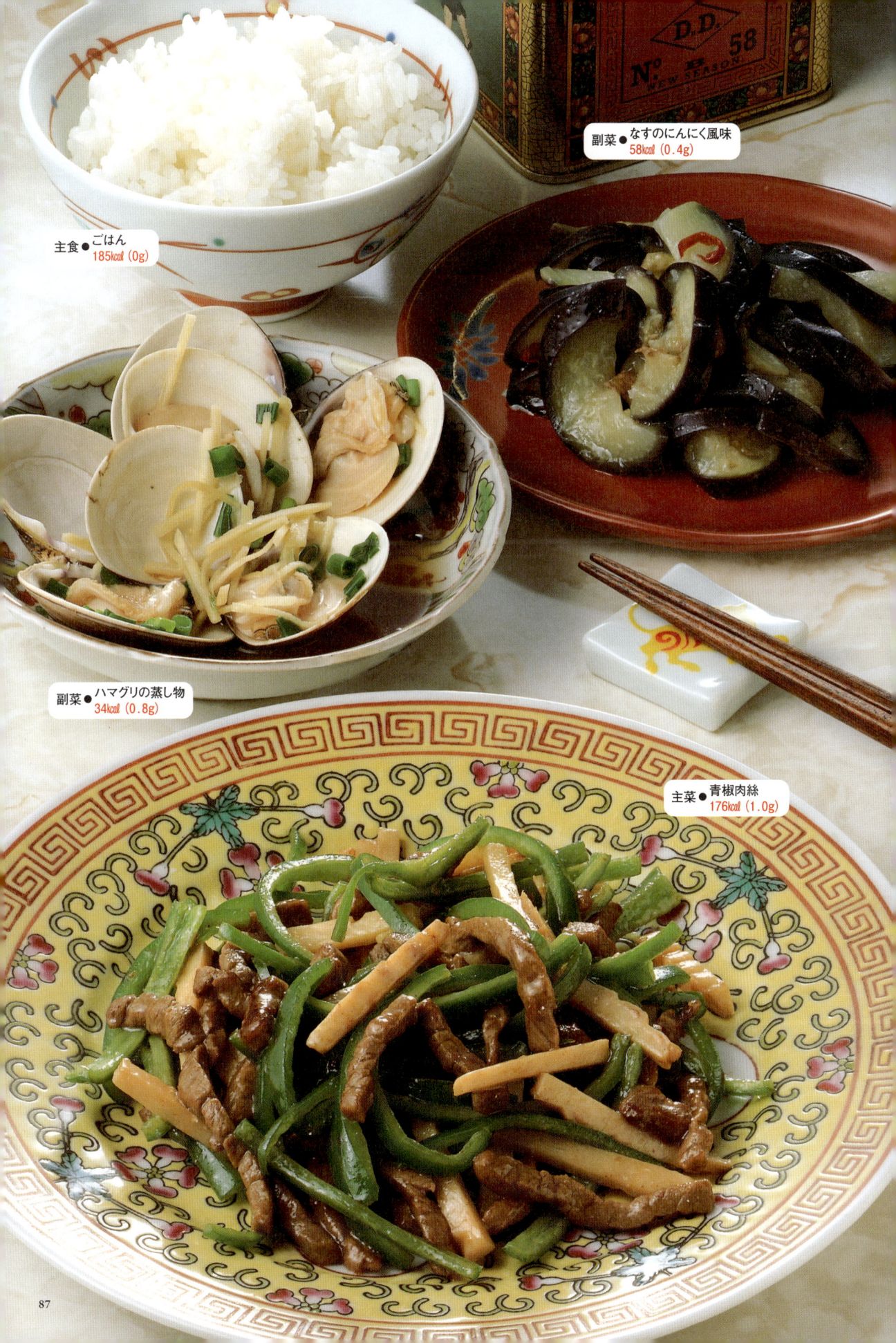

副菜● なすのにんにく風味
58kcal（0.4g）

主食● ごはん
185kcal（0g）

副菜● ハマグリの蒸し物
34kcal（0.8g）

主菜● 青椒肉絲
176kcal（1.0g）

肉(牛肉)が主菜の夕食献立 **3**

547kcal
塩分 **(2.5g)**

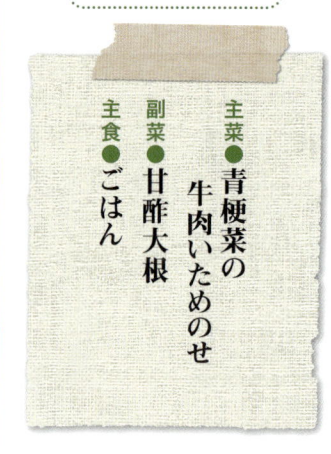

主菜 ● 青梗菜の牛肉いためのせ
副菜 ● 甘酢大根
主食 ● ごはん

青梗菜の牛肉いためのせ献立

主食 ● ごはん 277kcal (0g)
副菜 ● 甘酢大根 21kcal (0.6g)
主菜 ● 青梗菜の牛肉いためのせ 249kcal (1.9g)

主菜は中国料理らしいこってりとした味つけの料理です。組み合わせる料理はあっさりとしたものにしましょう。

塩分チェック ⑩ オイスターソース、コチュジャン

オイスターソースは別名かき油、蠔油。カキの身をすりつぶし、水と塩を加えて長期発酵させ、浮いた油を集めたものです。いため物や煮物などに少量加えて味にこくを出します。一般に広東料理によく使われます。塩分は11.4％。

コチュジャンは韓国風とうがらしみそ。大麦の粉（麦芽粉）にもち米粉、麹、粉とうがらし、塩を加えて作ります。そら豆から作る中国風とうがらしみそ、豆板醤（17.8ｇ塩分）と比べると塩分も低く、若干辛味が弱くて甘味があります。塩分は7.5％。

減塩ポイント

牛肉いためは塩分が高めなので量は少なめにし、青梗菜をたっぷり添えてボリュームを出します。

材料（2人分）

主菜●青梗菜の牛肉いためのせ

青梗菜	4株(400g)
a 中国風ブイヨン(19ページ)	2カップ
サラダ油	小さじ2
塩	ミニスプーン2
牛もも薄切り肉	140g
ねぎ	2本(140g)
にんにく	小1かけ
ごま油・オイスターソース・コチュジャン・砂糖	各小さじ2
しょうゆ	小さじ1
酒	大さじ2
いり白ごま	少量

副菜●甘酢大根

大根	80g
にんじん	40g
甘酢 酢	大さじ1
砂糖	小さじ½
塩	ミニスプーン1

主食●ごはん

ごはん	330g

作り方

主菜●青梗菜の牛肉いためのせ

❶青梗菜は株のまま軸と葉の部分に切り分け、軸は縦に4～6つ割りにする。

❷aを煮立て、青梗菜を軸、葉の順に入れてゆで、ざるにあげて湯をよくきる。器の中央に葉の部分を平らに盛り、まわりに軸をきれいに並べる。

❸牛肉は5cm幅に切る。ねぎは斜めに切り、にんにくは薄く切る。

❹ごま油を熱してねぎとにんにくをいため、香りが立ってきたら肉を加えていためる。色が変わったらオイスターソース、コチュジャン、砂糖、しょうゆ、酒を加えて手早くいため合わせ、❷の器の青梗菜の葉の上に盛る。肉の上にごまをふる。

副菜●甘酢大根

❶大根とにんじんは皮をむき、薄いいちょう切りにする。

❷甘酢の調味料を合わせてよく混ぜ、砂糖と塩がとけたら大根とにんじんを入れてあえる。

★大根の代わりにかぶでもOK。

● 主菜＝青梗菜の牛肉いためのせ 249kcal (1.9g) ● 主食＝ごはん(165g) 277kcal (0g)

夕食献立例			
Ⅰ	548kcal 2.7g	●野菜の浸し漬け	22kcal (0.8g) p.148
Ⅱ	565kcal 2.8g	●わかめとえのきたけのスープ煮	39kcal (0.9g) p.139

| 一日の献立例 | 1609kcal 5.8g | 朝 ピリ辛肉みそがゆ献立 488kcal (1.8g) p.33 | 昼 鶏肉の衣揚げ献立 574kcal (1.5g) p.65 | 夕 青梗菜の牛肉いためのせ献立 547kcal (2.5g) |

88

ビーフストロガノフ献立

肉(牛肉)が主菜の夕食献立 4

541kcal　塩分 1.7g

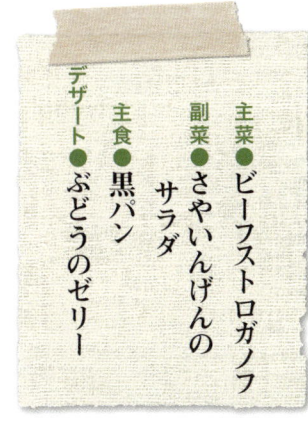

- 主菜●ビーフストロガノフ
- 副菜●さやいんげんのサラダ
- 主食●黒パン
- デザート●ぶどうのゼリー

薄切り肉ではなく、かたまりのもも肉を切って作ったビーフストロガノフは肉を食べた、という満足感があります。

- 主食●黒パン　158kcal (0.7g)
- デザート●ぶどうのゼリー　73kcal (0g)
- 副菜●さやいんげんのサラダ　79kcal (0.1g)
- 主菜●ビーフストロガノフ　231kcal (0.9g)

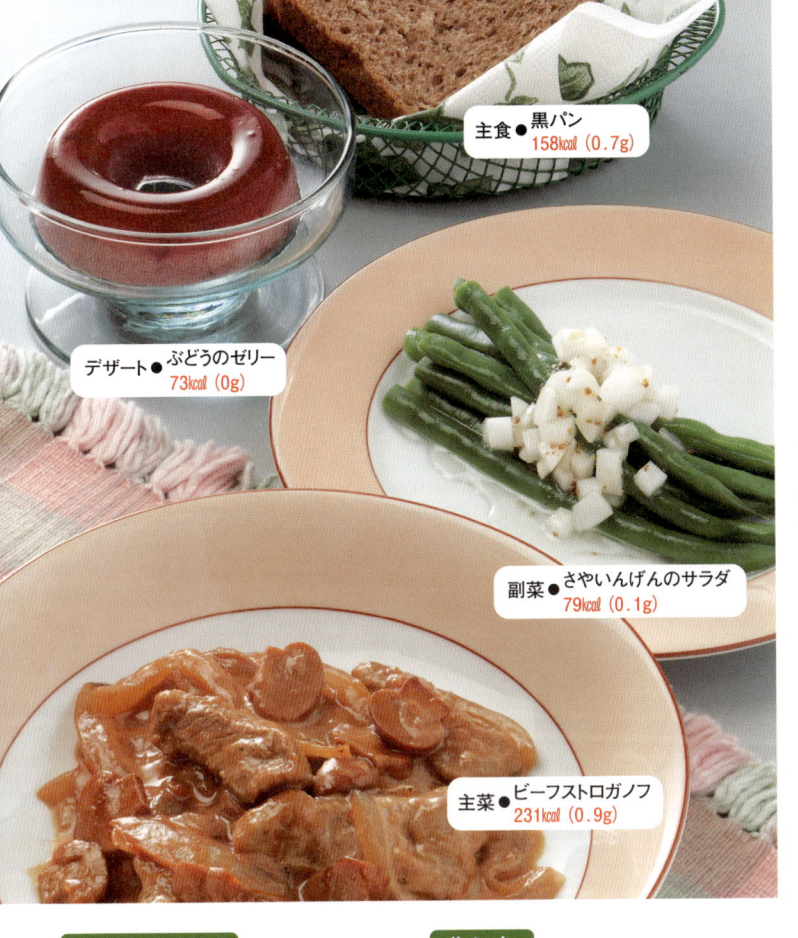

減塩ポイント

香辛料は使用量は少ないのですが、練りがらし(7.4％塩分)、練りわさび(6.1％塩分)や粒マスタード(4.1％塩分)は塩分を含んでいることを知っておきましょう。

材料(2人分)

主菜●ビーフストロガノフ
- 牛もも肉……110g
- 塩……ミニ½
- あらびき黒こしょう……少量
- 小麦粉……大さじ1
- 玉ねぎ 100g　マッシュルーム 50g
- サラダ油……大さじ1
- 赤ワイン・トマトケチャップ・ヨーグルト……各大さじ2

副菜●さやいんげんのサラダ
- さやいんげん……100g
- 玉ねぎ……小⅙個(30g)
- サラダ油・酢……各大さじ1
- 粒マスタード……小さじ½

主食●黒パン
- 黒パン……120g

デザート●ぶどうのゼリー
- ゼラチン……3g　水……大さじ1
- 水……¼カップ　砂糖……20g
- ぶどうジュース……½カップ
- レモンの搾り汁……⅛個分

作り方

主菜●ビーフストロガノフ

❶牛もも肉は小指くらいの太さに切り、塩と黒こしょうをふり、10分ほどおいて下味をつけ、小麦粉をまぶす。

❷玉ねぎは縦半分に切り、5～6mm幅に切る。

❸マッシュルームは石づきを除き、薄切りにする。

❹なべに油を熱し、牛肉をさっといためて一度とり出す。

❺❹のなべで玉ねぎを透明になるまでいため、マッシュルームを加えてさらにいためる。

❻赤ワインとトマトケチャップを加えて4～5分煮、牛肉を戻し、ヨーグルトを加えて5分ほど煮る。

副菜●さやいんげんのサラダ

❶さやいんげんは筋をとり、色よくゆでて水をかけてさます。

❷玉ねぎはあらいみじん切りにしてふきんに包み、流水をかけながらさらし、辛味をとる。

❸油、酢、マスタードを混ぜ合わせ、玉ねぎを加える。

❹器にいんげんを水けをふいて盛り、❸のドレッシングをかける。

デザート●ぶどうのゼリー

❶ゼラチンは分量の水にふり込んでしとらせておく。

❷なべに水と砂糖を入れ、火にかけて煮とかし、火から下ろして❶を加え、混ぜながら完全にとかす。

❸ぶどうジュースとレモンの搾り汁を加え、あら熱をとる。

❹❸が冷めて濃度がついてきたら半量を型2つに流し入れる。

❺残りを泡立て器でかき混ぜて空気を入れ、うすい藤色にして❹の上に流し入れ、冷やしかためる。

❻型から出して器に盛る。

★型の周囲にぬるま湯をかけるととり出しやすくなる。

塩分データ

おもな材料1人分の塩分

トマトケチャップ(大さじ1)	0.6g
黒パン(60g)	0.8g

夕食献立例

I	519kcal 1.9g	●主菜=ビーフストロガノフ 231kcal (0.9g)　●ブロッコリーのサラダ 87kcal (0.3g) p.127	●主食=黒パン(60g) 158kcal (0.7g)　●りんご(80g) 43kcal (0g)
II	616kcal 2.3g	●サラダ菜のサラダ 103kcal (0.7g) p.102	●かぼちゃのシナモン風味ソテー 124kcal (0g) p.97

一日の献立例　1480kcal 5.3g　朝 タイ風おかゆ献立 478kcal (1.7g) p.32　昼 ホットサンド献立 461kcal (1.9g) p.64　夕 ビーフストロガノフ献立 541kcal (1.7g)

肉(牛肉)が主菜の夕食献立 5

ビーフシチュー献立

701kcal　塩分 2.1g

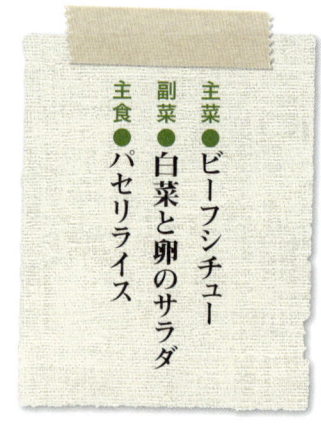

- 主食 ● パセリライス　184kcal (0g)
- 副菜 ● 白菜と卵のサラダ　107kcal (0.7g)
- 主菜 ● ビーフシチュー　410kcal (1.4g)

主菜 ● ビーフシチュー
副菜 ● 白菜と卵のサラダ
主食 ● パセリライス

市販のドミグラスソースを使わずに作るライト感覚のビーフシチューです。小麦粉を焦がして作るブラウンソースでこくを出します。低塩をこくがカバーしてくれます。

減塩ポイント

市販品のドミグラスソースやシチュールーは塩分を含んでいるので、手作りすると塩分の調整が可能で、減塩しやすくなります。

材料（2人分）

主菜 ● ビーフシチュー

牛肩肉	150g
黒こしょう	少量
玉ねぎ	½個(100g)
にんじん	⅔本(80g)
じゃが芋	大1個(150g)
ブロッコリー	⅙個(50g)
サラダ油	大さじ1
トマトピュレ	¼カップ
ブイヨン(固形ブイヨン⅔個+水)	2カップ
バター(無塩)	小さじ2½
小麦粉	大さじ2
ウスターソース	大さじ1

副菜 ● 白菜と卵のサラダ

白菜	150g
卵	1個
サラダ油・酢	各大さじ1
塩	ミニさじ1

主食 ● パセリライス

胚芽精米ごはん	220g
パセリのみじん切り	大さじ1

作り方

主菜 ● ビーフシチュー

❶牛肉は一口大に切り、黒こしょうをふる。
❷玉ねぎはくし形に切る。
❸にんじんは長さを2～3本に切り、それぞれ4～6つ割りにする。角を除いて面とりをする。
❹じゃが芋は4つに切る。
❺ブロッコリーは小房に分けてためにゆでておく。
❻フライパンに油を熱して玉ねぎをいため、きつね色になったら煮込むなべに移す。
❼あいたフライパンで牛肉の両面をさっと焼き、⑥のなべに移す。
❽トマトピュレとブイヨンを加え、強めの中火で煮る。アクが浮いてきたら火を弱め、アクをとり除きながら10分煮込む。
❾にんじんとじゃが芋を加え、ひと煮する。
❿肉を焼いたフライパンにバターをとかし、小麦粉をふり入れて茶色い焦げ色をつけながらいためてブラウンソースのルーを作る。
⓫⑨の煮汁でルーをのばしてなべに加え、約20分煮込む。
⓬仕上げにウスターソースとブロッコリーを加える。

副菜 ● 白菜と卵のサラダ

❶白菜の軸は7cm長さの棒状に切り、葉はざく切りにする。
❷卵はゆでて黄身は裏ごしし、白身は薄切りにする。
❸ドレッシングの材料を混ぜ合わせる。
❹白菜と卵の白身をドレッシングであえて器に盛り、②の黄身をかける。

主食 ● パセリライス

炊きたてのごはんにパセリのみじん切りを混ぜる。

塩分データ

おもな材料1人分の塩分

トマトピュレ (⅛カップ)	0.1g
ウスターソース (大さじ½)	0.7g
固形ブイヨン (⅙個)	0.5g

夕食献立例

● 主菜 = ビーフシチュー 410kcal (1.4g)

Ⅰ	561kcal 2.4g	うどとラディッシュのサラダ 72kcal (0.6g) p.105	小型食パン(30g) 70kcal (0.4g) p.121	
Ⅱ	543kcal 2.0g	細切り野菜 21kcal (0g) p.53	フランスパン(40g) 112kcal (0.6g) p.127	

一日の献立例

1620kcal 6.3g	朝 半熟卵献立 516kcal (2.2g) p.41	昼 焼きうどん献立 403kcal (2.0g) p.69	夕 ビーフシチュー献立 701kcal (2.1g)

豚ヒレ肉と野菜の網焼き献立

503kcal 塩分 **2.0g**

肉（豚肉）が主菜の夕食献立 **6**

- 主菜●豚ヒレ肉と野菜の網焼き
- 副菜●せりと油揚げの煮浸し
- 副菜●大根とわかめのサラダ
- 主食●ごはん

豚肉と野菜に、酒と塩を合わせたものをはけで塗りながら焼きます。盛りつけるときに、レモンを肉の間にはさんで風味をつけます。野菜は焦げの風味で食べます。煮浸しは油揚げでこくを出して。サラダにはトッピングにサクラエビを使って香ばしさをプラスします。

主菜●豚ヒレ肉と野菜の網焼き 160kcal (0.9g)
副菜●大根とわかめのサラダ 58kcal (0.8g)
副菜●せりと油揚げの煮浸し 50kcal (0.3g)
主食●ごはん 235kcal (0g)

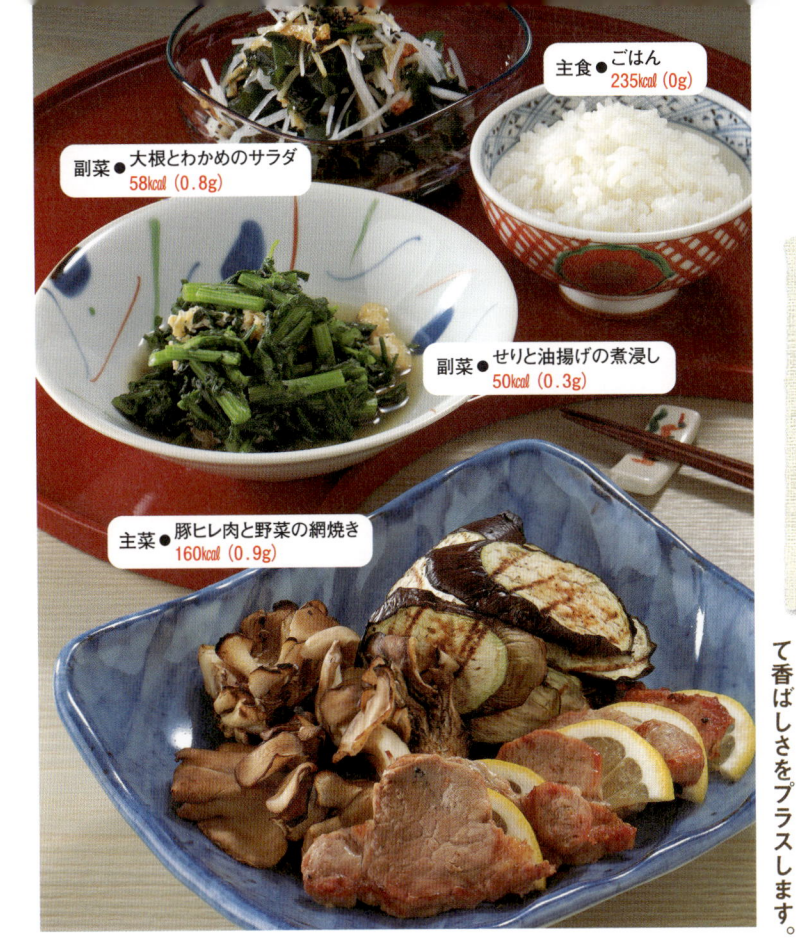

材料（2人分）

主菜●豚ヒレ肉と野菜の網焼き
- 豚ヒレ肉 …………………… 200g
- まいたけ …………………… 140g
- なす ……………………… 2本(200g)
- 酒 … 大さじ1⅓　塩 … 小さじ⅓
- レモンの薄い半月切り …… ½個分

副菜●せりと油揚げの煮浸し
- せり…160g　油揚げ…½枚(15g)
- だし … ½カップ　酒 … 小さじ2
- しょうゆ ………………… 小さじ⅔

副菜●大根とわかめのサラダ
- 大根 ……………………………… 140g
- わかめ（もどして） …………… 100g
- サクラエビ ………………………… 6g
- ドレッシング
  - 酢 ……………………… 小さじ1
  - サラダ油 ……………… 小さじ1
  - しょうゆ ……………… 小さじ⅔
  - 練りがらし ………………… 少量
- いり黒ごま ……………… 小さじ½

主食●ごはん
- ごはん …………………………… 280g

作り方

主菜●豚ヒレ肉と野菜の網焼き
❶なすは斜めに5mm厚さに切り、水にさらしてアクを抜き、水けをよくきる。
❷まいたけは石づきを除いて小房に分ける。
❸豚ヒレ肉は3〜5mm厚さに切る。
❹酒と塩を合わせる。
❺焼き網を熱し、豚肉、なす、まいたけをのせて強火で焼く。④をはけでさっと塗りながら、こんがりと焦げ目がつくまで焼く。
❻器に豚肉とレモンの薄切りを交互に並べて盛り、なすとまいたけを盛り合わせる。

副菜●せりと油揚げの煮浸し
❶油揚げは熱湯に通して油抜きをし、水けを絞って短冊に切る。
❷せりは3〜4cm長さに食べやすく切る。
❸なべにだしと酒、しょうゆを煮立て、油揚げをさっと煮、せりを加え、強火でしんなりするまで箸でかき混ぜながら煮る。

副菜●大根とわかめのサラダ
❶わかめは水けをよく絞って食べやすく切る。
❷大根は4cm長さのせん切りにする。
❸ドレッシングの材料を混ぜ合わせる。
❹わかめと大根、サクラエビをドレッシングであえる。
❺器に盛って黒ごまをふりかける。

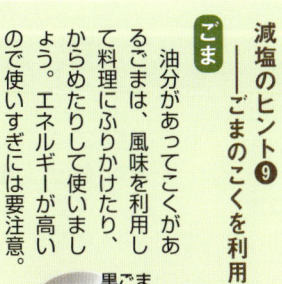

減塩ポイント
献立の中で、味や香りのバリエーションをつけて、それぞれの味わいを楽しみながら食べましょう。

減塩のヒント⑨ ごま —ごまのこくを利用する
油分があってこくがあるごまは、風味を利用して料理にふりかけたり、からめたりして使いましょう。エネルギーが高いので使いすぎには要注意。

黒ごま　すりごま　白ごま　いりごま (599kcal／100g)

夕食献立例					
	●主菜＝豚ヒレ肉と野菜の網焼き 160kcal (0.9g)		●主食＝ごはん (140g) 235kcal (0g)		
I	433kcal 1.9g	なすといんげんのさっと煮	29kcal (0.3g) p.66	とろろ昆布のすまし汁	9kcal (0.7g) p.35
II	448kcal 1.5g	きゅうりもみ	22kcal (0.3g) p.52	卵スープ	31kcal (0.3g) p.92

| 一日の献立例 | 1447kcal 6.2g | 朝 温泉卵献立 | 496kcal (2.1g) p.28 | 昼 冷やし中華献立 | 448kcal (2.1g) p.72 | 豚ヒレ肉と野菜の網焼き献立 | 503kcal (2.0g) |

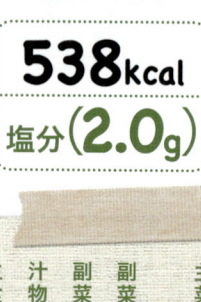

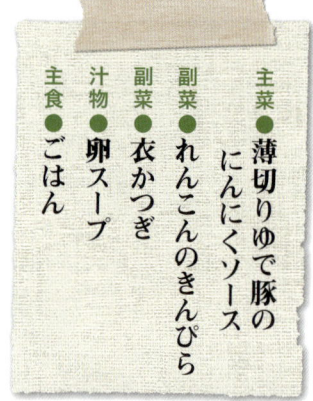

薄切りゆで豚のにんにくソース献立

肉（豚肉）が主菜の夕食献立 **7**

538kcal 塩分 **2.0g**

- 主菜 ● 薄切りゆで豚のにんにくソース
- 副菜 ● れんこんのきんぴら
- 副菜 ● 衣かつぎ
- 汁物 ● 卵スープ
- 主食 ● ごはん

- 主食 ● ごはん 185kcal (0g)
- 副菜 ● れんこんのきんぴら 96kcal (0.5g)
- 汁物 ● 卵スープ 31kcal (0.3g)
- 副菜 ● 衣かつぎ 47kcal (0.6g)
- 主菜 ● 薄切りゆで豚のにんにくソース 179kcal (0.6g)

豚肉のしゃぶしゃぶ風。にんにくの風味がきいたたれをつけながら食べます。里芋は塩なしで食べてそのままのおいしさを味わいましょう。

材料（2人分）

主菜 ● 薄切りゆで豚のにんにくソース

材料	分量
豚もも薄切り肉	180g
白菜2枚(200g)	にら1束(100g)
にんにくソース ねぎ	½本(40g)
にんにく	1かけ(5g)
しょうゆ	小さじ1⅓
酢 小さじ2	砂糖 小さじ1

副菜 ● れんこんのきんぴら

材料	分量
れんこん	½節(100g)
にんじん	½本(60g)
サラダ油・酒	各小さじ2
しょうゆ 小さじ1	砂糖 小さじ1⅓

副菜 ● 衣かつぎ

材料	分量
里芋	小6個(160g)
いり黒ごま 少量	塩 ミニさじ1

汁物 ● 卵スープ

材料	分量
卵	½個(25g)
ねぎ	½本(40g)
豚肉のゆで汁	1カップ
酒 小さじ2	塩 ミニさじ½

主食 ● ごはん

ごはん……220g

作り方

主菜 ● 薄切りゆで豚のにんにくソース

❶ねぎとにんにくはみじん切りにし、ソースのほかの材料と混ぜ合わせる。

❷なべにたっぷりの湯を沸かし、まず、にらをさっとゆでてとり出し、次に白菜をゆでる。にらは4～5cm長さに切り、白菜は食べやすい大きさにざく切りにする。

❸②の湯に豚肉を1枚ずつ入れてゆで、ざるにあげて食べやすく切る（ゆで汁はスープに使う）。

❹器に豚肉と野菜を盛り、①のソースを添える。

副菜 ● れんこんのきんぴら

❶れんこんとにんじんは薄い半月切りかいちょう切りにし、れんこんは水にさらしてアクを抜く。

❷なべに油を熱し、水けをよくきったれんこん、にんじんをいため、酒と水少量をふってふたをし、中火で蒸しいためにする。

❸しょうゆに水小さじ2を加え、②にさっとまわしかけて味をからめ、最後に砂糖をふって照りをつけて仕上げる。

★油が少ないので、さっといためたらふたをし、蒸すようにして火を通す。

副菜 ● 衣かつぎ

❶里芋は上下を少し切り落とし、蒸し器で蒸す。または耐熱皿に並べてラップをし、電子レンジで4～6分加熱する。竹串がすっと通るくらいにやわらかくする。

❷器に盛ってごまと塩をふる。

汁物 ● 卵スープ

❶ねぎは斜め薄切りにする。

❷ゆで豚のゆで汁をなべに入れて煮立て、ねぎと酒を加えて塩で調味する。

❸ときほぐした卵を流し入れて火を消す。

減塩ポイント

減塩料理は、じつは食材そのものの味がいちばん味わえる料理です。よく噛んでゆっくり食べてみてください。

夕食献立例					
	●主菜=薄切りゆで豚にんにくソース 179kcal (0.6g)		●主食=ごはん(110g) 185kcal (0g)		
I	507kcal 2.3g	根菜の含め煮 134kcal (1.0g) p.125		とろろ昆布のすまし汁 9kcal (0.7g) p.36	
II	495kcal 1.8g	せりと油揚げの煮浸し 50kcal (0.3g) p.91		ひき肉入りコーンスープ 81kcal (0.9g) p.112	
一日の献立例	1424kcal 5.0g	朝 ポーチドエッグ献立 429kcal (1.8g) p.30	昼 スパゲティボンゴレ献立 457kcal (2.0g) p.71	夕 薄切りゆで豚のにんにくソース献立 538kcal (2.0g)	

肉(豚肉)が主菜の夕食献立 8

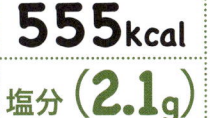

豚肉とれんこんのあえ物献立

555kcal　塩分 2.1g

主菜●豚肉とれんこんのあえ物
副菜●くず豆腐
副菜●かぼちゃとこんにゃくのごま風味あえ
主食●ごはん

熱したごま油に赤とうがらしを入れて加熱すると辛味成分が油に溶出します。この性質を利用したのが辣油（らーゆ）です。

主食●ごはん 185kcal (0g)
副菜●くず豆腐 102kcal (0.7g)
副菜●かぼちゃとこんにゃくのごま風味あえ 80kcal (0.4g)
主菜●豚肉とれんこんのあえ物 188kcal (1.0g)

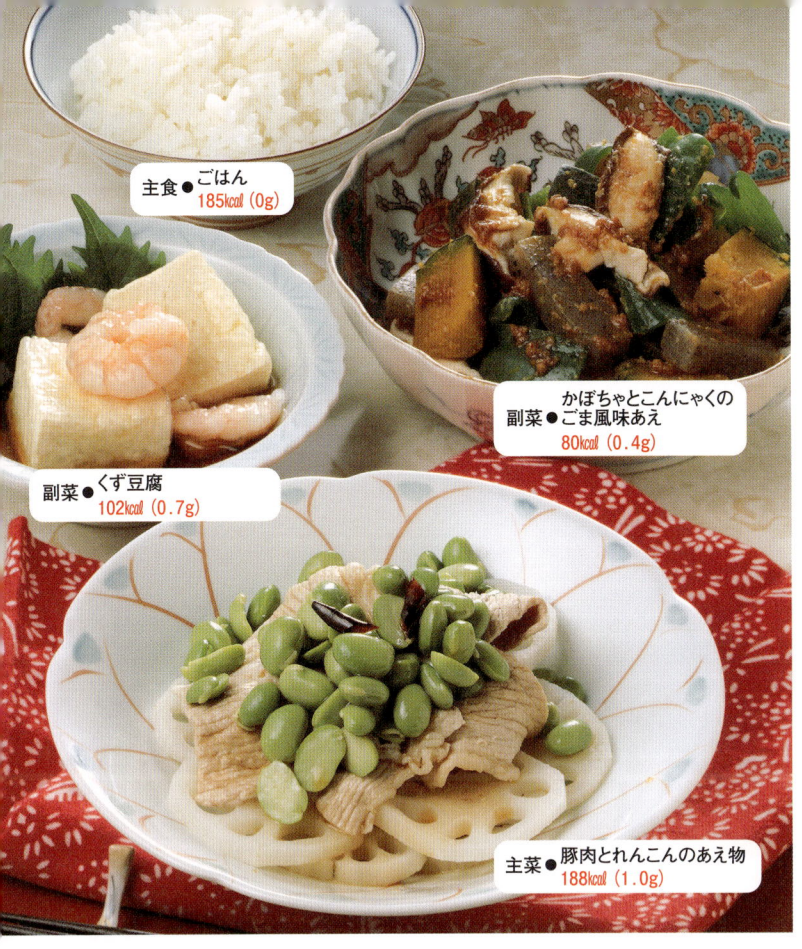

減塩ポイント
辛味成分は減塩を手助けしてくれます。夏の暑い時季でも冬の寒い時季でもピリ辛味は好まれます。

材料（2人分）

主菜●豚肉とれんこんのあえ物
- 豚もも薄切り肉（脂身のない部分）100g
- れんこん 120g
- 枝豆（ゆでてさやから出す） 1/2カップ
- 赤とうがらし 1本
- ごま油 小さじ1/2　酢 大さじ2
- しょうゆ 小さじ2　砂糖 小さじ1

副菜●くず豆腐
- もめん豆腐 2/5丁(120g)
- むきエビ 6尾(30g)
- かたくり粉 大さじ1
- みりん 大さじ1 1/2　しょうゆ 小さじ1 1/3
- だし(19ページ) 1/2カップ
- 青じそ 4枚

副菜●かぼちゃとこんにゃくのごま風味あえ
- かぼちゃ 120g　こんにゃく 1/4枚(60g)
- ピーマン 2個(60g)
- 生しいたけ 2枚(20g)
- 白ごま 大さじ1/2　しょうゆ 小さじ1
- こしょう 少量

主食●ごはん
- ごはん 220g

作り方

主菜●豚肉とれんこんのあえ物

❶豚肉は一口大に切り、1切れずつ沸騰湯に入れてゆで、ざるにあげて湯をきる。

❷れんこんは皮をむいて5mm厚さの輪切りにし、水に10分ほどさらしてアクを抜く。なべに水適量、酢少量（分量外）、れんこんを入れて中火にかけ、煮立ったらざるにあげて湯をきる。

❸赤とうがらしは種を除いて斜めに切り、熱したごま油でいため、黒ずんできたら火を消し、酢、しょうゆ、砂糖を加えて混ぜる。

❹器にれんこん、豚肉、枝豆を順に盛り、❸をかける。

副菜●くず豆腐

❶豆腐は水けをきってやっこに切る。エビは背わたを除いて殻を除く。

❷豆腐にかたくり粉をまぶして沸騰湯でゆでる。エビも同様にし、ともに冷やす。

❸小なべにみりんを入れて火にかけ、アルコール分をとばす。しょうゆとだしを加えてひと煮立ちさせ、冷やす。

❹器に青じそを敷いて豆腐とエビを盛り、❸のつゆを張る。

副菜●かぼちゃとこんにゃくのごま風味あえ

❶かぼちゃは種とわたを除いて食べやすい大きさに切る。

❷こんにゃくは6〜7mm角の拍子木に切る。

❸ピーマンは種とへたを除いて食べやすい大きさに切る。しいたけは軸を除いて5mm幅に切る。

❹たっぷりの湯を沸かしてピーマンをゆで、とり出して湯をきる。同じ湯でしいたけ、かぼちゃ、こんにゃくを順にゆでてはとり出し、湯をきる。

❺ごまは香ばしくいって半ずりにする。

❻❹、ごま、しょうゆ、こしょうを合わせてあえる。

夕食献立例	I 480kcal 2.1g	搾菜豆腐 70kcal (0.5g) p.114	小松菜のごま酢あえ 37kcal (0.6g) p.149	●主菜＝豚肉とれんこんのあえ物 188kcal (1.0g)　●主食＝ごはん(110g) 185kcal (0g)
	II 519kcal 2.1g	福袋煮 111kcal (0.5g) p.94	クレソンとしいたけのにんにくいため 35kcal (0.6g) p.141	
一日の献立例	1513kcal 6.3g	朝 和風オムレツ献立 510kcal (2.1g) p.29	昼 冷やし中華献立 448kcal (2.1g) p.72	夕 豚肉とれんこんのあえ物献立 555kcal (2.1g)

肉(豚肉)が主菜の夕食献立 9

なすと豚肉のいため物献立

547 kcal　塩分 **2.0g**

主菜 ● なすと豚肉のいため物
副菜 ● 福袋煮
副菜 ● ほうれん草となめこのあえ物
主食 ● ごはん

なすを油で揚げてからいためるので脂質が多くなります。組み合わせる料理は油を使わない料理にしましょう。

主食 ● ごはん　185kcal (0g)
副菜 ● ほうれん草となめこのあえ物　30kcal (0.4g)
副菜 ● 福袋煮　111kcal (0.5g)
主菜 ● なすと豚肉のいため物　221kcal (1.1g)

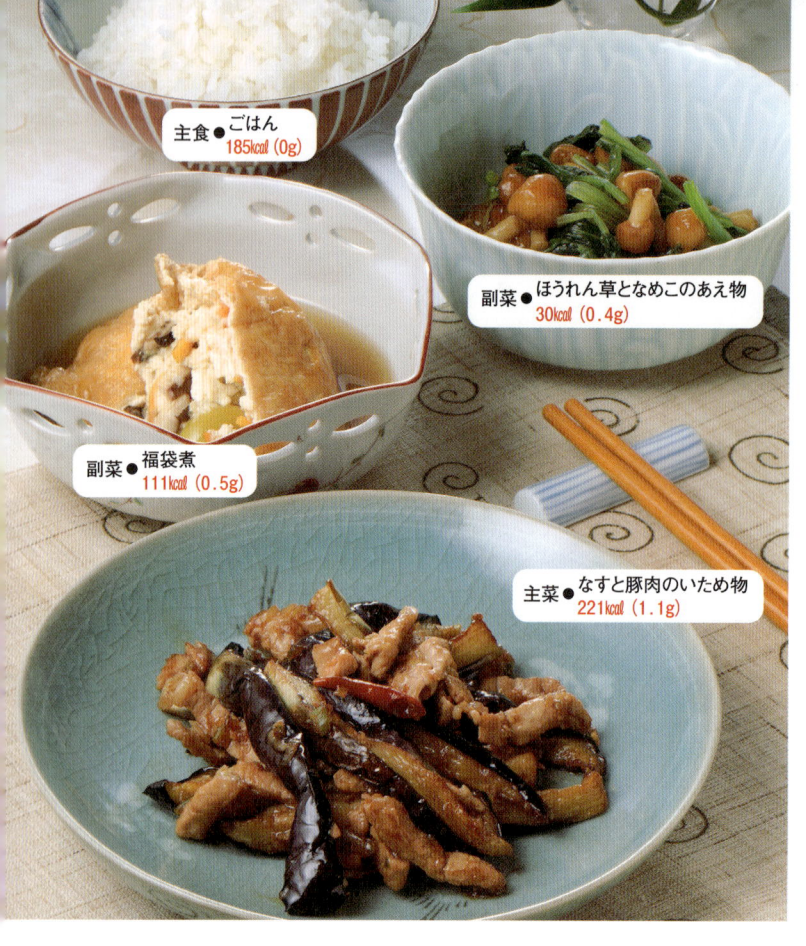

減塩ポイント
福袋煮に使う豆腐はしっかり水きりしましょう。水分が多く残っていると、味つけがよりうすく感じてしまいます。

材料（2人分）

主菜 ● なすと豚肉のいため物
- なす小3個(200g)　揚げ油 適量
- 豚もも薄切り肉(脂身のない部分) 60g
- ねぎ……………………………… 20g
- しょうが・にんにく…… 各½かけ
- 赤とうがらし………………… ½本
- a｛ごま油・砂糖…… 各小さじ1
   　しょうゆ小さじ2　塩… ミニさじ⅓

副菜 ● 福袋煮
- 油揚げ………………… 1枚(30g)
- 具
  - もめん豆腐………… ⅕丁(60g)
  - にんじん……………………… 10g
  - 生しいたけ………… 1枚(10g)
  - きくらげ…………………… 少量
  - ぎんなん…… 大2粒(5g)
  - 長芋… 24g　卵…… 小¼個
- 煮汁
  - だし(19ページ)………… 1カップ
  - 砂糖・しょうゆ…… 各小さじ1

副菜 ● ほうれん草となめこのあえ物
- ほうれん草…………………… 150g
- なめこ………………………… 60g
- あえ衣｛酢…大さじ1　砂糖…小さじ1
        　しょうゆ ミニさじ2　塩 ミニさじ⅓

主食 ● ごはん
- ごはん………………………… 220g

作り方

主菜 ● なすと豚肉のいため物
❶なすはへたを除き、1個を縦に6〜8等分に切る。180℃に熱した揚げ油で切り口が色づく程度に揚げ、ペーパータオルにとって油をよくきる。
❷豚肉は1cm幅に切る。
❸ねぎ、しょうが、にんにくはあらみじんに切り、赤とうがらしは種を除いて斜めに半分に切る。
❹ごま油を熱して③をいため、肉を加えていため、色が変わったらなすとaの調味料を加えていため合わせる。

副菜 ● 福袋煮
❶油揚げはすりこ木で軽くたたき、熱湯をかけて油抜きし、長いほうの辺を半分に切って袋状に開く。
❷豆腐はペーパータオルに包んで重石をして水けをきり、つぶす。
❸にんじんは皮をむいてせん切り、しいたけは軸を除いて薄く切る。
❹きくらげは水でもどして石づきを除き、さっとゆでてせん切りにする。ぎんなんは殻を除き、ゆでながら薄皮をむく。長芋は皮をむいてすりおろす。
❺②③④と卵を混ぜ合わせる。
❻油揚げに⑤を等分に詰め、口元をつまようじでとじる。
❼煮汁の材料を合わせて煮立て、⑥を入れ、煮立ったら中火にし、落としぶたをして約10分煮含める。

副菜 ● ほうれん草となめこのあえ物
❶ほうれん草は沸騰湯に入れてゆで、水にとってさまし、水けを絞って5cm長さに切る。
❷なめこは熱湯にさっと通してざるにあげ、湯をよくきる。
❸あえ衣を合わせてほうれん草となめこをあえる。

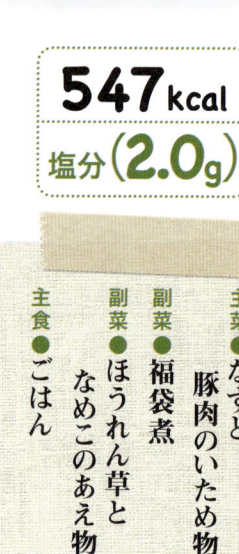

夕食献立例

主菜＝なすと豚肉のいため物 221kcal (1.1g)　主食＝ごはん(110g) 185kcal (0g)

I 555kcal 2.5g	長芋の煮物 70kcal (0.5g) p.140	酸辣湯 79kcal (0.9g) p.124
II 514kcal 1.9g	とうがんの煮物 63kcal (0.3g) p.101	さやいんげんとカニ風味かまぼこのごまあえ 45kcal (0.5g) p.141

一日の献立例
1478kcal 6.0g
朝 ココット献立 452kcal (1.7g) p.40
昼 和風チャーハン献立 479kcal (2.3g) p.61
夕 なすと豚肉のいため物献立 547kcal (2.0g)

肉（豚肉）が主菜の夕食献立 10

なすとひき肉のみそいため献立

524kcal 塩分 **2.2g**

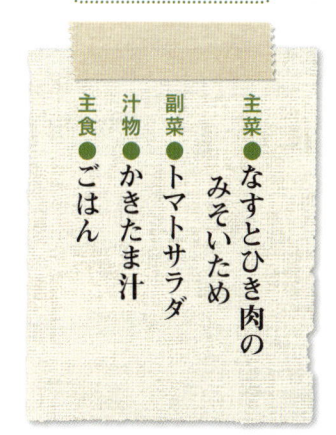

- 主菜●なすとひき肉のみそいため
- 副菜●トマトサラダ
- 汁物●かきたま汁
- 主食●ごはん

なすと油、みそは相性がとてもよい組み合わせ。少しこってりした主菜には、さっぱり味のサラダと汁物をつけてバランスをとります。かきたま汁はのりをたっぷり入れて風味を生かします。

主食●ごはん 235kcal (0g)
副菜●トマトサラダ 63kcal (0.6g)
汁物●かきたま汁 39kcal (1.0g)
主菜●なすとひき肉のみそいため 187kcal (0.6g)

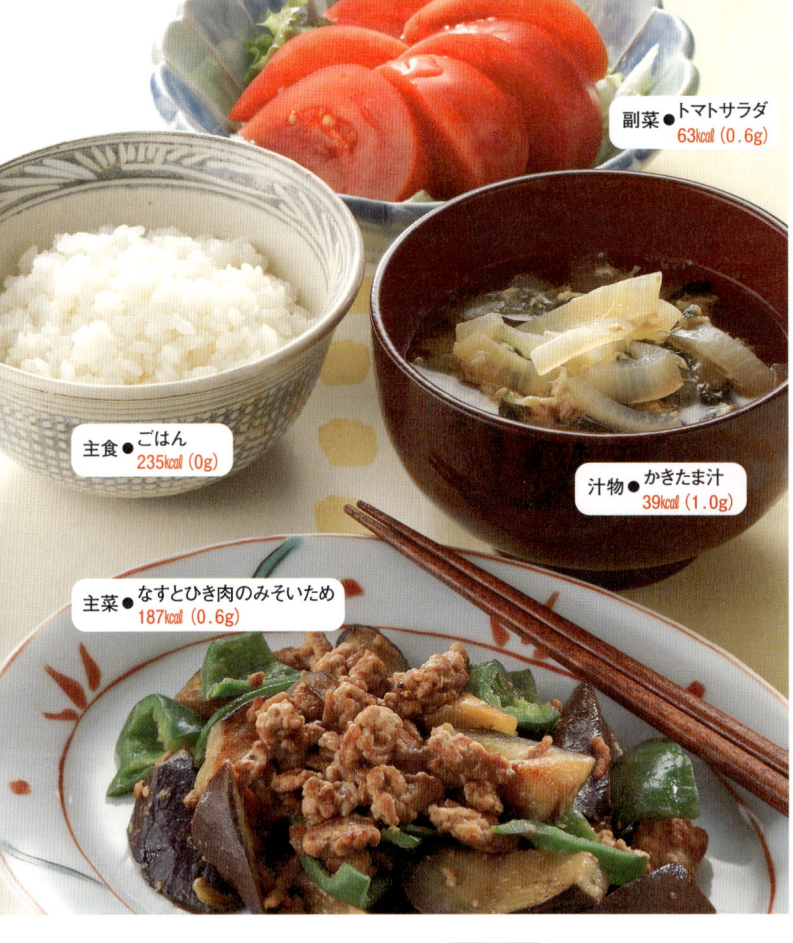

材料（2人分）

主菜●なすとひき肉のみそいため
なす	2個(200g)
豚赤身ひき肉	80g
ピーマン	2個(60g)
サラダ油…大さじ1⅓	酒…小さじ2
みそ…小さじ1½	砂糖…小さじ2
水	大さじ1⅓

副菜●トマトサラダ
トマト	大1個(200g)
レタス	80g
ドレッシング レモンの搾り汁…大さじ1⅓	
サラダ油…小さじ2	
塩…ミニスプーン1　こしょう…少量	

汁物●かきたま汁
卵	½個(25g)
玉ねぎ	½個(80g)
のり	⅔枚(2g)
だし(19㌻)	1カップ
塩…ミニスプーン1　しょうゆ…小さじ½	

主食●ごはん
ごはん	280g

作り方

主菜●なすとひき肉のみそいため

❶なすは一口大の乱切りにし、水にさらしてアクを抜く。ピーマンはへたと種を除いて一口大の乱切りにする。
❷みそ、砂糖、水を混ぜ合わせる。
❸フライパンに油を熱し、ひき肉を入れてほぐしながらいため、色が変わったら、水けをよくきったなすを加えていため合わせ、酒をふってふたをし、蒸しいためにする。
❹なすに火が通ったらピーマンを加えていため合わせ、②の合わせ調味料を加えていため、火を消す。

副菜●トマトサラダ

❶トマトはくし形に切り、レタスは食べやすい大きさにちぎる。
❷ドレッシングの材料を混ぜ合わせる。
❸器にレタスを敷いてトマトを盛り、ドレッシングをかける。

汁物●かきたま汁

❶玉ねぎは1cm幅に切る。
❷なべにだしと玉ねぎを入れて火にかけ、煮立ったら弱火にして煮る。
❸玉ねぎがやわらかくなったら、塩としょうゆで調味し、小さくちぎったのりを加える。
❹卵をときほぐして流し入れ、ひと煮して火を消す。

減塩ポイント

合わせ調味料を加える前に、野菜の水分をとばし、味がうすまるのを防ぐのがいため物のコツ。

●主菜＝なすとひき肉のみそいため 187kcal (0.6g)　●主食＝ごはん(140g) 235kcal (0g)

夕食献立例				
I	496kcal 2.0g	刻み昆布の酢の物	32kcal (0.5g) p.61	豆腐と菜の花のすまし汁 42kcal (0.9g) p.62
II	498kcal 2.0g	湯通しレタスのサラダ	63kcal (0.6g) p.116	わかめのすまし汁 13kcal (0.8g) p.100

| 一日の献立例 | 1444kcal 6.1g | 朝 スクランブルエッグ献立 510kcal (2.1g) p.42 | 昼 ビーフンのごま酢だれ献立 410kcal (1.8g) p.73 | 夕 なすとひき肉のみそいため献立 524kcal (2.2g) |

95

肉(豚肉)が主菜の夕食献立 **11**

ロールキャベツ献立

676kcal 塩分 **1.7g**

献立
- 主菜●ロールキャベツ
- 副菜●きゅうりのサラダ
- 主食●胚芽精米ごはん
- デザート●揚げ芋のはちみつがらめ

主食●胚芽精米ごはん 234kcal (0g)
デザート●揚げ芋のはちみつがらめ 182kcal (0g)
副菜●きゅうりのサラダ 37kcal (0.6g)
主菜●ロールキャベツ 223kcal (1.1g)

減塩ポイント

おなじみのロールキャベツも、塩分を控えるためにブイヨンではなく、トマトジュースで煮込みます。トマト味にするとさっぱりとした酸味に仕上がります。うま味もあるので味つけがうすくてもだいじょうぶです。

材料（2人分）

主菜●ロールキャベツ
- キャベツ……8枚(400g)
- こしょう……少量
- 豚ひき肉……100g
- 玉ねぎ……½個(80g)
- 食パン……20g　水……大さじ1
- ナツメグ・こしょう……各少量
- トマトジュース……1½カップ
- 水……½カップ　ロリエ……1枚

副菜●きゅうりのサラダ
- きゅうり……2本(200g)
- 卵黄……½個分
- 水……70mℓ
- かたくり粉……小さじ½
- 塩……ミニ1　わさび……少量

主食●胚芽精米ごはん
- 胚芽精米ごはん……280g

デザート●揚げ芋のはちみつがらめ
- さつま芋……150g　揚げ油……適量
- はちみつ……大さじ2　シナモン……少量

作り方

主菜●ロールキャベツ
1. キャベツは1枚ずつ熱湯でさっとゆでてざるにとって水けをきり、こしょうをふって下味をつける。
2. 玉ねぎはみじん切りにする。
3. 食パンはちぎって水に浸す。
4. ボールにひき肉と玉ねぎ、食パン、ナツメグ、こしょうを入れてよく混ぜ合わせ、4等分する。
5. キャベツは2枚を一組として重ねて置き、④をのせて包み込む。
6. なべにトマトジュース、水、ロリエを入れ、⑤の巻いたキャベツを並べて入れ、火にかける。
7. 煮立ったら火を弱め、アクを除きながら30分煮込む。

副菜●きゅうりのサラダ
1. きゅうりは皮をむき、長さを半分にし、縦に薄切りにする。
2. ボールに卵黄、水、かたくり粉、塩を入れて湯せんにかける。木べらでかき混ぜながらとろみをつけ、さましてからわさびを加えて混ぜる（卵黄入りドレッシング）。
3. きゅうりを器に盛り、②のドレッシングをかける。

デザート●揚げ芋のはちみつがらめ
1. さつま芋は皮をつけたまま1cm厚さの輪切りにする。
2. 揚げ油を中温(170℃)に熱し、さつま芋を入れて2～3分かけてカラリと揚げ、油をきる。
3. 芋が熱いうちにはちみつをからめ、シナモンをふる。

塩分チェック⑪ トマトの加工品

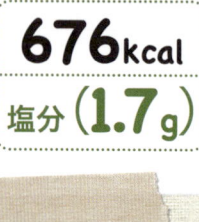

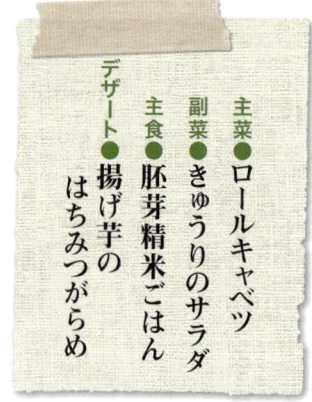

トマトの加工品は、食塩が添加されているものとされていないものとがあります。添加されている場合、トマトジュースは0.6%塩分、トマトの水煮缶詰は0.7%です。無添加の場合は、どちらも0%塩分です。

塩分データ
おもな材料1人分の塩分
食パン(20g)	0.3g
トマトジュース(¾カップ)	0.9g

夕食献立例
- I 612kcal 1.4g ●主菜＝ロールキャベツ 223kcal(1.1g) ブロッコリーのサラダ 87kcal(0.3g) p.127 洋梨の赤ワイン漬け 68kcal(0g) p.102
- II 571kcal 2.1g グリーンアスパラガスのサラダ 80kcal(1.0g) p.43 いちご(100g) 34kcal(0g)
- ●主食＝胚芽精米ごはん(140g) 234kcal(0g)

一日の献立例 1625kcal 5.7g
朝 卵のせ丼献立 444kcal(2.0g) p.24
昼 ほうれん草のフェットチーネ献立 505kcal(2.0g) p.70
夕 ロールキャベツ献立 676kcal(1.7g)

肉(豚肉)が主菜の夕食献立 12

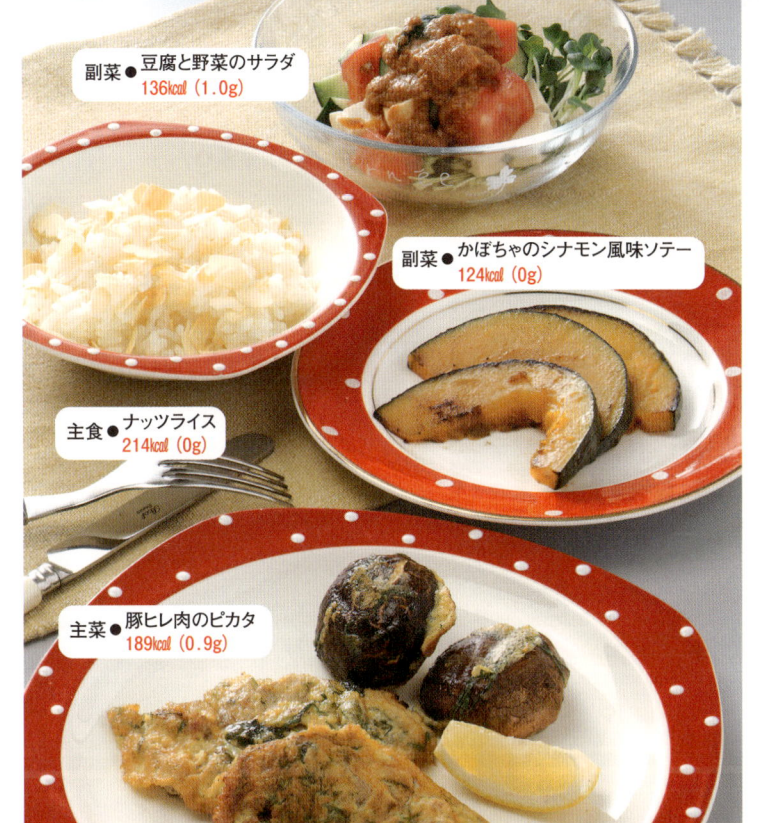

豚ヒレ肉のピカタ献立

663kcal 塩分(1.9g)

主菜●豚ヒレ肉のピカタ
副菜●かぼちゃのシナモン風味ソテー
副菜●豆腐と野菜のサラダ
主食●ナッツライス

小麦粉をまぶし、チーズ入りの卵をからめてソテーする"ピカタ"にすると少量の肉でも満足感が出ます。白身の魚や鶏の胸肉など淡白な食材にも合う調理法です。

副菜●豆腐と野菜のサラダ 136kcal(1.0g)
副菜●かぼちゃのシナモン風味ソテー 124kcal(0g)
主食●ナッツライス 214kcal(0g)
主菜●豚ヒレ肉のピカタ 189kcal(0.9g)

減塩ポイント
ピカタの衣に青じそのせん切りを加えて香りをプラスすると、塩分を控えることができます。

材料（2人分）

主菜●豚ヒレ肉のピカタ
- 豚ヒレ肉……………100g
- 塩…ミニ1 こしょう…少量
- 生しいたけ……………4枚
- 小麦粉……………大さじ1
- 卵…1個 粉チーズ…大さじ1
- 青じそ（せん切り）……5枚分
- サラダ油…大さじ1 レモン…¼個

副菜●かぼちゃのシナモン風味ソテー
- かぼちゃ……………150g
- サラダ油……………大さじ1
- シナモン……………少量

副菜●豆腐と野菜のサラダ
- もめん豆腐………½丁(150g)
- トマト…………小1個(100g)
- きゅうり……………1本(100g)
- 貝割れ菜……………30g
- ピーナッツバター…大さじ1(17g)
- しょうゆ…小さじ2 酢…大さじ1
- 豆板醤（とうばんじゃん）………ミニ1

主食●ナッツライス
- 胚芽精米ごはん……………220g
- アーモンドスライス………10g

作り方

主菜●豚ヒレ肉のピカタ
❶豚ヒレ肉は1cm厚さに切り、肉たたきなどで大きくのばし、塩とこしょうをふって下味をつける。
❷しいたけは石づきをとる。
❸ボールに卵を割りほぐし、粉チーズと青じそを混ぜる。
❹豚肉としいたけの裏側に小麦粉をまぶし、③をたっぷりとまぶす。
❺フライパンに油を熱し、肉としいたけを入れ、肉は片面2分ずつ、しいたけは片面30秒ずつ焼く。
❻器に豚肉としいたけを盛り、くし形切りのレモンを添える。

副菜●かぼちゃのシナモン風味ソテー
❶かぼちゃは1cm厚さに切り、ラップをして電子レンジで2分加熱する。
❷フライパンに油を熱してかぼちゃを入れ、両面を色よく焼く。
❸仕上げにシナモンをふる。

副菜●豆腐と野菜のサラダ
❶豆腐はペーパータオルに包んで電子レンジで1分加熱し、水けをきって、1.5cm角に切る。
❷トマトときゅうりは1cm角に切る。
❸貝割れ菜は根を切る。
❹ピーナッツバターにしょうゆ、酢、豆板醤を加え、よく混ぜる。
❺器に豆腐と野菜を盛り、④のソースをかける。

主食●ナッツライス
アーモンドスライスはフッ素樹脂加工のフライパンで香ばしくいるか、またはオーブントースターでパリッと焼いて、ごはんに混ぜる。

塩分データ
おもな材料1人分の塩分

粉チーズ（大さじ½）	0.1g
しょうゆ（小さじ1）	0.8g
豆板醤（ミニ½）	0.1g

●主菜＝豚ヒレ肉のピカタ 189kcal(0.9g) ●主食＝ナッツライス 214kcal(0g)

夕食献立例			
I	563kcal 2.7g	トマトときゅうりのサラダ 84kcal (0.6g) p.76	せん切り野菜のスープ 76kcal (1.2g) p.122
II	516kcal 2.0g	大根のゆかりサラダ 19kcal (0.6g) p.148	キャベツとベーコンのサラダ 94kcal (0.5g) p.53

一日の献立例 1481kcal 6.3g
朝 ココット献立 452kcal (1.7g) p.40
昼 大根そば献立 366kcal (2.7g) p.68
夕 豚ヒレ肉のピカタ献立 663kcal (1.9g)

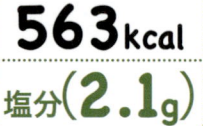

鶏肉と野菜のオーブン焼き献立

肉(鶏肉)が主菜の夕食献立 13

563kcal　塩分 **2.1g**

- 主菜 ● 鶏肉と野菜のオーブン焼き
- 副菜 ● かぶのとろろ昆布あえ
- 汁物 ● ねぎのミルクスープ
- 主食 ● ごはん

副菜 ● かぶのとろろ昆布あえ　41kcal (0.3g)
汁物 ● ねぎのミルクスープ　130kcal (0.6g)
主食 ● ごはん　235kcal (0g)
主菜 ● 鶏肉と野菜のオーブン焼き　157kcal (1.2g)

はちみつの甘味とレモンの酸味がよく合ったたれに鶏肉を漬けて焼きます。糖質の多いじゃが芋は焼くと甘味が増します。とろろ昆布あえは、ほかの野菜(大根、キャベツ、ラディッシュなど)でも応用できます。

材料(2人分)

主菜 ● 鶏肉と野菜のオーブン焼き
- 鶏もも皮なし肉……140g
- レモンの搾り汁……大さじ1 1/3
- しょうゆ……小さじ1 1/2
- はちみつ……小さじ2
- ピーマン……3個(100g)
- じゃが芋……1個(100g)
- 酒……小さじ2　塩……ミニスプーン1

副菜 ● かぶのとろろ昆布あえ
- かぶ……2個(140g)
- きゅうり……1本(100g)
- にんじん……1/2本(60g)
- とろろ昆布……10g　酢……小さじ2

汁物 ● ねぎのミルクスープ
- ねぎ……2本(160g)
- マッシュルーム……100g
- バター(有塩)……小さじ1
- 固形ブイヨン……1/2個
- 牛乳……240ml　こしょう……少量

主食 ● ごはん
- ごはん……280g

作り方

主菜 ● 鶏肉と野菜のオーブン焼き
1. 鶏肉は表面にフォークを数か所刺し、味をしみやすくする。レモン汁としょうゆ、はちみつを混ぜ合わせ、鶏肉を漬ける。
2. ピーマンは種を除いて縦2～4つ割りにする。
3. じゃが芋は一口大に切り、水で洗って下ゆでする。またはラップに包んで電子レンジで加熱してもよい。
4. 酒と塩を合わせる。
5. 天板にオーブンシートを敷き、汁けをふきとった鶏肉、じゃが芋を並べ、オーブントースターで約15分こんがりと焼く。途中、ピーマンも加えて焼く。
6. じゃが芋とピーマンに④をふってかわく程度に焼く。

副菜 ● かぶのとろろ昆布あえ
1. かぶ、きゅうり、にんじんは小さめの乱切りにする。
2. 野菜を合わせ、とろろ昆布をまぶし、最後に酢をかける。

汁物 ● ねぎのミルクスープ
1. ねぎは小口切りにする。マッシュルームは石づきを除いて薄切りにする。
2. なべにバターをとかし、ねぎをいためる。しんなりしたら水1/2カップ、固形ブイヨン、マッシュルームを加え、ふたをして蒸し煮にする。
3. 材料に火が通ったら、牛乳を加えて温める程度に弱火で煮、こしょうをふる。

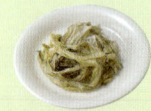

減塩ポイント
副菜はとろろ昆布と生の野菜を合わせただけの簡単あえ物。とろろ昆布の塩分と酢だけで調味します。

塩分チェック⑫ とろろ昆布
昆布を重ねて薄く削ったとろろ昆布はうま味があります。だしいらずのすまし汁や、野菜にもよくからむので、あえ衣に向きます。塩分を多く含むので、調味料のように使えます。

5.3%塩分

夕食献立例

夕食献立例	主菜=鶏肉と野菜のオーブン焼き 157kcal(1.2g)		主食=ごはん(140g) 235kcal(0g)	
I	492kcal 2.5g	コールスローサラダ 61kcal(0.3g) p.35	かきたま汁 39kcal(1.0g) p.95	
II	551kcal 2.1g	ブロッコリーのガーリックソース 63kcal(0.1g) p.144	さつま芋のみそ汁 96kcal(0.8g) p.55	

一日の献立例　1584kcal 6.3g
朝 半熟卵献立 516kcal(2.2g) p.41
昼 ほうれん草のフェットチーネ献立 505kcal(2.0g) p.70
夕 鶏肉と野菜のオーブン焼き献立 563kcal(2.1g)

鶏肉のホイル焼き献立

肉（豚肉）が主菜の夕食献立 14

502kcal　塩分 2.1g

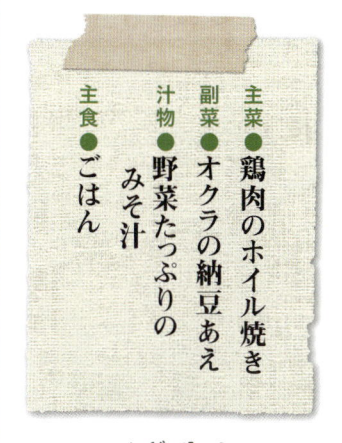

- 主食●ごはん
- 汁物●野菜たっぷりのみそ汁
- 副菜●オクラの納豆あえ
- 主菜●鶏肉のホイル焼き

ホイル焼きは、トマトの水分と酸味がほかの材料にほどよくからんでおいしく食べられます。

- 主食●ごはん　235kcal（0g）
- 汁物●野菜たっぷりのみそ汁　60kcal（0.9g）
- 副菜●オクラの納豆あえ　65kcal（0.4g）
- 主菜●鶏肉のホイル焼き　142kcal（0.8g）

材料（2人分）

主菜●鶏肉のホイル焼き
鶏ささ身	140g
玉ねぎ	½個（100g）
トマト	小1個（100g）
ピーマン	2個（60g）
とろけるチーズ	20g
塩	ミニ₃1

副菜●オクラの納豆あえ
オクラ	140g
ひきわり納豆	40g
しょうゆ	小さじ1
削りガツオ	2g

汁物●野菜たっぷりのみそ汁
油揚げ	⅓枚（10g）
大根	100g
にんじん	½本（60g）
さやえんどう	40g
みそ	小さじ2
だし（19ページ）	1カップ

主食●ごはん
ごはん	280g

作り方

主菜●鶏肉のホイル焼き

❶玉ねぎは薄切りにする。ピーマンは縦半分にし、種を除いて横に7〜8mm幅に切る。トマトは皮と種を除いて一口大に切る。

❷ささ身は筋を除いて一口大のそぎ切りにする。

❸適当な大きさに切ったアルミ箔を広げ、中央に玉ねぎを敷いてささ身をのせ、さらにトマトとピーマンを並べて塩をふり、トマトの上にチーズを散らし、しっかりと包む。

❹オーブントースターで10〜15分、材料に火が通り、アルミ箔がふっくらとふくらんでくるまで焼く。

副菜●オクラの納豆あえ

❶オクラはさっとゆでてざるにとってさまし、細かく刻む。

❷納豆としょうゆを混ぜ、オクラを加えてあえる。

❸器に盛って削りガツオをふる。

汁物●野菜たっぷりのみそ汁

❶大根、にんじんは3cm長さの短冊に切る。さやえんどうは筋をとって斜めに半分に切る。

❷油揚げはざるに置き、熱湯をかけて油抜きし、水けをきって3cm長さの短冊に切る。

❸なべにだしと油揚げ、大根、にんじんを入れて火にかけ、煮立ったら弱火にして煮る。

❹野菜がやわらかくなったら、さやえんどうを加え、みそをとき加える。

減塩ポイント

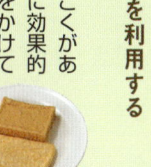

納豆にしょうゆをかけるときなど、食卓で調味料をかける場合は、かけすぎるのを防ぐために、定量をきちんと計ってからかけましょう。

減塩のヒント⑩ ——油揚げ、生揚げ——揚げ油のこくを利用する

油で揚げてあるのでこくがあります。煮物やあえ物に効果的に加えましょう。熱湯をかけて油抜きをし、よく水けをきってから使います。エネルギーが高いので量は控えめに。

●主菜＝鶏肉のホイル焼き　142kcal（0.8g）　●主食＝ごはん（140g）　235kcal（0g）

夕食献立例				
Ⅰ	506kcal 1.7g	れんこんのきんぴら　96kcal（0.5g）p.92	さやいんげんの梅おかかあえ　33kcal（0.4g）p.144	
Ⅱ	452kcal 1.8g	青梗菜の煮物　28kcal（0.4g）p.52	衣かつぎ　47kcal（0.6g）p.92	

| 一日の献立例 | 1536kcal 6.0g | 朝　目玉焼き献立　487kcal（2.3g）p.38 | 昼　ベジタブルカレー献立　547kcal（1.6g）p.58 | 夕　鶏肉のホイル焼き献立　502kcal（2.1g） |

親子丼献立

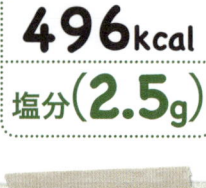

肉（鶏肉）が主菜の夕食献立 15

496kcal　塩分 2.5g

主菜＆主食 ● 親子丼
副菜 ● さやいんげんのおかか煮
副菜 ● トマトときゅうりのおろしあえ
汁物 ● わかめのすまし汁

減塩ポイント

削りガツオはうま味と香りが強いので、煮物やあえ物をうす味にして、仕上げに加えるとよいでしょう。

さやいんげんの煮物の仕上げに削りガツオをまぶしてうま味をつけます。あえ物は大根おろしと酢でさっぱりと食べます。

副菜 ● トマトときゅうりのおろしあえ 42kcal（0g）
副菜 ● さやいんげんのおかか煮 27kcal（0.5g）
汁物 ● わかめのすまし汁 13kcal（0.8g）
主菜＆主食 ● 親子丼 414kcal（1.2g）

材料（2人分）

主菜＆主食 ● 親子丼

鶏皮なし胸肉	100g
ねぎ	⅔本（60g）
しめじ	¾パック（60g）
だし（19㌻）	½カップ
みりん	大さじ1⅓
しょうゆ	小さじ2
卵	2個（100g）
ごはん	280g
三つ葉	20g

副菜 ● さやいんげんのおかか煮

さやいんげん	140g
だし（19㌻）	¾カップ
しょうゆ	小さじ1
削りガツオ	4g

副菜 ● トマトときゅうりのおろしあえ

トマト	小1個（100g）
きゅうり	½本（60g）
大根	200g
a｛昆布だし（19㌻）・酢	各大さじ1⅓
砂糖	小さじ1

汁物 ● わかめのすまし汁

わかめ（もどして）	40g
小ねぎの小口切り	20g
麩	2g
だし（19㌻）	1カップ
塩	ミニ￥½
しょうゆ	小さじ½

作り方

主菜＆主食 ● 親子丼

❶ねぎは斜め薄切りにし、しめじは石づきを除いて小房に分ける。三つ葉は2cm長さに切る。
❷鶏肉は一口大に切る。
❸小なべにだしを煮立て、鶏肉、ねぎ、しめじを入れて弱火で煮る。だしが少なくなったら足す。
❹材料に火が通ったら、みりん、しょうゆで調味し、ときほぐした卵をまわし入れる。半熟状になったら三つ葉をのせてふたをし、火を消して蒸らす。
❺どんぶりにごはんを盛り、④をのせる。

副菜 ● さやいんげんのおかか煮

❶いんげんは斜めに3～4cm長さに切る。
❷なべにいんげんとだしを入れて煮立て、弱火にして煮る。
❸いんげんがやわらかくなり、水分が少なくなったらしょうゆを加えてさっと煮、火を消す。
❹削りガツオを加えていんげんにからめるようにまぶす。

副菜 ● トマトときゅうりのおろしあえ

❶トマトは皮と種を除いて一口大に切り、きゅうりも一口大に切る。
❷大根はすりおろしてざるにあげ、軽く絞って汁けをきり、aを加え混ぜる。
❸トマトときゅうりを②であえる。

汁物 ● わかめのすまし汁

❶わかめは食べやすく切る。
❷なべにだしを煮立て、塩としょうゆで調味する。
❸麩とわかめ、小ねぎを加え、さっと煮て火を消す。

夕食献立例

● 主菜＆主食＝親子丼 414kcal（1.2g）

Ⅰ	505kcal 2.5g	にんじんとさやえんどうのいため物	70kcal（0.7g）p.28	甘酢大根	21kcal（0.6g）p.88
Ⅱ	562kcal 2.5g	三色ナムル	74kcal（0.7g）p.147	じゃが芋のみそ汁	74kcal（0.6g）p.31

一日の献立例

1574kcal 6.2g

朝 ほうれん草と卵のいため物献立 504kcal（2.2g）p.31
昼 鶏肉の衣揚げ献立 574kcal（1.5g）p.65
夕 親子丼献立 496kcal（2.5g）

100

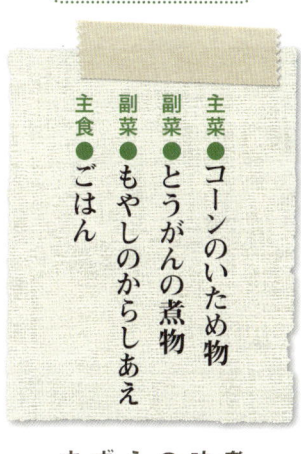

コーンのいため物献立

肉（豚肉）が主菜の夕食献立 16

471kcal　塩分 2.2g

- 主菜●コーンのいため物
- 副菜●とうがんの煮物
- 副菜●もやしのからしあえ
- 主食●ごはん

煮物で使う干しエビはうま味が強い中国材料で、だしの代わりにもなります。あえ物は辛味と酸味をじょうずに利用して塩分を控えます。

主食●ごはん　185kcal（0g）
副菜●もやしのからしあえ　36kcal（0.7g）
副菜●とうがんの煮物　63kcal（0.3g）
主菜●コーンのいため物　187kcal（1.2g）

材料（2人分）

主菜●コーンのいため物
- コーン（冷凍）……………200g
- 鶏ささ身…………… 2本(80g)
- ピーマン…………… 2個(60g)
- サラダ油……………… 小さじ2
- 塩・こしょう………… 各少量
- しょうゆ……………… 小さじ2

副菜●とうがんの煮物
- とうがん…120g　干しエビ…4g
- サラダ油……………… 小さじ2
- 中国風ブイヨン（19ページ）…… 1カップ
- 酒…小さじ2　塩……ミニスプーン1/3

副菜●もやしのからしあえ
- 大豆もやし……………………80g
- a
  - ときがらし………… 小さじ2/3
  - しょうゆ…………… 小さじ1 1/3
  - 酢…小さじ2　ごま油…小さじ1/2
  - 中国風ブイヨン（19ページ）…小さじ1
- 一味とうがらし………………少量

主食●ごはん
- ごはん………………………220g

作り方

主菜●コーンのいため物

❶コーンはさっとゆでて水けをきる。
❷ささ身は筋を除き、1cm角に切る。
❸ピーマンは縦半分に切って種とへたを除き、1cm角に切る。
❹フッ素樹脂加工のフライパンにサラダ油を熱し、中火でささ身をゆっくりいため、火が通ったらピーマンとコーンを加えていため合わせ、塩、こしょう、しょうゆで調味する。

副菜●とうがんの煮物

❶とうがんは皮と種を除き、5mm厚さのいちょう切りにする。
❷干しエビはぬるま湯につけてもどし、汁けをきる。
❸サラダ油を熱してとうがんと干しエビをいため、全体に油がまわったらブイヨン、酒、塩を加え、沸騰したら弱火にしてとうがんがやわらかくなるまで8～10分煮る。

副菜●もやしのからしあえ

❶もやしは洗って水けをよくきり、根を除き、フッ素樹脂加工のフライパンでからいりする。
❷aを混ぜ合わせてもやしをあえ、小鉢に盛って一味とうがらしをふる。

減塩ポイント

コーンは塩分が0%の冷凍品を使います。缶詰めを使う場合は0.5%の塩分があるので調味料は控えめに。

減塩のヒント⑪ フッ素樹脂加工のなべ──油を減らす

中国料理は油を使う料理が多いので、献立合計で考えると各料理の油量には注意したいものです。そんなときに便利なのがフッ素樹脂加工のなべ。用量は鉄製なべの半量ですみます。油が多くなると調味料がその分必要となるので、減塩の面からも油を適度におさえることがたいせつです。いため物の場合、油の使用量を減らすにはフッ素樹脂加工のなべ。

		主菜＝コーンのいため物 187kcal (1.2g)	主食＝ごはん (110g) 185kcal (0g)	
夕食献立例	Ⅰ 477kcal 2.2g	きんぴらごぼう 65kcal (0.4g) p.149	長芋のあえ物 40kcal (0.6g) p.149	
	Ⅱ 461kcal 2.4g	なすのごまあえ 68kcal (0.6g) p.151	甘酢大根 21kcal (0.6g) p.88	
一日の献立例	1540kcal 6.3g	朝 スクランブルエッグ献立 510kcal (2.1g) p.42	昼 焼き肉丼献立 559kcal (2.0g) p.63	夕 コーンのいため物献立 471kcal (2.2g)

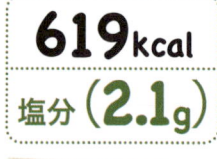

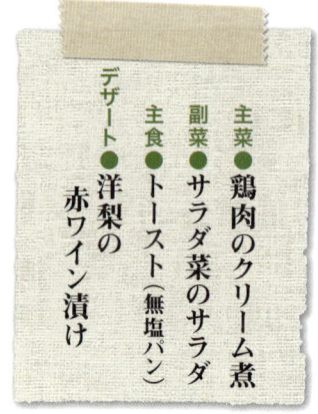

鶏肉のクリーム煮献立

肉（鶏肉）が主菜の夕食献立 17

619kcal　塩分 2.1g

- 主菜●鶏肉のクリーム煮
- 副菜●サラダ菜のサラダ
- 主食●トースト（無塩パン）
- デザート●洋梨の赤ワイン漬け

パンは塩分を含んでいますが、特殊食品として無塩パンが市販されていますので、活用してもよいでしょう。

- 主食●トースト 79kcal（0g）
- デザート●洋梨の赤ワイン漬け 68kcal（0g）
- 副菜●サラダ菜のサラダ 103kcal（0.7g）
- 主菜●鶏肉のクリーム煮 369kcal（1.4g）

材料（2人分）

主菜●鶏肉のクリーム煮
- 鶏もも肉 200g　こしょう…少量
- サラダ油……小さじ2
- 白ワイン……大さじ2
- じゃが芋……1個（100g）
- にんじん……¼本（30g）
- 生しいたけ……2枚（20g）
- 牛乳……1カップ　塩……ミニスプーン2
- グリーンピース……大さじ1

副菜●サラダ菜のサラダ
- サラダ菜……100g　くるみ……10g
- a ┃ サラダ油……大さじ1
- 　 ┃ レモンの搾り汁……大さじ1
- 　 ┃ 練りがらし小さじ½　塩 ミニスプーン1

主食●トースト
- 無塩の小型パン……60g

デザート●洋梨の赤ワイン漬け
- 洋梨（缶詰め）……120g
- シロップ（缶詰めの汁）……½カップ
- 赤ワイン……1カップ
- シナモンスティック……1本

作り方

主菜●鶏肉のクリーム煮
❶鶏肉は一口大に切り、こしょうをふって下味をつけておく。
❷フライパンに油を熱して鶏肉を入れ、表面に焼き色がつく程度に両面を焼く。
❸白ワインをかけ、ふたをして弱火で10分、蒸し焼きにする。
❹じゃが芋は1.5cm角、にんじんは1cm角、しいたけは石づきを除いて1cm角に切る。
❺なべにじゃが芋とにんじんを入れ、ひたひたに湯を加えて1分ほどゆでる。
❻じゃが芋がやわらかくなったら湯を捨てて牛乳を加え、10分煮る。
❼しいたけを加え、さらに2～3分煮、塩を加えて味をととのえる。
❽③の鶏肉を蒸し汁ごと加えてひと煮し、グリーンピースを散らして仕上げる。

副菜●サラダ菜のサラダ
❶サラダ菜は1枚ずつはがして水で洗って水けをきる。
❷くるみは軽くいってから薄切りにする。
❸aの材料を混ぜ合わせ、からし入りのドレッシングを作る。
❹器にサラダ菜を盛ってくるみを散らし、ドレッシングをかける。

主食●トースト
食パンは薄く切って軽くトーストする。

デザート●洋梨の赤ワイン漬け
❶洋梨は缶から出し、汁けをきる。
❷なべに赤ワインとシロップを入れて煮立て、火から下ろす。
❸シナモンスティックを加えて洋梨を漬け、そのまま冷ます。
★冷たく冷やすとさらにおいしくなります。

減塩ポイント
バターや小麦粉を使わずに牛乳で作るあっさりタイプのクリーム煮は、うす味がよく合います。

夕食献立例					
	●主菜=鶏肉のクリーム煮 369kcal（1.4g）	●主食=トースト 79kcal（0g）			
Ⅰ	563kcal 2.0g	●きゅうりのサラダ	72kcal（0.6g）p.41	●りんご（80g）	43kcal
Ⅱ	540kcal 2.0g	●大根のゆかりサラダ	19kcal（0.6g）p.148	●ぶどうのゼリー	73kcal（0g）p.89
一日の献立例	1459kcal 6.1g	朝 トマトと卵のいため物献立 383kcal（2.0g）p.30	昼 スパゲティボンゴレ献立 457kcal（2.0g）p.71	夕 鶏肉のクリーム煮献立 619kcal（2.1g）	

肉(豚肉)が主菜の夕食献立 18

鶏肉団子と春菊のスープ煮献立

520kcal　塩分 2.0g

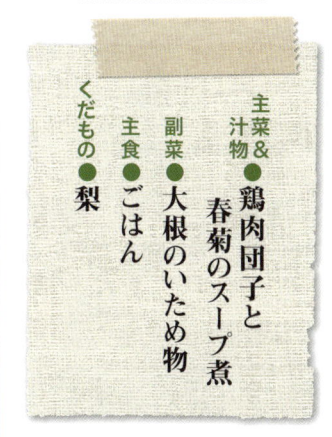

- 主菜＆汁物 ● 鶏肉団子と春菊のスープ煮
- 副菜 ● 大根のいため物
- 主食 ● ごはん
- くだもの ● 梨

くだもの ● 梨　43kcal (0g)
主食 ● ごはん　185kcal (0g)
副菜 ● 大根のいため物　56kcal (0.4g)
主菜＆汁物 ● 鶏肉団子と春菊のスープ煮　236kcal (1.6g)

料理をおいしく食べるには供する温度もたいせつ。熱くも冷たくもない中途半端な温度だと味がぼけて調味料を補いたくなります。スープ煮といため物、ごはんは熱いうちに、梨は冷たくして食べましょう。

材料（2人分）

主菜＆汁物 ● 鶏肉団子と春菊のスープ煮

肉団子
- 鶏ひき肉 …………… 160g
- 塩 ………………… ミニ1/3
- 酒 ………………… 大さじ1/3弱
- ねぎ（みじん切り）……… 10g
- はるさめ（乾燥）………… 20g
- 春菊 ………………… 200g
- 中国風ブイヨン(19㌻)…… 2 1/2カップ
- みりん ……………… 大さじ1
- しょうゆ …………… 小さじ2
- 塩 ………………… ミニ1/3

副菜 ● 大根のいため物
- 大根 ………………… 160g
- 大根の葉 ……………… 40g
- 塩 ………………… ミニ2/3
- ごま油 ……………… 小さじ2

主食 ● ごはん
- ごはん ……………… 220g

くだもの ● 梨
- 梨 ………………… 1個(200g)

作り方

主菜＆汁物 ● 鶏肉団子と春菊のスープ煮

❶肉団子のたねを作る。ボールにひき肉を入れて手でよくこね、塩と酒を加えてさらによく混ぜ、ねぎも加えて粘りが出るまでよく練り混ぜる。

❷はるさめは熱湯にしばらくつけてもどし、水けをきって食べやすい長さに切る。

❸春菊は葉を摘み、3つに切る。

❹なべにブイヨン、みりん、しょうゆ、塩を入れて煮立て、①の肉団子のたねをスプーン2本を使って団子に丸めて落とし入れる。アクを除き、肉団子が浮いてきたらはるさめを加えて混ぜ、1〜2分煮てはるさめに火を通す。最後に春菊を加えてさっと煮る。

副菜 ● 大根のいため物

❶大根は皮をむき、4〜5cm長さの細切りにする。大根の葉は小口切りにする。

❷ボールに①と塩を入れてよくもみ、汁けが出るまでそのまましばらくおく。汁けをよく絞る。

❸フッ素樹脂加工のフライパンにごま油を熱して②を入れ、さっといためて器に盛る。

★仕上げにいり白ごま少量をふるのもよい。

くだもの ● 梨

梨はくし形に切り、皮と芯を除く。

減塩ポイント
熱いものは熱いうちに、冷たいものは冷たいうちに食べるようにすると料理のおいしさが引き立ち、少々うす味でも気になりません。

春菊は原産のヨーロッパではもともと観賞用として扱われ、アジアに伝わる過程で食用となり、日本には室町時代に伝来しました。栄養的にはβ-カロテンが100gあたり4500μgと多く、このほかビタミンB₂、カルシウム、鉄などが期待できます。香りが強いので減塩料理では味のアクセントになりおすすめです。

| 夕食献立例 | I | 541kcal 2.2g | きくらげのさんしょういため 88kcal (0.6g) p.33 | みかん(70g) 32kcal (0g) |
| | II | 544kcal 2.0g | かぼちゃとこんにゃくのごま風味あえ 80kcal (0.4g) p.93 | りんご(80g) 43kcal (0g) |

● 主菜＆汁物 = 鶏肉団子と春菊のスープ煮 236kcal (1.6g) ● 主食 = ごはん(110g) 185kcal (0g)

一日の献立例 1535kcal 6.1g　朝 スクランブルエッグ献立 510kcal (2.1g) p.42　昼 ほうれん草のフェットチーネ献立 505kcal (2.0g) p.70　夕 鶏肉団子と春菊のスープ煮献立 520kcal (2.0g)

肉（鶏肉）が主菜の夕食献立 19

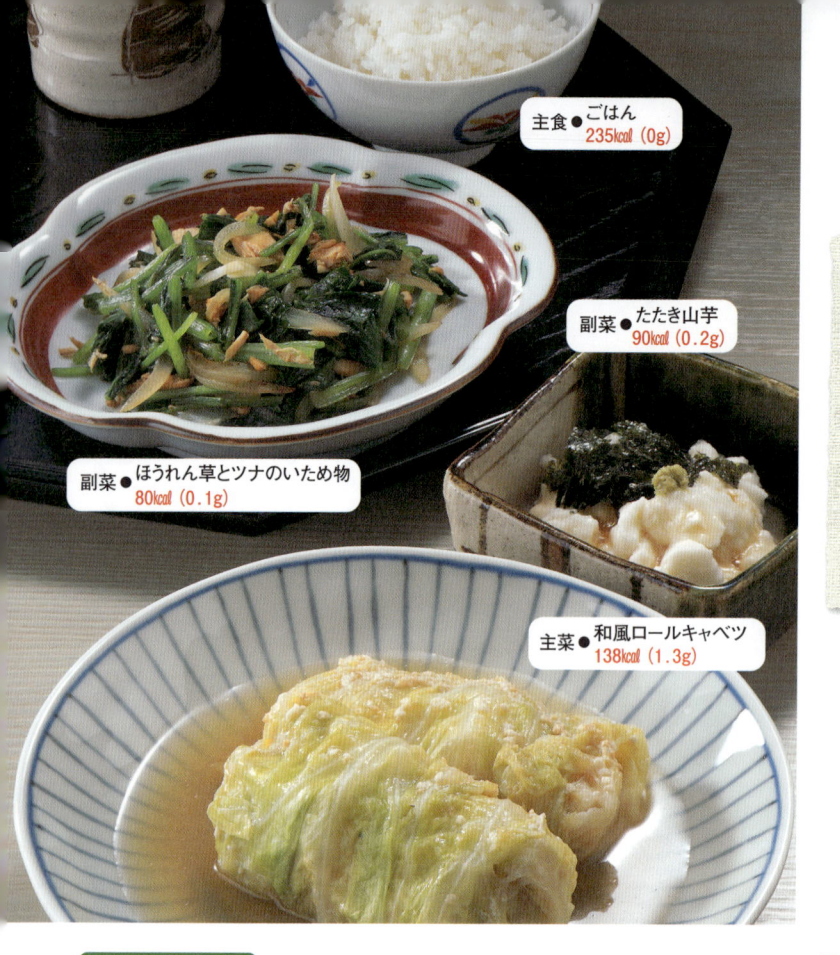

和風ロールキャベツ献立

543kcal　塩分 1.6g

- 主菜● 和風ロールキャベツ
- 副菜● ほうれん草とツナのいため物
- 副菜● たたき山芋
- 主食● ごはん

あっさりみそ味のロールキャベツです。たたき山芋はざっとたたいてシャキシャキとした歯ざわりを残します。

- 主食● ごはん　235kcal (0g)
- 副菜● たたき山芋　90kcal (0.2g)
- 副菜● ほうれん草とツナのいため物　80kcal (0.1g)
- 主菜● 和風ロールキャベツ　138kcal (1.3g)

材料（2人分）

主菜● 和風ロールキャベツ
- 鶏ささ身ひき肉 80g　エビ 80g
- 酒……小さじ2　卵白1個分(30g)
- キャベツ…………4枚(300g)
- だし……1½カップ　みそ……大さじ1

副菜● ほうれん草とツナのいため物
- ほうれん草……………200g
- ツナ水煮缶詰め…………40g
- 玉ねぎ……………¼個(60g)
- サラダ油…小さじ2　こしょう少量

副菜● たたき山芋
- 山芋………………160g
- 酢……………小さじ1
- しょうゆ……………小さじ½
- 練りわさび・もみのり……各少量

主食● ごはん
- ごはん……………280g

作り方

主菜● 和風ロールキャベツ

❶キャベツはしんなりするくらいに軽くゆで、ざるにあげて湯をよくきる。
❷エビは殻と背わたを除いて包丁で細かく刻む。
❸ボールにひき肉、エビ、酒、卵白を入れ、粘りが出るまでよく混ぜ合わせる。
❹キャベツの芯の部分を包丁で薄くそぎ除き、③を¼量ずつのせてきっちりと巻く。
❺小さめのなべに④をピッチリと並べ入れる。
❻だしは別のなべに入れて火にかけ、煮立てる。
❼⑤のなべに熱くした⑥のだしを加え、落としぶたをして弱火で15〜20分煮る。
❽仕上げにみそをとき入れ、火を消す。
★落としぶたの代わりに、なべの大きさに合わせて切ったペーパータオルなどでもよい。

副菜● ほうれん草とツナのいため物

❶ほうれん草はさっとゆで、水にとってざるにあげ、水けを絞って3〜4cm長さに切る。
❷玉ねぎは薄切りにする。
❸フライパンに油を熱して玉ねぎをいため、しんなりしたら、ほうれん草と汁けをきったツナを加えていため合わせ、こしょうをふる。

副菜● たたき山芋

❶山芋は皮をむいて厚手のポリ袋に入れ、すりこ木などで上からたたいてざっとつぶし、器に盛る。
❷酢としょうゆを合わせて山芋にかけ、わさびとのりを置く。

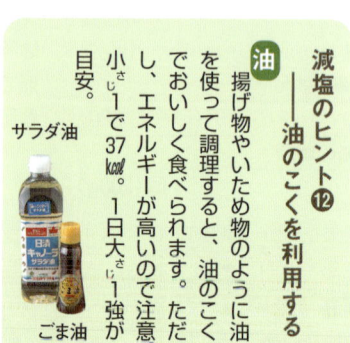

減塩ポイント

ほうれん草とツナのいため物はツナの塩分を生かし、味つけはこしょうだけで充分です。

減塩のヒント⑫ ——油のこくを利用する

揚げ物やいため物のように油を使って調理すると、油のこくでおいしく食べられます。ただし、エネルギーが高いので注意。サラダ油、ごま油 小さじ1で37kcal。1日大さじ1強が目安。

朝食献立例	I	●主菜＝和風ロールキャベツ 138kcal (1.3g) 451kcal 1.5g	モロヘイヤのごまからしあえ 35kcal (0.2g) p.126	●主食＝ごはん(140g) 235kcal (0g) りんご(80g) 43kcal (0g)
	II	516kcal 2.0g	にんじんとさやえんどうのいため物 70kcal (0.7g) p.28	蒸しかぼちゃ 73kcal (0g) p.29
一日の献立例	1468kcal 5.1g	朝 鶏ささ身のサラダ献立 446kcal (1.2g) p.34	昼 和風チャーハン献立 479kcal (2.3g) p.61	夕 和風ロールキャベツ献立 543kcal (1.6g)

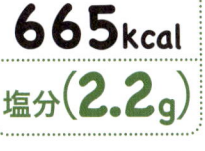

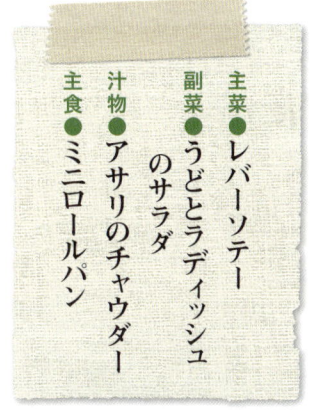

レバーソテー献立

肉（レバー）が主菜の夕食献立 20

665kcal 塩分 **(2.2g)**

- 主菜●レバーソテー
- 副菜●うどとラディッシュのサラダ
- 汁物●アサリのチャウダー
- 主食●ミニロールパン

栄養価の高いわりに低エネルギーのレバーは、ダイエット食には欠かせません。かならず中までしっかり火を通してください。

減塩ポイント
ソースに使う市販のドミグラスソースには塩分が0.4～1.1gくらいあります。商品の表示の塩分をみて使いましょう。

副菜●うどとラディッシュのサラダ 72kcal (0.6g)
汁物●アサリのチャウダー 185kcal (0.7g)
主食●ミニロールパン 158kcal (0.6g)
主菜●レバーソテー 250kcal (0.3g)

材料（2人分）

主菜●レバーソテー
- レバー（豚）130g　こしょう少量
- 玉ねぎのすりおろし………50g
- サラダ油……………大さじ1
- 玉ねぎ…………¾個（150g）
- バター…10g　赤ワイン大さじ2
- ドミグラスソース（缶詰め）50mℓ
- クレソン………………10g

副菜●うどとラディッシュのサラダ
- うど100g　ラディッシュ2個（20g）
- サラダ菜………… 4枚（40g）
- ドレッシング
  - 酢…大さじ1　サラダ油…大さじ1
  - 塩…ミニスプーン1　こしょう…少量

汁物●アサリのチャウダー
- アサリ（むき身）……………100g
- a
  - 玉ねぎ………… ¼個（50g）
  - じゃが芋………… ½個（50g）
  - にんじん¼本（30g）　かぶ50g
- グリーンピース（缶詰め）……10g
- サラダ油小さじ2　小麦粉大さじ1強
- 水……1½カップ　牛乳……1カップ

主食●ミニロールパン
- ミニロールパン……………100g

作り方

主菜●レバーソテー
❶レバーはかたまりのまま流水につけて血抜きをし、水けをふいて薄くそぎ切りにする。
❷レバーにこしょうをふり、おろし玉ねぎをのせて10分おき、下味をつける。
❸玉ねぎはみじん切りにする。
❹なべにバターをとかし、玉ねぎを色づくまでいためる。
❺赤ワインとドミグラスソースを加え、木べらでかき混ぜながらとろみがつくまで煮つめる。
❻フライパンにサラダ油を熱し、レバーの汁けをふいて焼く。中までしっかり火が通るように両面焼く。
❼器にレバーを盛って⑤のソースをかけ、クレソンを添える。

汁物●アサリのチャウダー
❶aの野菜はすべて1㎝角の色紙切りにする。
❷なべにサラダ油を熱し、玉ねぎをいためる。
❸玉ねぎが透き通ったらにんじんを加えていため、油がまわったら、小麦粉をふり入れてさらにいためる。
❹粉っぽさがなくなったら水を加えてときのばし、10分煮る。
❺じゃが芋とかぶを加えて5分煮、アサリを加えてひと煮する。牛乳を加えてグリーンピースを散らす。

副菜●うどとラディッシュのサラダ
❶うどは5㎝長さに切り、皮を厚めにむいて縦に薄切りにして水に放す。ラディッシュは薄い輪切りにし、サラダ菜は水洗いする。
❷器にサラダ菜を敷き、水けをきったうどとラディッシュを盛り、ドレッシングをかける。

塩分データ
おもな材料1人分の塩分

バター（5g）	0.1g
ドミグラスソース（25mℓ）	0.1g
ミニロールパン（50g）	0.6g

夕食献立例
- 主菜＝レバーソテー 250kcal (0.3g)　●主食＝ミニロールパン 158kcal (0.6g)
- I　554kcal 1.9g　ピクルス風サラダ 43kcal (1.0g) p.58　グレープフルーツかん 103kcal (0g) p.156
- II　563kcal 2.2g　さやいんげんのサラダ 79kcal (0.1g) p.89　せん切り野菜のスープ 76kcal (1.2g) p.122

一日の献立例
1546kcal 6.1g
- 朝　卵とキャベツの和風ココット献立 494kcal (1.4g) p.26
- 昼　梅そうめん献立 387kcal (2.5g) p.66
- 夕　レバーソテー献立 665kcal (2.2g)

夕食の肉の主菜

ひき肉と野菜のまとめ焼き

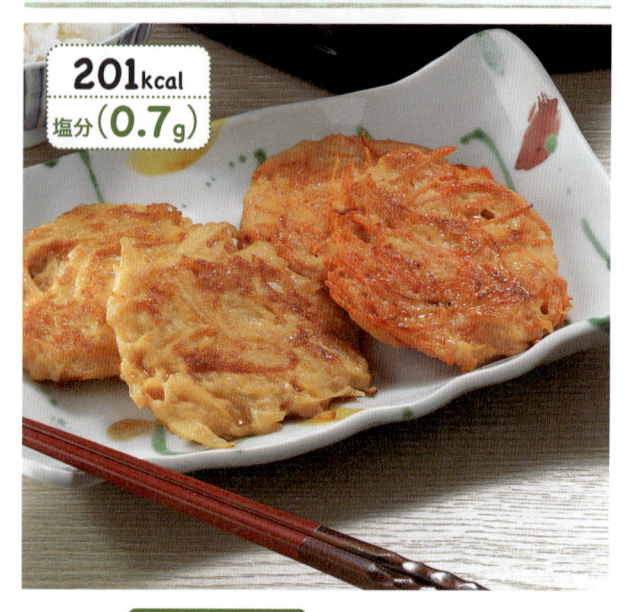

201kcal　塩分 0.7g

材料（2人分）
鶏ささ身ひき肉	160g
卵	½個（25g）
酒	小さじ1
玉ねぎ	40g
にんじん	⅓本（40g）
かたくり粉	大さじ1⅓
サラダ油	小さじ2
甘酢：酢	大さじ1⅓
砂糖・酒	各小さじ2
しょうゆ	小さじ1⅓
水	大さじ4

作り方
❶玉ねぎは薄切りにする。にんじんは3cm長さのせん切りにする。
❷ひき肉にときほぐした卵、酒を加えてよく混ぜ合わせ、2等分する。
❸玉ねぎとにんじんはそれぞれかたくり粉をまぶし、②にそれぞれ加え混ぜ、2種類のたねを作る。
❹甘酢の材料を混ぜ合わせる。
❺手のひらに水をつけ、③をさらにそれぞれ4等分して平らに丸く形を整える。
❻フライパンに油を熱し、⑤を並べ入れ、両面をじっくりと焼く。
❼④の甘酢を加え、強火で煮からめて照りを出す。

★にんじんは生のまま加えてあるので歯ごたえがある。やわらかいほうがよければ、ゆでるか、電子レンジで加熱してやわらかくし、さましてから使う。

白菜と豚肉の重ね蒸し

材料（2人分）
白菜	400g
豚もも薄切り肉	160g
酢じょうゆ：酢	小さじ2
しょうゆ	小さじ2
練りがらし	少量

作り方
❶白菜と豚肉は器の大きさに合わせて切る。
❷器にすき間なくぴったりと、白菜と豚肉を交互に重ねて入れ、最後は白菜とする（表面が多少盛り上がっていてもよい）。
❸蒸気の上がった蒸し器に②を入れ、強火で約20分蒸す。
❹酢としょうゆを合わせる。
❺③が蒸し上がったら、表面に4～5か所包丁目を入れる。④の酢じょうゆと練りがらしを添える。

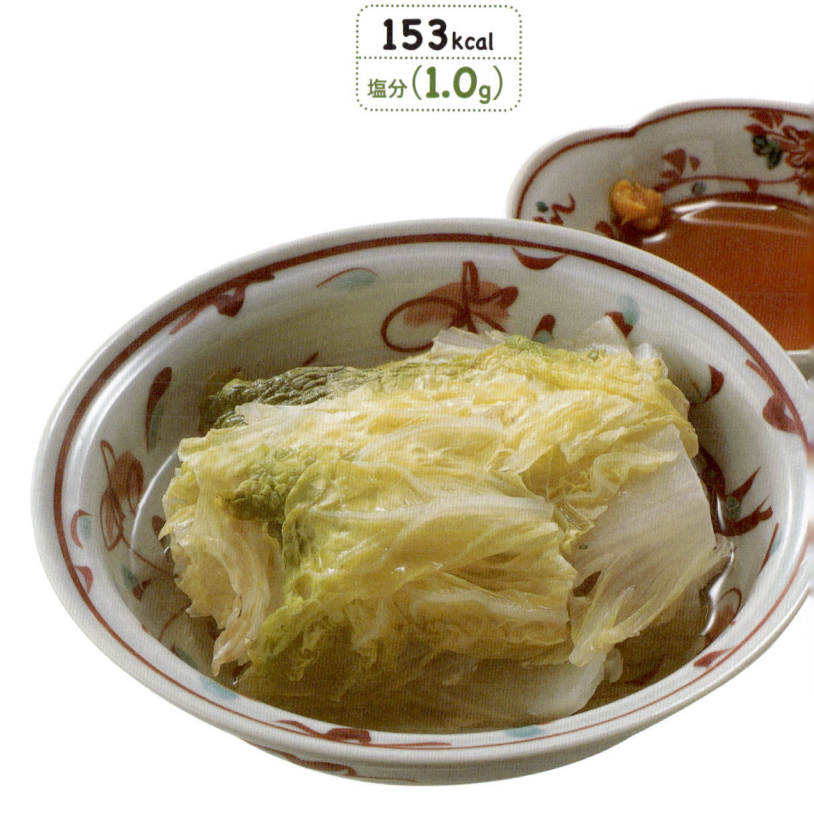

153kcal　塩分 1.0g

鶏肉のチーズ焼き からし風味

材料（2人分）
からし風味
- 鶏肉……………………180g
- 塩………………………ミニスプーン1
- 卵黄……………………¼個分
- 練りがらし……………少量
- チーズ…………………20g
- 小麦粉…………………少量
- サラダ油………………大さじ1
- トマト…………………½個(100g)

つけ合わせ
- さやえんどう…………70g
- サラダ油………………小さじ1
- 塩……ミニスプーン½　砂糖……少量
- こしょう………………少量

作り方
❶鶏肉は厚みに切り込みを入れ、塩をふる。チーズは薄く切る。
❷卵黄に練りがらしを混ぜて鶏肉の切り込みの間に塗り、チーズの薄切りをはさむ。
❸小麦粉を薄くまぶし、油を熱したフライパンで焼く。初めはやや強火にして焼き色をつけ、弱火にして3分、裏返して同様に焼いて火を通し、とり出す。
❹トマトは輪切りにして③のフライパンでさっと焼く。
❺さやえんどうは筋を除いてさっとゆで、油でいためて塩と砂糖、こしょうで調味する。
❻③の鶏肉を器に盛り、トマトをのせてさやえんどうを添える。

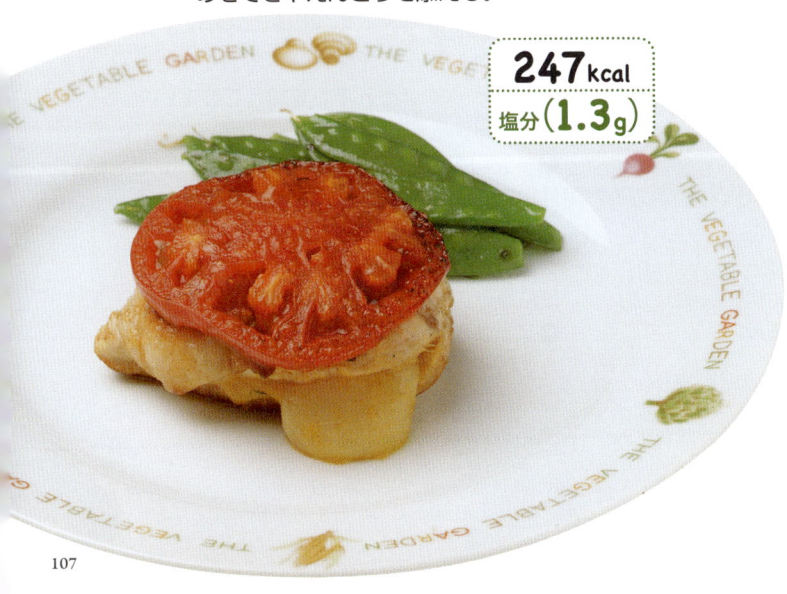

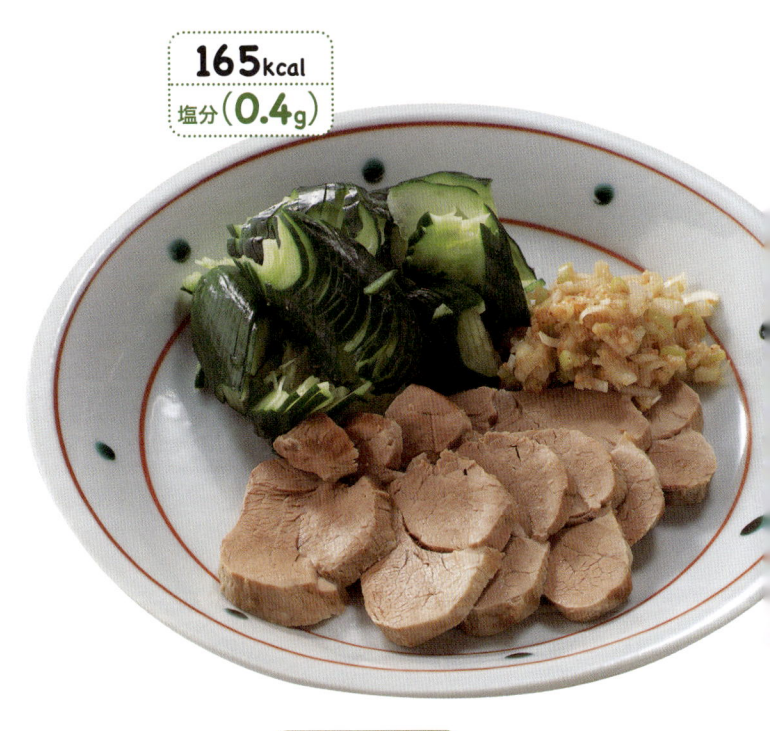

247kcal　塩分(1.3g)

蒸し豚のねぎだれ添え

165kcal　塩分(0.4g)

材料（2人分）
- 豚ヒレかたまり肉………200g
- ねぎ（青い部分）…………5cm
- しょうがの薄切り………4〜5枚
- 酒…………………………大さじ1
- きゅうり…………………2本(200g)

ねぎだれ
- ねぎ（みじん切り）………½本分(40g)
- すり白ごま・酢……各小さじ2
- 砂糖………………………小さじ1
- しょうゆ…………………小さじ⅔

作り方
❶かたまり肉は皿にのせて酒をふり、しょうがとねぎを貼りつける。
❷蒸気の上がった蒸し器に入れ、強火で約30分蒸す。蒸し上がったら、そのままさます。
❸きゅうりは上下から細かく包丁目を入れ（蛇腹きゅうり）、手でひねるようにして食べやすい長さに切る。
❹ねぎだれの材料を混ぜ合わせる。
❺蒸し豚は薄切りにし、③の蛇腹きゅうりを器に盛り合わせ、ねぎだれを添える。

ミートローフ

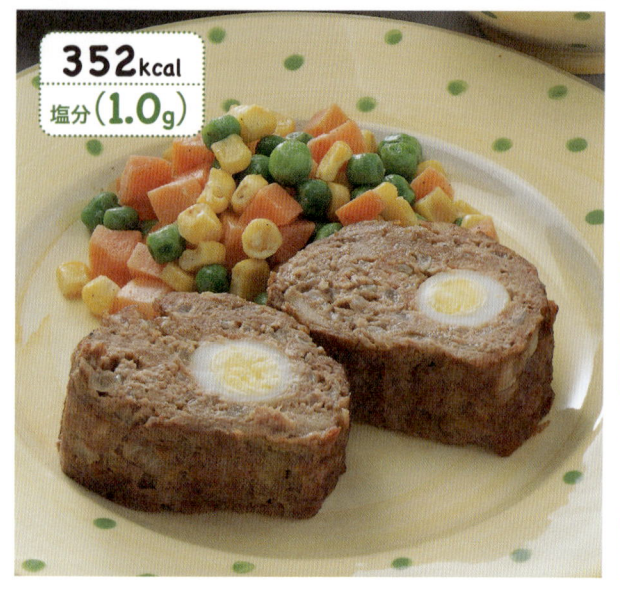

352kcal　塩分 **1.0g**

材料（2人分）
- 合いびき肉 …… 140g
- 玉ねぎ …… 100g　サラダ油 …… 小さじ1
- うずらの卵 …… 4個
- パン粉 …… 20g　牛乳 …… 大さじ2
- 卵 …… ½個　ナツメグ …… 少量
- 塩 …… ミニスプーン1　こしょう …… 少量
- ミックスベジタブル（冷凍）…… 100g
- バター（有塩）…… 5g
- こしょう …… 少量

作り方
❶ 玉ねぎはみじん切りにする。
❷ フライパンに油を熱して玉ねぎをいため、さましておく。
❸ パン粉は牛乳でしとらせる。
❹ うずらの卵は水から8分間ゆでて殻をむく。
❺ ボールにひき肉、玉ねぎ、パン粉、卵、ナツメグ、塩、こしょうを入れ、粘りが出るまで手でよく混ぜる。
❻ ⑤を平らに広げ、芯にうずらの卵を置き、包み込むようにしてかまぼこ形に作る。
❼ 天板にオーブンペーパーを敷き、⑥をのせて200℃のオーブンで、20〜25分焼く。
❽ ミックスベジタブルは凍ったままバターでいため、こしょうで味をととのえる。
❾ 器に食べやすく切ったミートローフをのせ、ミックスベジタブルを添える。

豚肉と野菜のロベール風

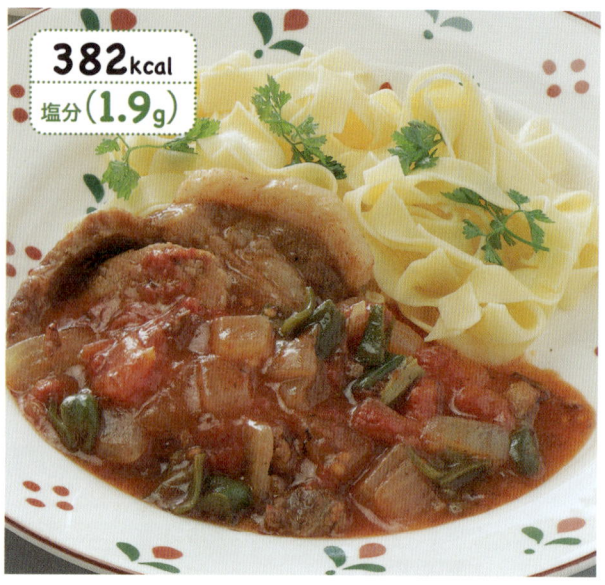

382kcal　塩分 **1.9g**

材料（2人分）
- 豚肩肉切り身 …… 160g　こしょう …… 少量
- 玉ねぎ …… ⅗個（120g）　ピーマン …… 1個（30g）
- トマト水煮缶詰め …… 200g
- サラダ油 …… 小さじ2　小麦粉 …… 小さじ2
- ブイヨン（固形ブイヨン½個＋水）…… ¾カップ
- 塩 …… ミニスプーン2　こしょう …… 少量
- ロリエ …… 1枚
- ヌイユ（平たいパスタなど。好みのパスタでよい）…… 60g
- チャービル …… 少量

作り方
❶ 豚肉は筋切りをし、こしょうをふる。
❷ 玉ねぎは1cm角に切る。
❸ ピーマンはへたと種をとり、1cm角に切る。
❹ トマトは汁けをきってあらく刻む。
❺ 煮込むなべにサラダ油を熱し、豚肉を入れて両面を色づくくらい焼き、とり出す。
❻ ⑤のなべに玉ねぎを入れて色づくまでいため、ピーマンとトマトを加えてひといためし、豚肉を戻す。
❼ 小麦粉をふり入れていため、ブイヨンを注いでロリエを加え、火を弱めて静かに煮立つようにして20〜25分煮込む。ときどきアクをとりながら、ゆっくりと煮、仕上げに塩とこしょうで味をととのえる。
❽ ヌイユをゆでてチャービルを小さくちぎって散らす。
❾ 器に豚肉とソースを盛り、⑧のヌイユを添える。

鶏肉の蒸し焼き

191kcal 塩分(0.7g)

材料（2人分）
からし風味
- 鶏もも肉 …………………… 160g
- 塩 ………………………… ミニスプーン1/3
- こしょう ………………………… 少量
- 酒 ……………………………… 小さじ2
- 大根おろし …………………… 160g
- しょうゆ ……………………… 小さじ1
- レモン ………………………… 1/3個

作り方
❶鶏肉は味がしみるようにフォークで全体を刺し、塩、こしょう、酒をふって10分ほどおき、下味をつける。充分に熱した焼き網にのせ、両面にこんがりと焼き色をつける（あとで蒸し焼くので、中まで火が通っていなくてよい）。
❷①をアルミ箔で包み、焼き網またはオーブントースターで焼いて中まで火を通す。
❸食べやすい大きさに切って器に盛り、大根おろしをのせてしょうゆをかけ、レモンのくし形切りを添える。

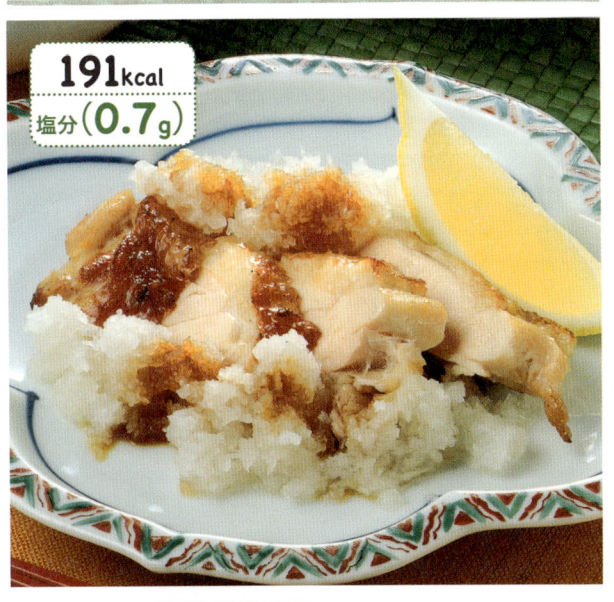

牛肉とじゃが芋のいため物

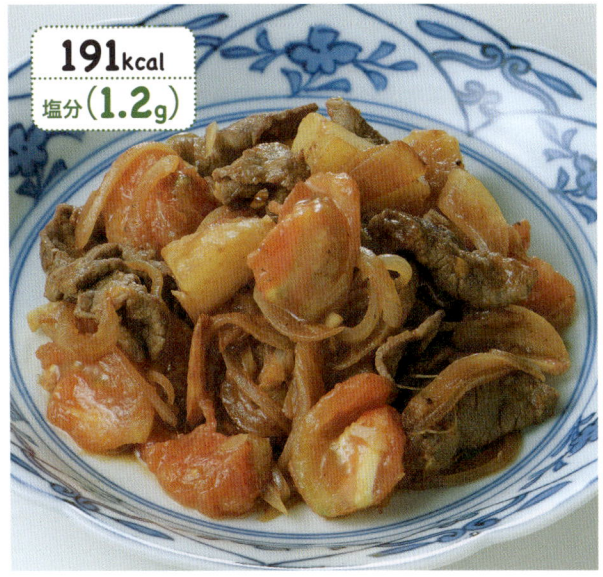

191kcal 塩分(1.2g)

材料（2人分）
- 牛赤身薄切り肉 ……………… 50g
- じゃが芋 ……………… 1/2個(50g)
- トマト ………………… 1/2個(80g)
- 玉ねぎ ………………… 1/6個(30g)
- にんにく ……………………… 1かけ
- サラダ油・マスタード … 各小さじ1/2
- ウスターソース ……………… 大さじ1/2
- 塩・こしょう ………………… 各少量

作り方
❶牛肉は5cm幅に切る。
❷じゃが芋は皮つきのまま竹串が通るまで6～7分ゆでてざるにあげ、皮をむいて2つに切る。
❸トマトは皮を除いてくし形に切る。玉ねぎとにんにくは薄く切る。
❹フッ素樹脂加工のフライパンにサラダ油を熱してにんにくをいため、香りが立ってきたら肉を加えていためる。肉の色が変わったら玉ねぎ、じゃが芋の順に加えていため、最後にトマトを加えていため合わせる。マスタード、ウスターソース、塩、こしょうで調味し、ときどき木べらで混ぜながら2～3分いため煮にする。

ピーマンの肉詰め

材料（2人分）
- ピーマン……………………3個
- 小麦粉………………………少量
- 豚ひき肉……………………70g
- 玉ねぎ（みじん切り）
  　……………………¼個分（50g）
- とき卵………………………½個分
- パセリ（みじん切り）………少量
- パン粉………………………¼カップ
- 塩……………………………ミニスプーン1
- サラダ油……………………大さじ½
- トマトジュース・水………各½カップ

作り方
❶ピーマンは縦半分に切って種をとり、小麦粉をふっておく。
❷ボールにひき肉、玉ねぎのみじん切り、とき卵、パセリのみじん切り、パン粉、塩を入れ、粘りが出るまで手でよく練る。
❸ピーマンに6等分した②を詰め、フライパンに油を熱して肉の面から焼く。焼き色がついたら裏返し、さっと焼いてからトマトジュースと水を加えて15分煮る。
❹器に盛り、煮汁をかける。

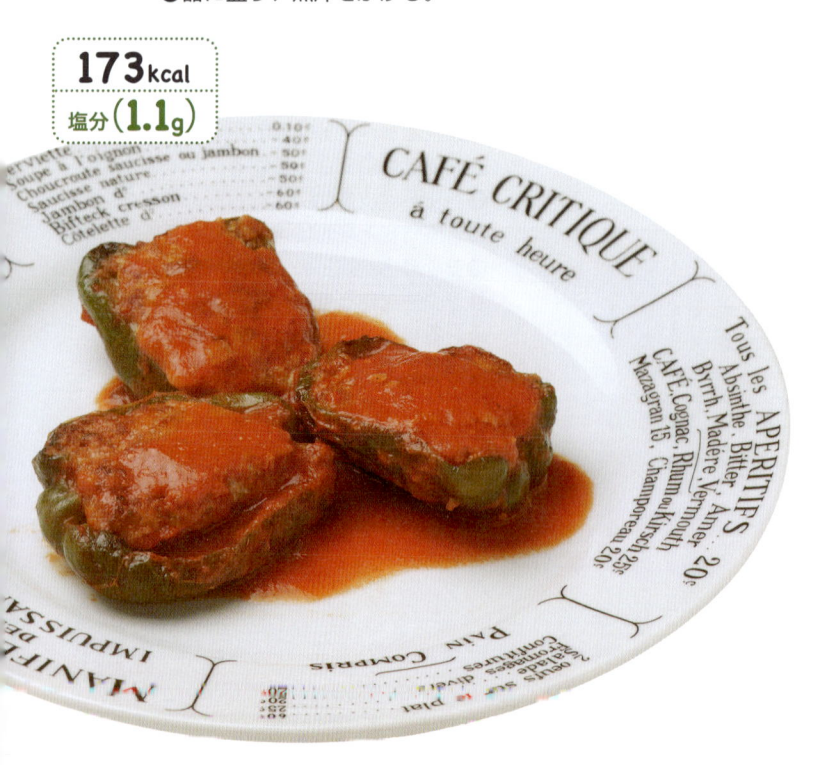

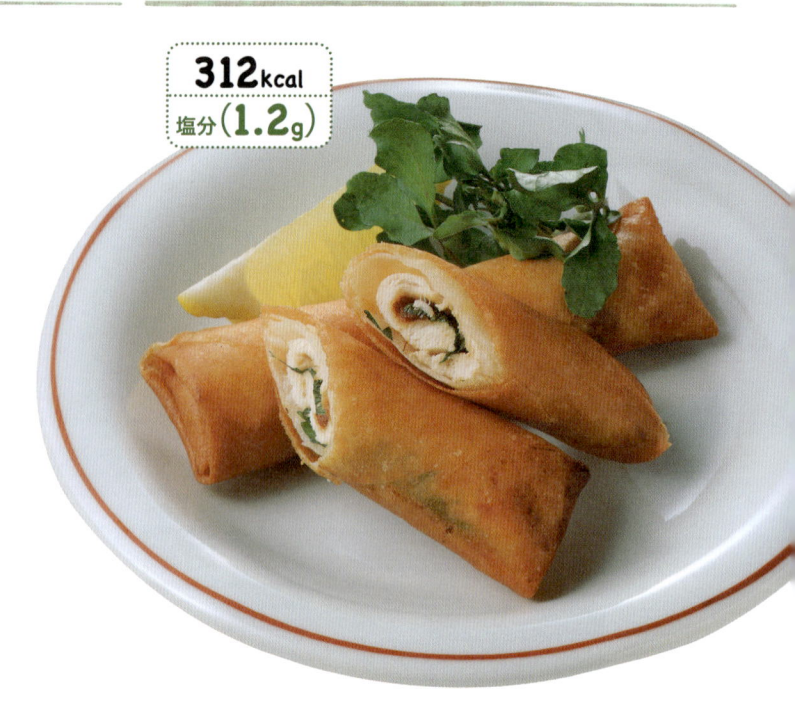

173kcal　塩分 1.1g

鶏ささ身の春巻き

312kcal　塩分 1.2g

材料（2人分）
- 鶏ささ身……………………4本（160g）
- 減塩みそ……………………大さじ1
- 青じそ………………………8枚
- 春巻きの皮…………………4枚（60g）
- 小麦粉・水…………………各適量
- 揚げ油………………………適量
- クレソン……………………2枝（10g）
- レモン………………………¼個

作り方
❶ささ身は筋を除き、観音開きにして薄く1枚に開く。上面にみそを¼量ずつ塗って青じそを2枚ずつのせ、細長く巻く。
❷春巻きの皮で①を1本ずつ包み、合わせ目に水でといた小麦粉を塗ってしっかりつける。
❸揚げ油を170℃くらいに熱して②を入れ、返しながらこんがりと色づくまで揚げる。
❹器に盛り、クレソンとくし形に切ったレモンを添える。

鶏ささ身の五香粉揚げ

129kcal 塩分 **0.4g**

材料（2人分）
- 鶏ささ身 ………… 小4本(140g)
- にんにく・しょうが …… 各½かけ
- ねぎ ……………… 5㎝(10g)
- a
  - 五香粉 ………… 大さじ¼
  - 砂糖・しょうゆ … 各小さじ1
- 揚げ油 ………………… 適量
- レタス ………………… 2枚(40g)
- ラディッシュ ………… 2個(20g)

作り方
❶ ささ身は筋を除く。
❷ にんにくとしょうがは包丁の背でたたきつぶす。ねぎも同様にしてたたきつぶし、ぶつ切りにする。
❸ ボールに②とaを入れて混ぜ、ささ身を加えて手でもみながらたれを全体にからめる。ときどき上下を返しながら30～40分おいて味をつける。
❹ 揚げ油を170℃くらいに熱し、ささ身の汁けをきって入れ、ときどき表裏を返しながらこんがりと色づくまで3～4分揚げる。
❺ 器に盛り、ちぎったレタスと飾り切りにしたラディッシュを添える。

★五香粉がなければ粉ざんしょうや七味とうがらし、カレー粉などで代用してもおいしい。

肉団子のスープ煮

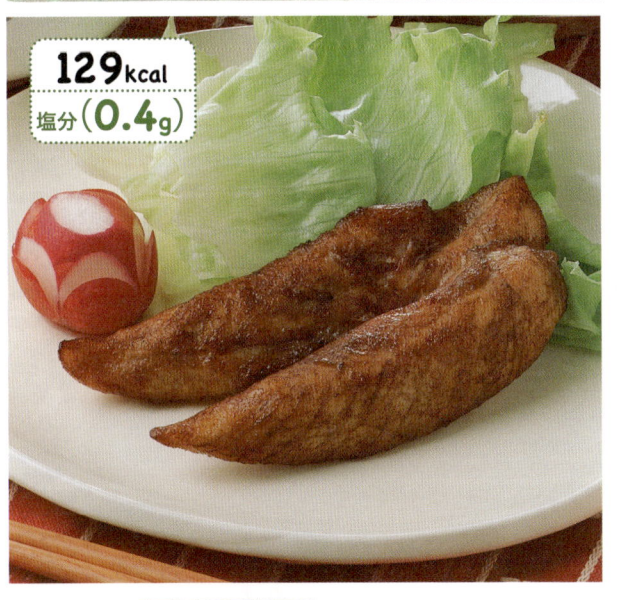

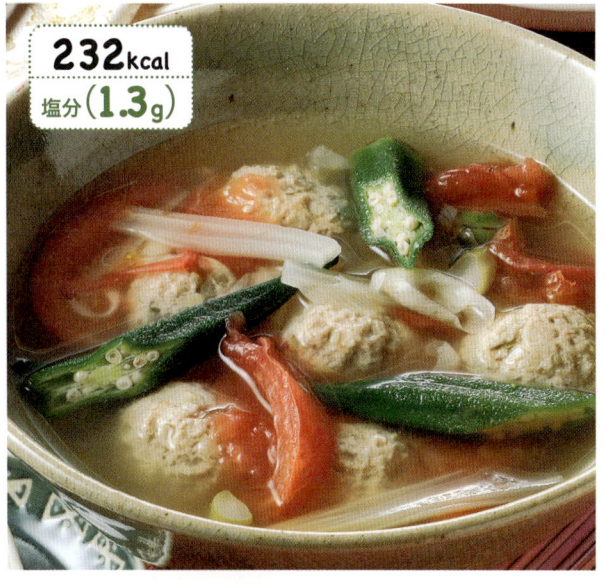

232kcal 塩分 **1.3g**

材料（2人分）
- 肉団子
  - 豚ひき肉 … 150g　卵 … ½個
  - ねぎ（みじん切り）… 大さじ1⅓
  - しょうが汁 ……… 小さじ½
  - かたくり粉 ……… 小さじ2
  - 塩 … ミニスプーン⅓　こしょう … 少量
- オクラ ……………… 8本(60g)
- トマト ……………… 小½個(60g)
- セロリ ………………… 20g
- ねぎ …………………… 10g
- 中国風ブイヨン（19ページ）… 2½カップ
- 塩 …………………… ミニスプーン2
- こしょう …………………… 少量

作り方
❶ ボールに肉団子の材料を全部入れ、手で粘りが出るまでよく練り混ぜ、直径2㎝の団子に丸める。
❷ オクラは塩適量（分量外）でもみ、沸騰湯に入れて1～2分ゆで、水にとってさます。水けをきってへたを除き、斜め半分に切る。トマトはへたを除き、1㎝幅のくし形に切る。セロリは筋を除き、5㎝くらいの長さの薄切りにする。ねぎは斜めに薄く切る。
❸ なべにブイヨンを入れて火にかけ、沸騰したら肉団子を入れ、アクを除きながら3分煮、塩とこしょうで調味する。②の野菜を加え、アクを除きながら3～4分煮る。

21 アジのたたき献立

魚介が主菜の夕食献立

526kcal　塩分 **(2.1g)**

- 主菜●アジのたたき
- 副菜●里芋の煮物
- 汁物●ひき肉入りコーンスープ
- 主食●ごはん

たたきには香りのよい薬味をたっぷり添えます。煮物は干ししいたけのうま味を煮汁にプラス。スープにはクリームコーンの甘味がきいています。

減塩ポイント
刺し身は割りじょうゆにして塩分を減らし、さらに少しずつ、つけて食べます。

材料（2人分）

主菜●アジのたたき
- アジ ……… 大2尾（140g）
- 小ねぎ ……… 40g
- おろししょうが ……… 少量
- 青じそ ……… 4枚
- レモンのくし形切り ……… 2切れ
- 割りじょうゆ｛ しょうゆ・だし（19ページ） ……… 各小さじ1

副菜●里芋の煮物
- 里芋 ……… 4個（200g）
- 干ししいたけ ……… 4枚（20g）
- 糸こんにゃく ……… 140g
- さやえんどう ……… 60g
- 干ししいたけのもどし汁＋だし（19ページ） ……… ½カップ
- 酒 ……… 大さじ1⅓
- みりん・しょうゆ ……… 各小さじ1⅓

汁物●ひき肉入りコーンスープ
- 鶏ささ身ひき肉 ……… 40g
- クリームコーン缶詰め ……… 100g
- ねぎ ……… ⅔本（60g）
- 水 ……… 1カップ
- 中国風スープのもと ……… 小さじ⅔
- 酒 ……… 小さじ2
- 塩 ……… 少量
- ｛ かたくり粉 ……… 小さじ½
- 　水 ……… 小さじ1

主食●ごはん
- ごはん ……… 280g

作り方

主菜●アジのたたき
1. 小ねぎは小口切りにする。
2. アジは三枚におろして細く切ってから包丁で軽くたたき、小ねぎと合わせる。
3. しょうゆとだしを合わせる。
4. 器に青じそを敷いて②を盛り、しょうがをのせてレモンと③の割りじょうゆを添える。

★冷蔵庫で冷やすとおいしい。

副菜●里芋の煮物
1. 里芋は皮をむき、大きいものは半分に切って水で洗い、熱湯でさっとゆでて水にとり、表面のぬめりをとるように洗う。
2. こんにゃくはさっとゆで、食べやすく切る。干ししいたけはもどし（もどし汁はとっておく）、石づきを除いて2つ割りにする。さやえんどうはさっとゆでる。
3. なべに里芋、こんにゃく、しいたけ、もどし汁＋だし、酒を入れて火にかけ、弱火で煮る。
4. 里芋がやわらかくなったらみりんを加えて5分煮、しょうゆを加えてさらに煮汁が少なくなるまで強火で煮る。
5. 器に盛り、さやえんどうを添える。

汁物●ひき肉入りコーンスープ
1. ねぎは小口切りにする。
2. なべに水、スープのもと、酒を煮立ててねぎを加え、ひき肉をほぐしながら加える。
3. コーンと塩を加えてよく混ぜ、水でといたかたくり粉でとろみをつけて火を消す。

★コーンは製品によってとろみが強いものがあるので、その場合はかたくり粉は省いてもよい。

減塩のヒント⑬
——刺し身をおいしく食べる割りじょうゆ

刺し身につけるしょうゆは同量のだしや酒で割ります。香りと味わいが増すうえに、減塩にもなります。

- **赤ワインじょうゆ**　しょうゆ1：赤ワイン1
- **ポン酢しょうゆ**　しょうゆ1：レモンの搾り汁1
- **煮切り酒じょうゆ**　しょうゆ1：煮切り酒※1

※一度煮立ててさました酒

- 主菜＝アジのたたき 95kcal（0.6g）
- 主食＝ごはん（140g）235kcal（0g）

夕食献立例
- Ⅰ　490kcal／2.3g　じゃが芋のいため煮 121kcal（0.7g）p.110　かきたま汁 39kcal（1.0g）p.95
- Ⅱ　443kcal／2.0g　きゅうりと貝の酢の物 49kcal（0.9g）p.84　ピーマンとセロリのおかか煮 64kcal（0.5g）p.146

一日の献立例
1475kcal／5.8g　朝：ピリ辛肉みそがゆ献立 488kcal（1.8g）p.33　昼：ホットサンド献立 461kcal（1.9g）p.64　夕：アジのたたき献立 526kcal（2.1g）

112

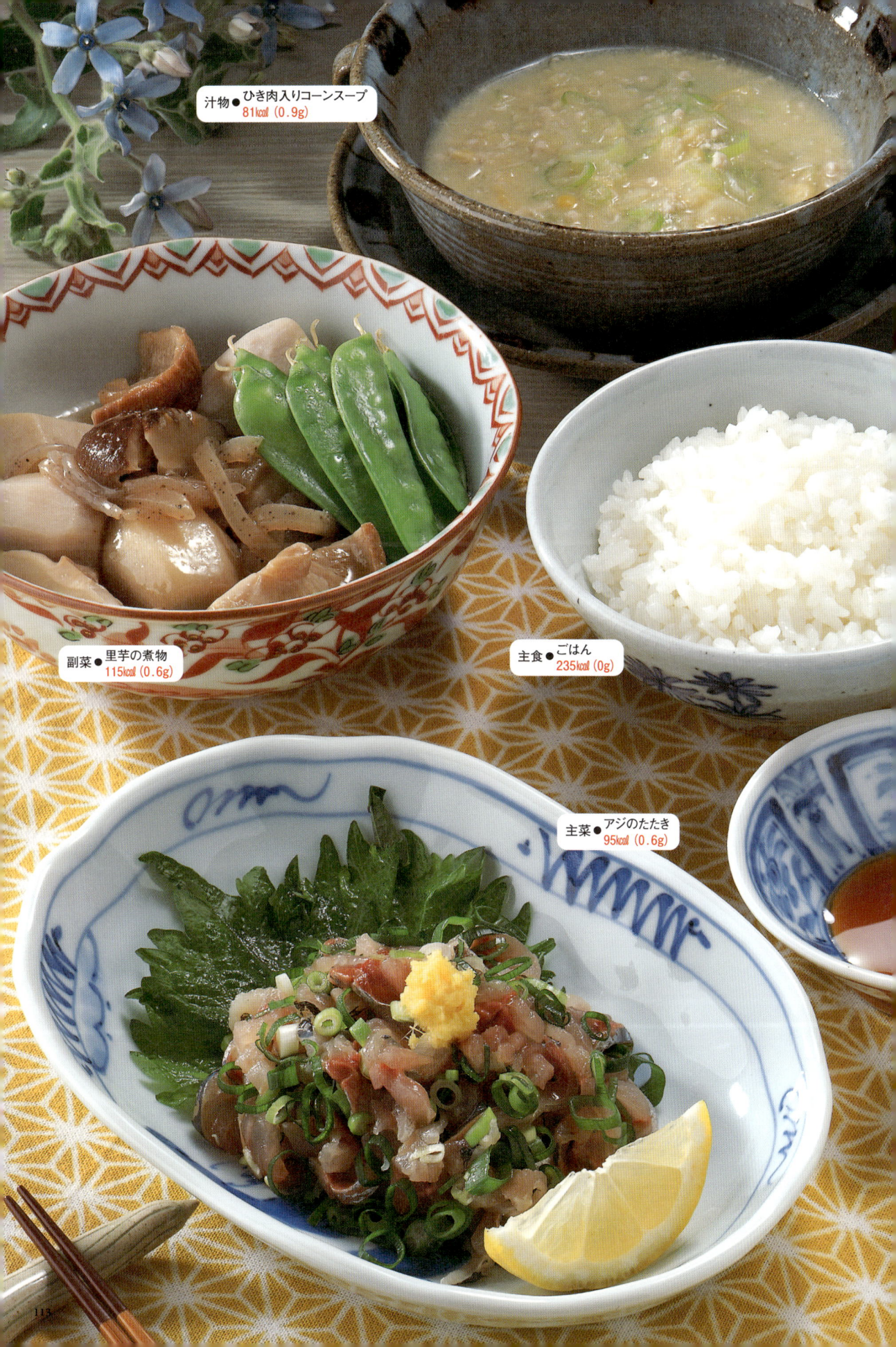

汁物●**ひき肉入りコーンスープ**
81kcal（0.9g）

副菜●**里芋の煮物**
115kcal（0.6g）

主食●**ごはん**
235kcal（0g）

主菜●**アジのたたき**
95kcal（0.6g）

魚介が主菜の夕食献立

22 カツオのごまソースサラダ献立

428kcal　塩分 2.1g

主菜●カツオのごまソースサラダ
副菜●榨菜豆腐
副菜●セロリのいため物
主食●ごはん

さっぱりとした味わいの春から初夏の初ガツオ、脂がのる秋口の戻りガツオ、どちらの時期もぜひお試しを。

材料（2人分）

主菜●カツオのごまソースサラダ
- カツオ（刺し身用）……140g
- ごまソース
  - しょうゆ……小さじ1⅓
  - みりん・だし……各小さじ1
  - おろししょうが・すり白ごま……各大さじ¼
- セロリ……¼本（20g）
- にんじん……⅙本（20g）
- ねぎ……¼本（20g）
- 青じそ……2½枚
- 貝割れ菜……½パック（25g）

副菜　榨菜豆腐
- もめん豆腐……½丁（150g）
- 榨菜……30g
- きゅうり……小½本（40g）
- しょうゆ……ミニスプーン2
- いり白ごま……小さじ1

副菜●セロリのいため物
- セロリ（葉を含む）……100g
- サラダ油……大さじ1
- 豆板醤（とうばんじゃん）……小さじ½
- しょうゆ……小さじ1⅓
- 酒……大さじ¼

主食●ごはん
- ごはん……220g

作り方

主菜●カツオのごまソースサラダ
❶カツオは8〜10切れに切り、ゴマソースに漬け込んで少しおき、味をなじませる。
❷セロリは筋を除いてせん切りにする。にんじん、ねぎと青じそもせん切りにする。貝割れ菜は根元を除く。
❸②を混ぜ合わせて器に敷き、カツオを盛り、カツオの漬け汁をかける。
★カツオと野菜を混ぜ合わせて食べる。

副菜●榨菜豆腐
❶豆腐は適当な大きさに切って熱湯に通し、ざるにあげてさめるまでおき、水けをきる。
❷榨菜ときゅうりはあらみじんに切る。榨菜は水に10分程度浸して塩出しをして水けをきる。
❸豆腐をスプーンでつぶし、榨菜、きゅうり、しょうゆ、ごまを加えて混ぜる。

副菜●セロリのいため物
❶セロリは筋を除き、斜めに1cm幅に切る。葉の部分は5cm長さに切る。
❷フッ素樹脂加工の中華なべを熱し、サラダ油を入れてなべ肌全体になじませる。①を入れてさっといため、豆板醤、しょうゆ、酒を加えて手早く混ぜ、すぐ器に盛る。

減塩ポイント
榨菜を水につけて塩出しをして、塩分をおさえましょう。

塩分チェック⑭ 榨菜

野菜の榨菜は茎が肥大した不整形の塊茎で、これをさまざまな香辛料と塩で漬け込んだものが漬物の榨菜です（漬物の名前がそのまま植物名になったようです）。
塩分が13.7％と高いので、料理に使うときは塩出しが必要です。薄切りにして水に10分くらい浸すと塩出しでき、塩出し後は約2％塩分となります。

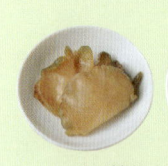

右：榨菜（かたまり）　塩分13.7％
左：榨菜（スライス）　塩分13.7％

夕食献立例					
●主菜＝カツオのごまソースサラダ 105kcal(0.7g)			●主食＝ごはん(110g) 185kcal(0g)		
Ⅰ	436kcal 2.0g	なすのくずし豆腐かけ	90kcal (0.9g) p.120	●大根のいため物	56kcal (0.4g) p.103
Ⅱ	417kcal 2.3g	さやいんげんのいため物	56kcal (0.9g) p.76	●オクラ納豆	71kcal (0.7g) p.31
一日の献立例	1454kcal 5.3g	朝献立 ココット	452kcal (1.7g) p.40	昼 鶏肉の衣揚げ献立	574kcal (1.5g) p.65	夕 カツオのごまソースサラダ献立 428kcal (2.1g)

114

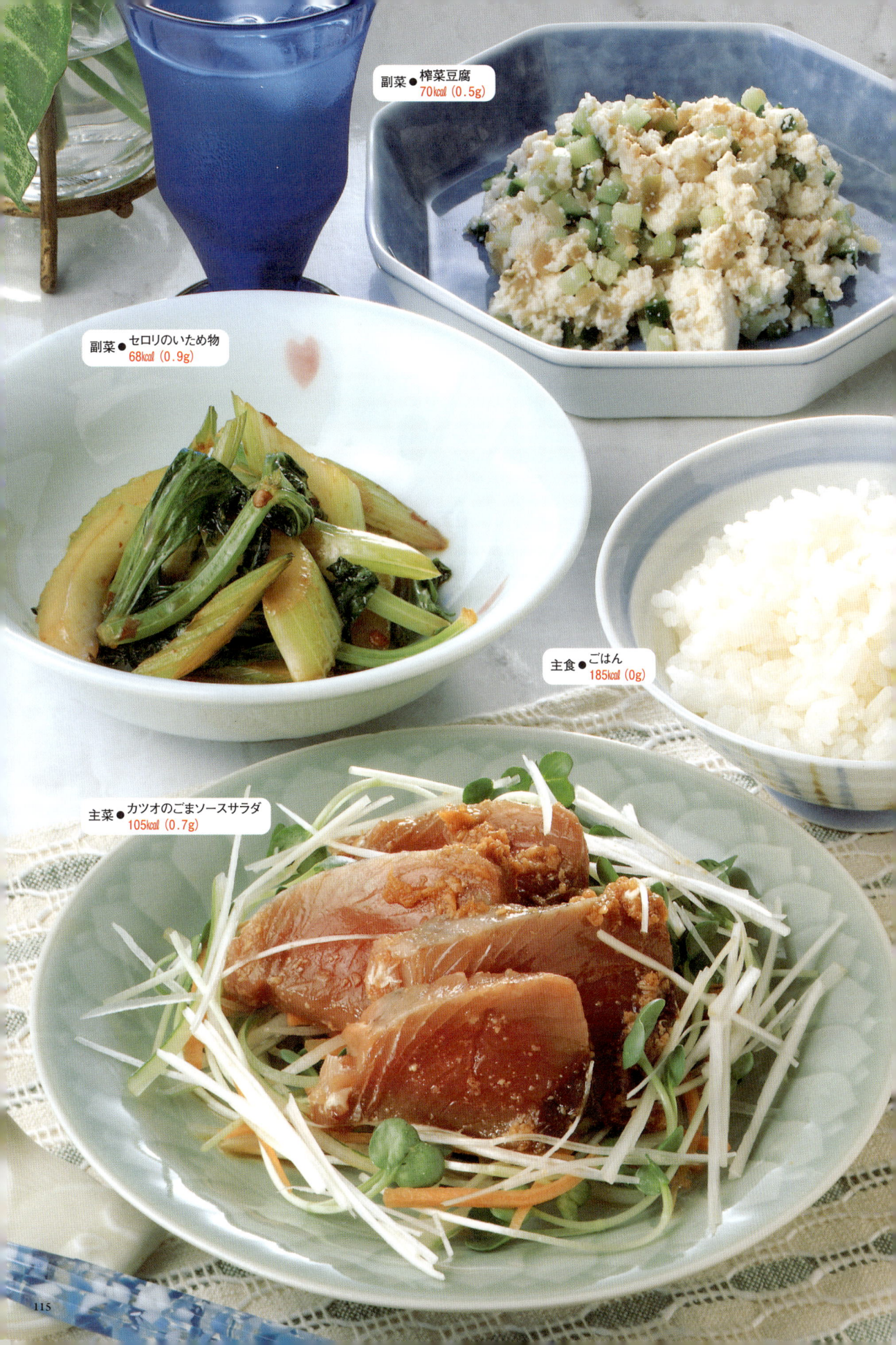

副菜 ● 榨菜豆腐
70kcal (0.5g)

副菜 ● セロリのいため物
68kcal (0.9g)

主食 ● ごはん
185kcal (0g)

主菜 ● カツオのごまソースサラダ
105kcal (0.7g)

魚介が主菜の夕食献立 23

白身魚のカレーじょうゆ焼き献立

616kcal　塩分 **2.1g**

主菜●白身魚のカレーじょうゆ焼き
副菜●角切り野菜のくず煮
副菜●湯通しレタスのサラダ
主食●ごはん

白身魚はカレー風味の衣が香ばしく、食欲をそそります。野菜のくず煮はほんのり甘い煮汁で煮、とろみをつけます。サラダのレタスは湯通しすると、かさが減り、意外なほど多くの量を食べられます。レモンの酸味と昆布茶のうま味がきいたドレッシングをかけます。

材料（2人分）

主菜●白身魚のカレーじょうゆ焼き
- 白身魚（タイ）……2切れ（160g）
- しょうゆ……小さじ1⅓
- 酒……小さじ2
- カレー粉……小さじ1
- 小麦粉……大さじ1⅓
- サラダ油……大さじ1⅓
- 大根……60g
- きゅうり……40g

副菜●角切り野菜のくず煮
- じゃが芋……1個（100g）
- にんじん……½本（60g）
- グリーンピース水煮缶詰め…60g
- だし（19ページ）……1½カップ
- 酒……小さじ2
- 塩……ミニスプーン½
- しょうゆ……小さじ½
- みりん……小さじ½
- かたくり粉……小さじ2
- 水……大さじ1⅓

副菜●湯通しレタスのサラダ
- レタス……200g
- ドレッシング
  - ごま油・レモンの搾り汁・すりごま……各小さじ2
  - しょうゆ……小さじ1
  - 昆布茶……小さじ¼

主食●ごはん
- ごはん……220g

作り方

主菜●白身魚のカレーじょうゆ焼き
❶しょうゆと酒、カレー粉を合わせ、白身魚を15〜20分漬け込む。
❷大根ときゅうりは4cm長さの薄い短冊に切り、氷水に放してパリッとさせる。
❸白身魚の汁けをしっかりとふきとり、小麦粉を全体に薄くまぶす。
❹フライパンに油を熱し、白身魚を入れて両面カリッとするまで焼く。
❺器に白身魚を盛り、水けをよくきった大根ときゅうりを添える。

副菜●角切り野菜のくず煮
❶にんじん、じゃが芋は1cm角に切り、じゃが芋は水にさらす。
❷なべににんじんとだしを入れて煮立て、弱火にして煮る。にんじんがやわらかくなったら、じゃが芋と酒を加える。
❸じゃが芋がやわらかくなったら、グリーンピースを加えてさっと煮、塩、しょうゆ、みりんを加えて調味し、水でといたかたくり粉を加えてとろみをつける。
★生のグリーンピースを使う場合は、さっとゆでてから加える。

副菜●湯通しレタスのサラダ
❶レタスは一口大に切り、熱湯に入れてすぐにざるにあげ、湯をよくきる。
❷ドレッシングの材料を混ぜ合わせ、レタスをあえる。

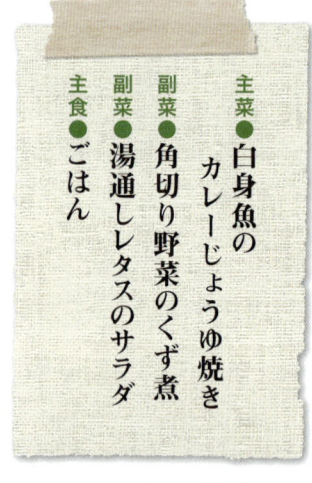

減塩ポイント

煮汁をくず粉やかたくり粉でとろみをつけると、煮汁が具材によくからまっておいしく食べられます。

塩分チェック⑭ 昆布茶

昆布茶は湯にとかして飲むだけではありません。昆布のうま味がきいた昆布茶を料理に使わない手はありません。塩分が高いので調味料のように使います。野菜にまぶして即席漬物などに利用できます。

昆布茶 48.3%塩分

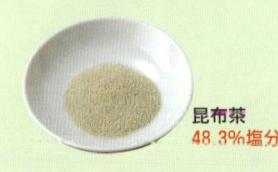

●主菜＝白身魚のカレーじょうゆ焼き 271kcal（0.7g）　●主食＝ごはん（110g）185kcal（0g）

夕食献立例	I	577kcal 1.0g	コールスローサラダ 61kcal（0.3g）p.35	野菜たっぷりみそ汁 60kcal（0.9g）p.99
	II	612kcal 1.3g	トマトサラダ 63kcal（0.6g）p.95	さつま芋の甘煮 93kcal p.26

一日の献立例　1522kcal 6.0g　朝 温泉卵献立 496kcal（2.1g）p.28　昼 ビーフンのごま酢だれ献立 410kcal（1.8g）p.73　夕 白身魚のカレーじょうゆ焼き献立 616kcal（2.1g）

116

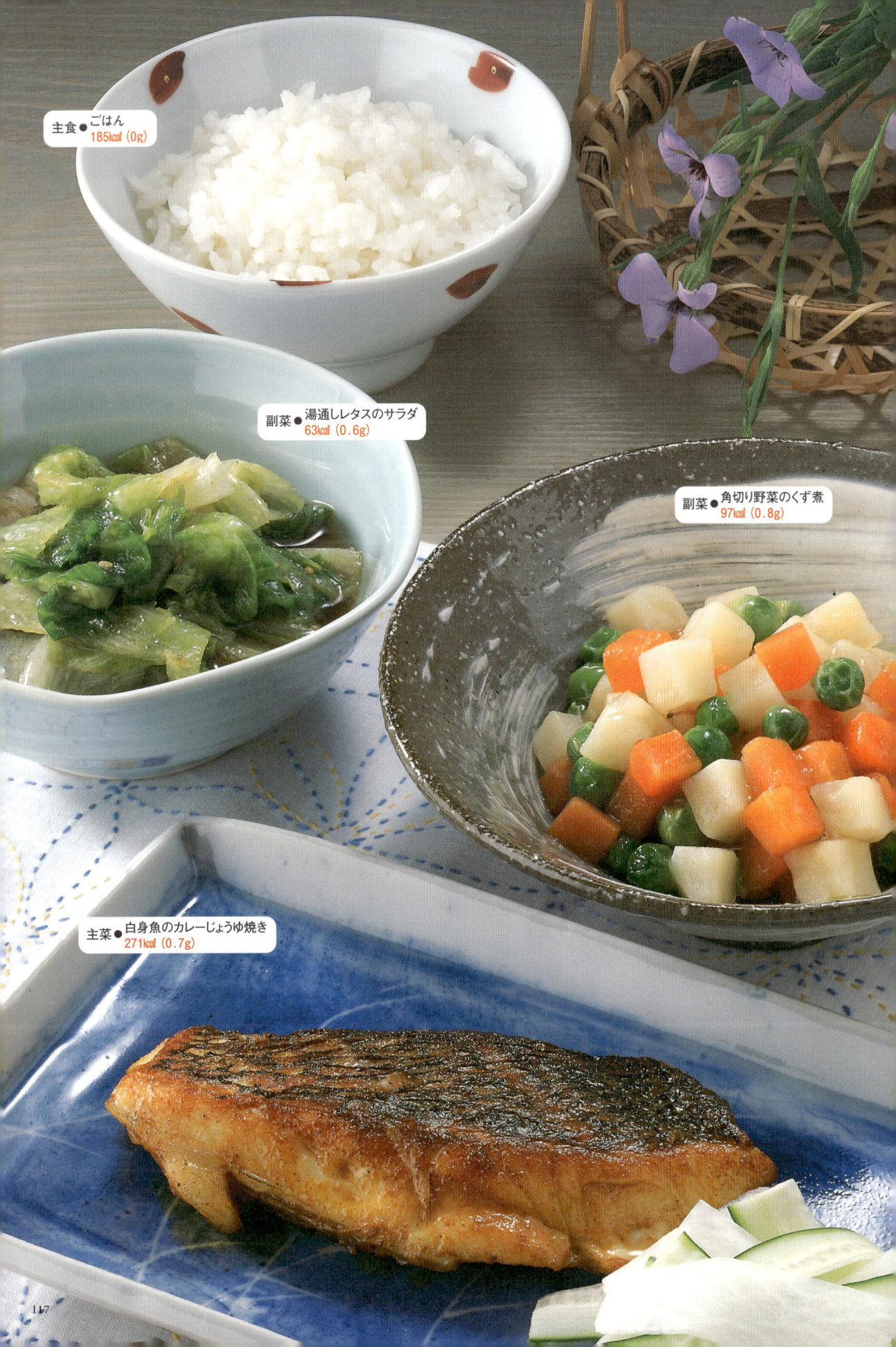

主食●ごはん
185kcal (0g)

副菜●湯通しレタスのサラダ
63kcal (0.6g)

副菜●角切り野菜のくず煮
97kcal (0.8g)

主菜●白身魚のカレーじょうゆ焼き
271kcal (0.7g)

魚介が主菜の夕食献立

24 サケの香味蒸し献立

492kcal　塩分 2.1g

主食●ごはん 185kcal (0g)
副菜●子芋のいため煮 75kcal (0.6g)
副菜●豆腐と春菊のあえ物 47kcal (0.7g)
主菜●サケの香味蒸し 185kcal (0.8g)

献立メモ
- 主菜●サケの香味蒸し
- 副菜●豆腐と春菊のあえ物
- 副菜●子芋のいため煮
- 主食●ごはん

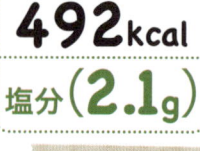

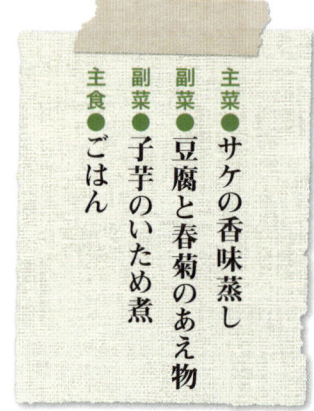

香味蒸しはごま油、あえ物は春菊の香りで食べ、煮物はごま油でいためて酒と塩だけで味つけし、白く煮上げます。

減塩ポイント

減塩料理には、"香り"もたいせつな調味料の一つ。香りのよいものは、季節感を感じさせるものが多いので、積極的に使いましょう。

材料（2人分）

主菜●サケの香味蒸し
- 生ザケ ……………… 2切れ（200g）
- 塩 …………………… ミニスプーン1/3
- こしょう …………… 少量
- えのきたけ ………… 60g
- 赤ピーマン ………… 2個（60g）
- a ┌ 酒 ………………… 大さじ2
  └ しょうゆ・ごま油 … 各小さじ1

副菜●豆腐と春菊のあえ物
- 絹ごし豆腐 ………… 1/3丁（100g）
- 春菊 ………………… 80g
- ┌ しょうゆ ………… 小さじ1 1/3
- └ 酢・だし（19ページ）… 各小さじ2
- いり白ごま ………… 小さじ1/2

副菜●子芋のいため煮
- 子芋（石川芋）…… 160g
- 小ねぎ … 20g　ごま油 … 小さじ1
- 中国風ブイヨン（19ページ）…… 2/3カップ
- 酒 … 小さじ2　塩 …… ミニスプーン1

主食●ごはん
- ごはん ……………………… 220g

作り方

主菜●サケの香味蒸し
① サケは両面に塩とこしょうをふってざるにのせ、しばらくおいて下味をつける。
② えのきたけは根元を除き、細かくほぐす。赤ピーマンは種とへたを除き、縦にせん切りにする。
③ a を混ぜ合わせる。
④ サケの汁けをふいて耐熱容器に1切れずつ盛り、えのきたけと赤ピーマンを等分にのせ、③をかける。ラップをし、電子レンジ（500W）で5～6分ずつ加熱する。それぞれ器に盛る。

副菜●豆腐と春菊のあえ物
① 豆腐は1cm角に切る。
② 春菊は葉を摘み、沸騰湯に入れてゆで、水にとってさます。水けを絞って2cm長さに切る。
③ しょうゆ、酢、だしを混ぜ合わせる。
④ 器に春菊と豆腐を盛り、食べる直前に③をかけてごまをふる。

副菜●子芋のいため煮
① 子芋は皮をむいて塩でもみ、塩を洗い流してかためにゆでる。水でぬめりを洗い、水けをきる。
② 小ねぎは小口切りにする。
③ なべにごま油を熱して子芋をいため、全体に油がまわったら小ねぎを加えていため、ブイヨンを加えて煮る。子芋がやわらかくなったら酒と塩で調味し、味がしみるまで煮る。

米以前に主食とされていた里芋

里芋は、米以前に主食の存在であったと考えられるとても古い野菜です。現在日本で栽培されている里芋の品種のうち、子芋の石川早生以外の品種は（やつがしら、ヤレベスなど）ほとんどが明治時代以降に中国や台湾から導入されたものです。

		●主菜＝サケの香味蒸し 185kcal (0.8g)		●主食＝ごはん（110g）185kcal (0g)		
夕食献立例	I	449kcal 1.9g	さやいんげんのいため物	56kcal (0.9g) p.76	中国風スープ	23kcal (0.2g) p.120
	II	403kcal 2.0g	わかめのいため物	70kcal (1.2g) p.148	りんご（80g）	43kcal
一日の献立例	1465kcal 5.8g	朝 卵とキャベツの和風ココット献立	494kcal (1.4g) p.26	昼 和風チャーハン献立	479kcal (2.3g) p.61	夕 サケの香味蒸し献立 492kcal (2.1g)

118

魚介が主菜の夕食献立

25 白身魚の梅蒸し献立

478kcal 塩分 1.9g

- 主菜 ● 白身魚の梅蒸し
- 副菜 ● じゃが芋のいため煮
- 副菜 ● キャベツとわかめのお浸し
- 主食 ● ごはん

魚を蒸している間に玉ねぎの水分が出て、梅干しの塩分がほどよく全体に広がります。うす味の料理はよく噛んで食べましょう。素材の味や香りがしっかり味わえます。お浸しにはよく噛む食材を組み合わせました。

減塩ポイント
じゃが芋のいため煮は最後にしょうゆを加えて表面にだけ味をつけます。

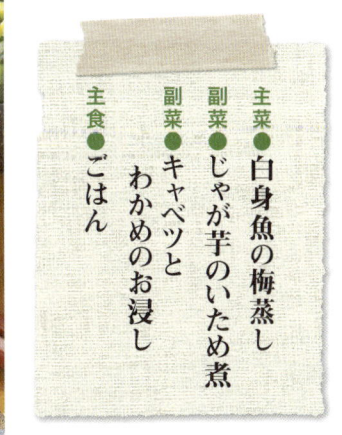

- 主食 ● ごはん 235kcal (0g)
- 副菜 ● じゃが芋のいため煮 121kcal (0.7g)
- 副菜 ● キャベツとわかめのお浸し 34kcal (0.6g)
- 主菜 ● 白身魚の梅蒸し 88kcal (0.6g)

材料（2人分）

主菜●白身魚の梅蒸し
- 白身魚（タラ）※ …… 2切れ（160g）
- 玉ねぎ …………… ⅓個（60g）
- 生しいたけ ……… 10枚（100g）
- 梅干し …………… 小1個（4g）
- 酒 ………………… 小さじ2

※タイ、スズキ、ヒラメでもよい。

副菜●じゃが芋のいため煮
- じゃが芋 ………… 2個（200g）
- にんじん ………… ½本（60g）
- ごま油 … 小さじ1　だし（19ページ）½カップ
- 酒 …… 小さじ2　砂糖 … 小さじ1
- しょうゆ ………… 小さじ1½

副菜●キャベツとわかめのお浸し
- キャベツ ………………… 200g
- わかめ（もどして）……… 40g
- ちりめんじゃこ …………… 6g
- だし（19ページ）………… 大さじ1
- しょうゆ ………………… 小さじ⅔

主食●ごはん
- ごはん …………………… 280g

作り方

主菜●白身魚の梅蒸し
❶白身魚は冷蔵庫から出して室温にもどす（冷たいと熱が通るまで時間がかかり、魚の臭みが出る）。
❷梅干しは種を除いてちぎり、酒に浸す。
❸玉ねぎはくし形に切り、しいたけは石づきを除いて2～4つ割りにする。
❹深めの器に白身魚、玉ねぎ、しいたけを入れ、梅干しを汁ごとかけ、蒸気の立った蒸し器に入れて強火で約15分蒸す。
★ラップをして電子レンジ（500W）で4～5分加熱してもよい。

副菜●じゃが芋のいため煮
❶じゃが芋とにんじんは2～3cm角に切り、じゃが芋は水でさっと洗って水けをきる。
❷なべにごま油を熱し、にんじん、じゃが芋の順に加えていため合わせ、だし、酒を加えて煮立て、弱火にして煮る。
❸材料がやわらかくなったら、砂糖を加え、仕上げにしょうゆを加えてひと煮し、火を消す。

副菜●キャベツとわかめのお浸し
❶キャベツはさっとゆで、水けをよく絞って2～3cm角に切る。
❷わかめは食べやすく切る。
❸ちりめんじゃこ、だし、しょうゆを合わせ、キャベツとわかめをあえる。

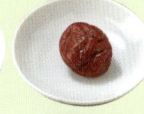

塩分チェック ⑮ 梅干し

1個約10g（種を除いたもの。正味）で塩分2.2gもあるので、1個まるごと口に入れるのは危険。調味料代わりに使いましょう。うす塩といっても塩分はあるので油断禁物です。

うす塩 約12%塩分 ／ 普通 約22.1%塩分

夕食献立例		●主菜＝白身魚の梅蒸し 88kcal (0.6g)		●主食＝ごはん（140g）235kcal (0g)	
I	476kcal 1.9g	じゃが芋のケチャップ焼き	111kcal (0.4g) p.145	豆腐と菜の花のすまし汁	42kcal (0.9g) p.62
II	494kcal 1.9g	根菜の含め煮	134kcal (1.0g) p.125	かぶとクレソンのごまからしあえ	37kcal (0.3g) p.62

| 一日の献立例 | 1436kcal 6.1g | 朝 和風オムレツ献立 | 510kcal (2.1g) p.29 | 昼 冷やし中華献立 | 448kcal (2.1g) p.72 | 夕 白身魚の梅蒸し献立 | 478kcal (1.9g) |

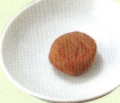

魚介が主菜の夕食献立

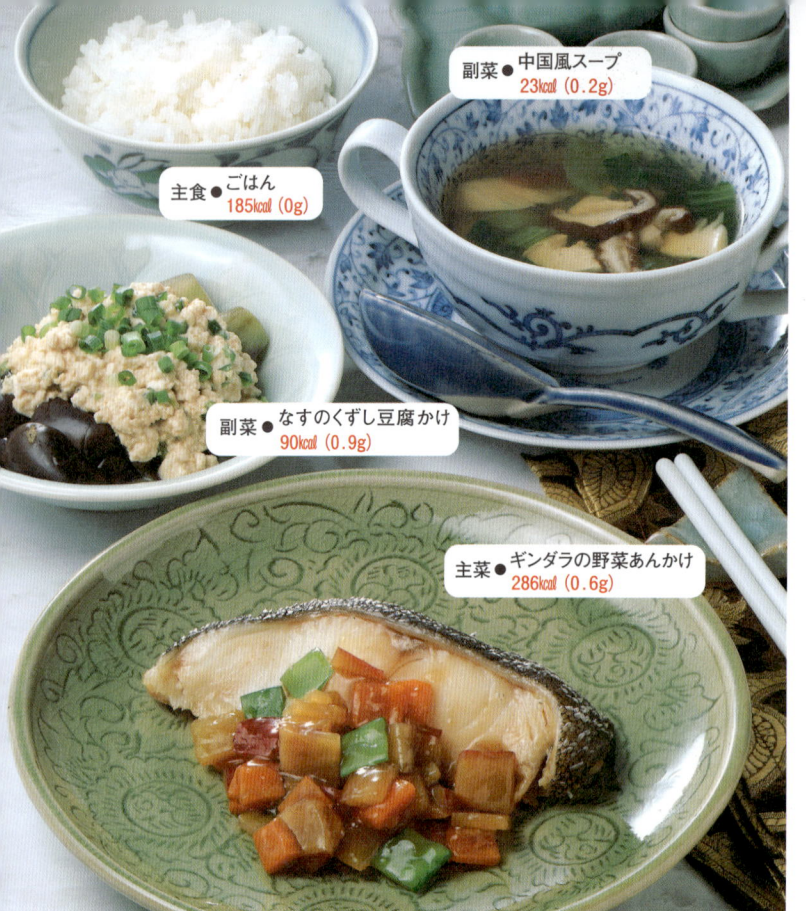

26 ギンダラの野菜あんかけ献立

584kcal
塩分(1.7g)

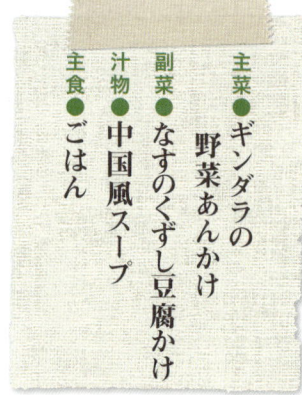

主菜 ● ギンダラの野菜あんかけ
副菜 ● なすのくずし豆腐かけ
汁物 ● 中国風スープ
主食 ● ごはん

主食 ● ごはん 185kcal (0g)
副菜 ● 中国風スープ 23kcal (0.2g)
副菜 ● なすのくずし豆腐かけ 90kcal (0.9g)
主菜 ● ギンダラの野菜あんかけ 286kcal (0.6g)

ギンダラは「タラ」といってもタラの仲間ではなく、アイナメやホッケなどに近いカジカ目ギンダラ科の魚です。肉質は白身で脂肪分が多く美味。エネルギーが高めなので、調理法やほかに組み合わせる料理を考えましょう。

材料（2人分）

主菜 ● ギンダラの野菜あんかけ

ギンダラ ……… 2切れ(200g)
a ┃ しょうがの薄切り …… 2枚
　┃ ねぎのざく切り …… 6cm分
酒 ……………………… 小さじ2
野菜あん ┃ さつま芋 ……… 3cm(60g)
　　　　┃ にんじん ……… 2cm(20g)
　　　　┃ さやえんどう …… 2枚
　　　　┃ 中国風ブイヨン(19ジー)… ½カップ
　　　　┃ しょうゆ小さじ1 … 酒小さじ2
　　　　┃ かたくり粉 ……… 小さじ⅔
　　　　┃ 水 ……………… 小さじ1⅓

副菜 ● なすのくずし豆腐かけ

なす ……………………… 2個(160g)
もめん豆腐 ……………… ½丁(150g)
b ┃ ピーマンのみじん切り
　┃ …………………… 大さじ1⅓
　┃ しょうゆ ………… 小さじ2
　┃ ごま油・酢 ……… 各小さじ½
　┃ 砂糖 ……………… ミニ2
小ねぎの小口切り ……… 小さじ2

汁物 ● 中国風スープ

鶏ささ身 ……………… ½本(15g)
酒・しょうがの搾り汁 … 各少量
ゆで竹の子 …………… 20g
生しいたけ …………… 2枚(20g)
青梗菜 ……………… 4枚(40g)
中国風ブイヨン(19ジー)… 1½カップ
塩 …… ミニ⅓　こしょう … 少量

主食 ● ごはん

ごはん ……………… 220g

作り方

主菜 ● ギンダラの野菜あんかけ

❶ギンダラは汁けをふいて皿に並べ、aをのせて酒をふる。蒸気の上がった蒸し器に皿ごと入れ、強火で6～7分蒸して火を通す。
❷野菜あんを作る。にんじんは皮をむいて1cm角の色紙切りにし、さつま芋も同じ大きさに切り、水にさらす。さやえんどうは筋を除いて1cm幅に切る。ブイヨンでさつま芋とにんじんを煮、さやえんどうを加えてしょうゆと酒で調味し、水でといたかたくり粉を混ぜてとろみをつける。
❸器にギンダラを盛って野菜あんをかける。

副菜 ● なすのくずし豆腐かけ

❶なすはへたの部分を切り落とし、蒸気の上がった蒸し器に入れてやわらかくなるまで15分ほど蒸す。または、耐熱皿になすを並べ、ラップをして電子レンジで2～2分20秒加熱する。縦半分に切ってから斜めに1cm幅に切り、器に盛る。
❷豆腐は泡立て器であらくくずし、bを混ぜる。
❸なすの上に②のくずし豆腐をかけ、小ねぎの小口切りを散らす。

汁物 ● 中国風スープ

❶ささ身は筋を除き、細長く切って酒としょうがの搾り汁をからめる。
❷竹の子は短冊切りにする。しいたけは軸を除いて5mm幅に切る。青梗菜は端から1cm幅に切る。
❸なべに①②、ブイヨンを入れて火にかけ、煮立ったらアクを除き、1～2分煮る。火が通ったら塩とこしょうで調味する。

減塩ポイント
魚に下塩はせずに、しょうがやねぎの香りを魚に移して下味をつけます。

夕食献立例					
	●主菜＝ギンダラの野菜あんかけ 286kcal (0.6g)		●主食＝ごはん (110g) 185kcal (0g)		
I	501kcal 1.9g	もやしのからしあえ 36kcal (0.7g) p.101		じゃが芋のみそ汁 74kcal (0.6g) p.31	
II	523kcal 2.1g	ハマグリの蒸し物 34kcal (0.8g) p.86		アスパラガスのオイスターソース風味 18kcal (0.7g) p.51	

| 一日の献立例 | 1465kcal 5.4g | 朝 タイ風おかゆ献立 478kcal (1.7g) p.32 | 昼 焼きうどん献立 403kcal (2.0g) p.69 | 夕 ギンダラの野菜あんかけ献立 584kcal (1.7g) |

27 イワシのソテー献立

魚介が主菜の夕食献立

615kcal
塩分 2.5g

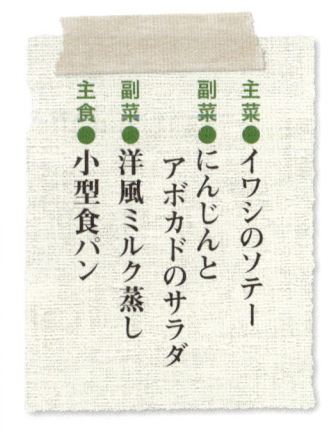

- 主菜●イワシのソテー
- 副菜●にんじんとアボカドのサラダ
- 副菜●洋風ミルク蒸し
- 主食●小型食パン

イワシは香辛料やハーブの香りをきかせたソースが魚の臭みを消してくれます。

減塩ポイント
サラダは、にんじんに下塩をつけるので、その代わり、ドレッシングには塩なしのドレッシングを使います。ドレッシングにはレモンの香りを加えます。

主食●小型食パン 79kcal (0.4g)
副菜●洋風ミルク蒸し 101kcal (0.4g)
副菜●にんじんとアボカドのサラダ 91kcal (0.6g)
主菜●イワシのソテー 344kcal (1.1g)

材料（2人分）

主菜●イワシのソテー
- イワシ ……… 2尾（160g）
- 塩 … ミニ1½　こしょう… 少量
- 小麦粉 大さじ1　サラダ油… 小さじ2
- トマトソース
  - 玉ねぎ・トマト …… 各100g
  - にんにく1かけ　オリーブ油大さじ½
  - 白ワイン …………… 大さじ2
  - バジル・こしょう …… 各少量
- じゃが芋 120g　カレー粉 ミニ1
- こしょう ………………… 少量

副菜●にんじんとアボカドのサラダ
- にんじん… ⅔本（80g）　塩 ミニ1
- アボカド ………………… 40g
- ドレッシング
  - サラダ油 ………… 小さじ2
  - レモンの搾り汁 …… 大さじ1
  - こしょう ………………… 少量

副菜●洋風ミルク蒸し
- 卵 ………………………… 1個
- 牛乳 …………………… ¾カップ
- こしょう ………………… 少量
- ボンレスハム …………… 1枚
- マッシュルーム ………… 2個
- パセリのみじん切り ……… 少量

主食●小型食パン
- 小型食パン ……………… 60g

作り方

主菜●イワシのソテー

❶イワシは頭と腹わたを除いてきれいに洗い、手開きにして腹骨をすきとる。塩とこしょうをふって約10分おく。

❷玉ねぎは薄切り、トマトはへたを除いて1cm角に切り、にんにくはみじん切りにする。

❸なべにオリーブ油を熱し、にんにくをいためる。香りが出たら玉ねぎを加えていため、しんなりしたらトマトを加える。白ワインとバジルを加えて2～3分煮、こしょうで味をととのえてソースにする。

❹イワシの汁けをふいて小麦粉をまぶし、油を熱したフライパンに身を下にして入れる。きれいな焼き色がついたら火を弱めて2分焼き、裏返して同様に焼く。

❺じゃが芋は棒状に切ってゆで、ゆで湯をきって弱火にかけ、なべをふりながら粉を吹かせてカレー粉とこしょうで調味する。

❻器にイワシを盛ってソースをかけ、じゃが芋を添える。

副菜●にんじんとアボカドのサラダ

❶にんじんは皮むき器を使って薄いそぎ切りにし、塩をふってもみ、しんなりさせる。

❷アボカドは皮をむいて種を除き、薄切りにする。

❸ドレッシングの材料を混ぜ合わせ、にんじんとアボカドをあえる。

副菜●洋風ミルク蒸し

❶卵はときほぐし、牛乳でのばしてこしょうをふる。

❷ハムは6つに切り、マッシュルームは薄切りにする。

❸器にハムとマッシュルームを入れ、卵液を静かに注ぎ入れる。

❹蒸気の立っている蒸し器に入れ、強火で2～3分蒸し、表面の色が変わったら火を弱くして12～13分蒸し、仕上げにパセリをふる。

夕食献立例	I	484kcal 2.0g	きのこと海藻のサラダ 23kcal (0.5g) p.70	マンゴー (60g)	38kcal (0g)
	II	560kcal 2.0g	キャベツとベーコンのサラダ 94kcal (0.5g) p.53	りんご (80g)	43kcal (0g)

●主菜＝イワシのソテー 344kcal (1.1g)　●主食＝小型食パン (30g) 79kcal (0.4g)

一日の献立例　1493kcal 6.2g　朝 鶏ささ身のサラダ献立 446kcal (1.2g) p.34　昼 三色どんぶり献立 432kcal (2.5g) p.62　夕 イワシのソテー献立 615kcal (2.5g)

魚介が主菜の夕食献立

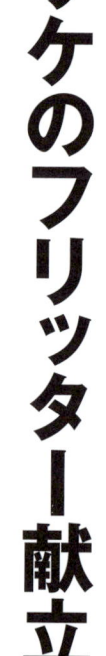

28 サケのフリッター献立

662kcal 塩分 **2.6g**

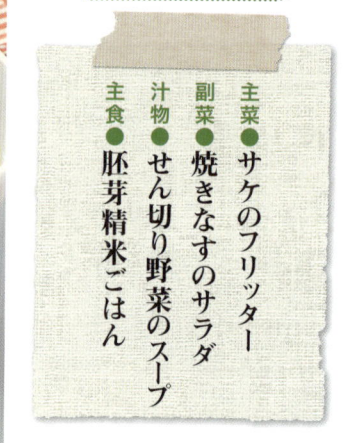

- 主菜●サケのフリッター
- 副菜●焼きなすのサラダ
- 汁物●せん切り野菜のスープ
- 主食●胚芽精米ごはん

フリッターはふわっとした衣に仕上げます。そのためには卵白をしっかり泡立てて、泡を消さないように混ぜること。

- 主食●胚芽精米ごはん 184kcal（0g）
- 副菜●焼きなすのサラダ 87kcal（0.4g）
- 汁物●せん切り野菜のスープ 76kcal（1.2g）
- 主菜●サケのフリッター 315kcal（1.0g）

材料（2人分）

主菜●サケのフリッター
- 生ザケ（切り身）……120g
- こしょう……少量
- 小麦粉…大さじ4強　卵黄1個分
- 水……大さじ2　塩……ミニスプーン½
- サラダ油…小さじ1　卵白1個分
- 揚げ油……適量
- トマトソース
  - トマトケチャップ……大さじ1
  - ブイヨン（固形ブイヨン⅛個＋水）……½カップ
  - バター（有塩）・小麦粉……各小さじ1
- グリーンアスパラガス……80g

副菜●焼きなすのサラダ
- なす……2個（140g）
- クレソン4本（20g）　レタス100g
- アンチョビー……5g
- 酢・サラダ油……各大さじ1
- にんにく（薄切り）……少量

汁物●せん切り野菜のスープ
- キャベツ…60g　玉ねぎ⅓個（70g）
- にんじん……½本（50g）
- バター（有塩）……大さじ1
- ブイヨン（固形ブイヨン½個＋水）……2½カップ
- 塩……ミニスプーン1

主食●胚芽精米ごはん
- 胚芽精米ごはん……220g

作り方

主菜●サケのフリッター
❶生ザケはこしょうをふっておく。
❷ボールに小麦粉、卵黄、水、塩、サラダ油を入れてよく混ぜ合わせ、15分おく。
❸別のボールで卵白をしっかりと泡立てて②に加え、泡を消さないように混ぜ、衣を作る。
❹サケの汁けをふき、③の衣にくぐらせて170～175℃に熱した揚げ油に入れる。裏返して2～3分、ふっくらと揚げる。
❺バターと小麦粉を練り合わせる。
❻なべにトマトケチャップとブイヨンを入れて煮立て、⑤を加えるだまができないように泡立て器で混ぜながら、とろみがつくまで煮て、ソースを作る。
❼アスパラガスは色よくゆでる。
❽器に⑥のトマトソースを敷き、④のサケを盛ってアスパラガスを添える。

副菜●焼きなすのサラダ
❶なすは5mm厚さの斜め切りにし、網焼きにする。
❷クレソンとレタスはよく洗い、食べやすくちぎる。
❸アンチョビーは細かく刻み、ソースの他の材料と混ぜ、①のなすを10分ほど漬ける。
❹器にレタスを敷いてなすを盛り、クレソンを添える。

汁物●せん切り野菜のスープ
❶キャベツ、玉ねぎ、にんじんはすべてせん切りにする。
❷なべにバターをとかし、野菜を入れてしんなりするまでていねいにいためる。
❸ブイヨンを注いで10～15分煮、仕上げに塩を加える。

減塩ポイント
アンチョビーは、塩分が14.8％程度と高く、約2切れ（7g）で1.0gの塩を含んでいます。独特のうま味と香りも強いので、少量使うだけで充分料理を引き立てます。

夕食献立例
I	544kcal 2.0g	クレソンのサラダ 32kcal（0.2g）p.52	わかめのすまし汁 13kcal（0.8g）p.100
II	576kcal 2.0g	ピクルス風サラダ 43kcal（1.0g）p.58	いちご（100g） 34kcal（0g）

●主菜＝サケのフリッター 315kcal（1.0g）　●主食＝胚芽精米ご飯（110g）184kcal（0g）

一日の献立例
1638kcal 6.0g
- 朝 ポーチドエッグ献立 429kcal（1.8g）p.36
- 昼 ベジタブルカレー献立 547kcal（1.0g）p.58
- 夕 サケのフリッター献立 662kcal（2.6g）

魚介のくずゆで献立

魚介が主菜の夕食献立 29

620kcal 塩分 **1.6g**

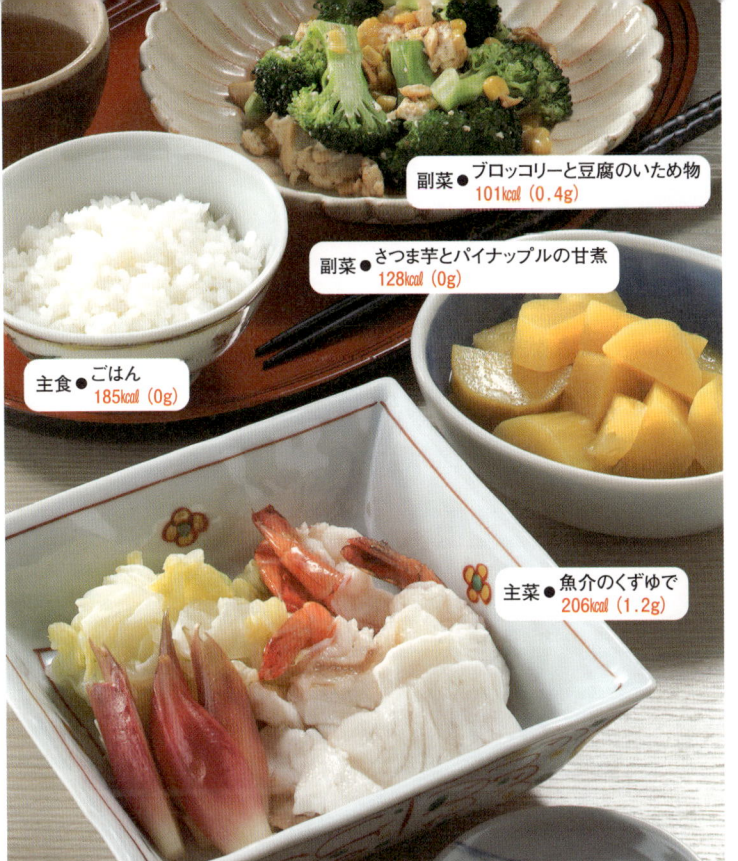

- 主菜●魚介のくずゆで
- 副菜●ブロッコリーと豆腐のいため物
- 副菜●さつま芋とパイナップルの甘煮
- 主食●ごはん

魚介にかたくり粉をまぶして湯通ししたくずゆでは表面がつるっとしてのどごしがよく、さっぱりとしたおかずです。

減塩ポイント
くずゆでにつける酢じょうゆは、食べている途中で追加しないように、小皿に分量を入れておきましょう。

- 副菜●ブロッコリーと豆腐のいため物 101kcal（0.4g）
- 副菜●さつま芋とパイナップルの甘煮 128kcal（0g）
- 主食●ごはん 185kcal（0g）
- 主菜●魚介のくずゆで 206kcal（1.2g）

材料（2人分）

主菜●魚介のくずゆで
- 白身魚（タイ・刺し身用）……100g
- エビ……………………………100g
- かたくり粉……………大さじ1⅓
- 酢じょうゆ｛酢・しょうゆ……各小さじ2
- 練りわさび……………………少量
- キャベツ………………………200g
- みょうが……………………6個（60g）
- 甘酢｛酢・砂糖………………各小さじ1

副菜●ブロッコリーと豆腐のいため物
- ブロッコリー…………………120g
- もめん豆腐………………⅓丁（100g）
- しょうゆ………………………小さじ½
- スイートコーン缶詰め…………40g
- サラダ油小さじ1½　こしょう少量

副菜●さつま芋とパイナップルの甘煮
- さつま芋……………………1本（120g）
- パイナップル……………………80g
- 砂糖…大さじ1　みりん…小さじ1½

主食●ごはん
- ごはん…………………………220g

作り方

主菜●魚介のくずゆで
1. 白身魚はさくのものは薄くそぎ切りにする。エビは尾を残して殻を除き、背を開いて背わたをとる。
2. みょうがは縦半分に切る。
3. キャベツはさっとゆで、水けをきって一口大に切る。
4. 甘酢の材料を混ぜ合わせる。
5. みょうがをさっと湯通しして熱いうちに④に漬け込み、そのまさます。
6. 白身魚とエビにかたくり粉を薄くまぶし、沸騰湯に入れ、色が変わるていどにさっとゆで、氷水にとって冷やす。
7. ③、⑤、⑥を器に彩りよく盛り合わせ、酢としょうゆを合わせた酢じょうゆとわさびを添える。

副菜●ブロッコリーと豆腐のいため物
1. 豆腐は水けをよくきり、大まかにほぐしてペーパータオルに広げる。
2. ブロッコリーは小房に分け、ゆでてざるにあげて湯をよくきる。コーンは汁けをきる。
3. ボールに豆腐を入れ、しょうゆをからめ、フライパンに油を熱していため、ブロッコリーを温かいうちに加え、いため合わせる。コーンを加え、こしょうをふって仕上げる。

副菜●さつま芋とパイナップルの甘煮
1. さつま芋は1.5cm厚さの半月切りか輪切りにして皮を厚めにむき、水で洗ってから、さっとゆでる。水にとってさまし、水けをきる。
2. パイナップルは1cm厚さのいちょう切りにする。
3. なべにさつま芋とひたひたの水、砂糖、みりんを入れて煮立て、弱火にして煮る。
4. 芋がやわらかくなったら、パイナップルを加えて3～4分煮る。

●主菜＝魚介のくずゆで 206kcal（1.2g）　●主食＝ごはん（110g）185kcal（0g）

夕食献立例				
Ⅰ	504kcal 1.6g	●オクラの納豆あえ 65kcal（0.4g）p.99	●プチトマトのサラダ 48kcal（0g）p.51	
Ⅱ	510kcal 2.3g	●角切り野菜のくず煮 97kcal（0.8g）p.116	●きゅうりもみ 22kcal（0.3g）p.52	

一日の献立例	1608kcal 5.6g	朝 ココット献立 452kcal（1.7g）p.40	昼 レタスチャーハン献立 536kcal（2.3g）p.60	夕 魚介のくずゆで献立 620kcal（1.6g）

123

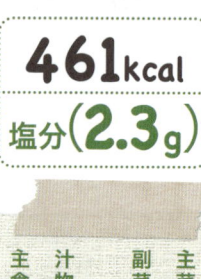

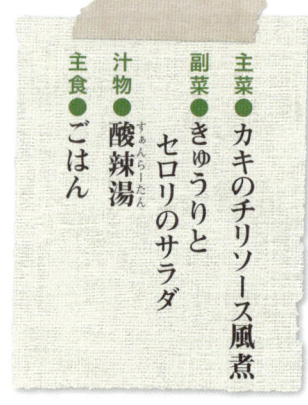

30 カキのチリソース風煮献立

魚介が主菜の夕食献立

461kcal　塩分(2.3g)

- 主菜● カキのチリソース風煮
- 副菜● きゅうりとセロリのサラダ
- 汁物● 酸辣湯(すぁんらーたん)
- 主食● ごはん

主食● ごはん　185kcal (0g)
副菜● きゅうりとセロリのサラダ　56kcal (0.1g)
汁物● 酸辣湯　79kcal (0.9g)
主菜● カキのチリソース風煮　141kcal (1.3g)

チリソース煮の味つけは地方によって豆板醤を使ったり辣油を使ったりとさまざまです。あっさりとしたサラダと酸味をきかせた実だくさんのスープを組み合わせます。

材料（2人分）

主菜● カキのチリソース風煮
- カキのむき身 ……………… 160g
- 小麦粉 ………………… 小さじ2
- ねぎ‥20cm(50g)　ごま油‥小さじ1
- a
  - 辣油 ……………… 小さじ½
  - トマトケチャップ … 大さじ1½
  - 酒‥小さじ2　しょうゆ‥小さじ½
  - こしょう‥少量　水‥大さじ2
- 春菊 …… 160g　ごま油 … 小さじ1
- 中国風ブイヨン(19㌻)‥大さじ4

副菜● きゅうりとセロリのサラダ
- きゅうり …………… 1⅔本(160g)
- セロリ ………………… ½本(50g)
- ドレッシング
  - 酢大さじ1　サラダ油大さじ2
  - しょうゆ ……………… 小さじ¼
  - こしょう ……………… 少量

汁物● 酸辣湯
- 鶏ささ身 ………………… 20g
- もめん豆腐 ……………… ⅙丁(50g)
- ゆで竹の子 ……………… 20g
- きくらげ ……… 小8個(4g)
- 中国風ブイヨン (19㌻) … 1½カップ
- 塩‥小さじ¼　酒‥小さじ1
- かたくり粉 …………… 小さじ2
- 水 ………………… 大さじ1⅓
- とき卵‥½個分　三つ葉‥10g
- 酢 ………………… 大さじ½

主食● ごはん
- ごはん ………………… 220g

作り方

主菜● カキのチリソース風煮

❶カキは小さなざるに入れて水の中で振り洗いし、水けをきる。さらに水けをふいて小麦粉をまぶす。
❷ねぎは斜めに切る。
❸ごま油を熱してカキの両面をカリッと焼く。ねぎを加えていため、aを加えて煮立て、カキとねぎに汁けをよくからめる。
❹春菊はかたい茎を除いて5cm長さに切り、ごま油でさっといため、ブイヨンを加えて混ぜ、しんなりしたら火を消す。
❺器に④の春菊を敷いて中央に③を盛る。

副菜● きゅうりとセロリのサラダ

❶きゅうりは薄い輪切りにする。セロリは筋を除いて小口切りにする。
❷ドレッシングの材料をよく混ぜ合わせる。
❸器にきゅうりとセロリを盛り、食べる直前にドレッシングをかけてあえる。

汁物● 酸辣湯

❶ささ身は筋を除いて細く切る。豆腐は4cm長さの拍子木切りにする。
❷竹の子は4cm長さの細切りにする。きくらげは水でもどして石づきを除き、大きいものは2〜3つに切る。
❸ブイヨンを強火で煮立て、ささ身、竹の子、きくらげを入れる。煮立ったら弱火にしてアクを除き、豆腐を加え、塩と酒で調味する。
❹分量の水でといたかたくり粉を加え混ぜてとろみをつける。とき卵を少しずつ流し入れ、5cm長さに切った三つ葉を加える。
❺器に酢を入れて④を注ぐ。

減塩ポイント

チリソースには塩分を控えるために塩分を含む豆板醤ではなく、辣油を使います。

夕食献立例

		主菜＝カキのチリソース風煮 141kcal (1.3g)		主食＝ごはん(110g) 185kcal (0g)	
I	424kcal 2.1g	里芋のいため煮	78kcal (0.6g) p.118	中国風スープ	20kcal (0.2g) p.120
II	429kcal 2.4g	豆腐と春菊のあえ物	47kcal (0.7g) p.118	大根のいため物	56kcal (0.4g) p.103

一日の献立例

1518kcal 6.0g　朝 スクランブルエッグ献立 510kcal (2.1g) p.42　昼 ベジタブルカレー 547kcal (1.6g) p.58　夕 カキのチリソース風煮献立 461kcal (2.3g)

124

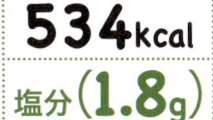

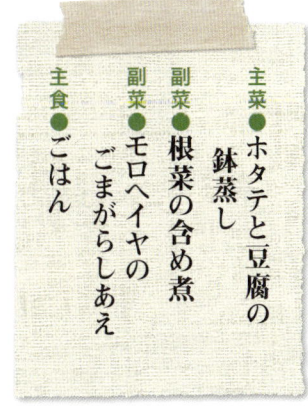

ホタテと豆腐の鉢蒸し献立

魚介が主菜の夕食献立 31

534kcal　塩分 1.8g

- 主菜● ホタテと豆腐の鉢蒸し
- 副菜● 根菜の含め煮
- 副菜● モロヘイヤのごまがらしあえ
- 主食● ごはん

鉢蒸しにはあんをかけ、からしで味を引きしめます。煮物はうま味のある乾物をたくさん使いました。煮干しはだしをとるだけでなく、いっしょに煮て食べます。

副菜● 根菜の含め煮 134kcal (1.0g)
副菜● モロヘイヤのごまがらしあえ 35kcal (0.2g)
主菜● ホタテと豆腐の鉢蒸し 180kcal (0.6g)
主食● ごはん 185kcal (0g)

減塩ポイント
うま味は、塩分が薄くても味わいを補ってくれます。うま味のある食材(乾物、昆布など)を活用しましょう。

材料(2人分)

主菜●ホタテと豆腐の鉢蒸し
もめん豆腐	⅘丁(240g)
ホタテ貝柱水煮缶詰め	60g
ゆで竹の子	100g
ねぎ½本(40g)　卵½個(25g)	
かたくり粉・酒	各小さじ2
だし(19ページ)	½カップ
みりん・しょうゆ	各小さじ⅔
かたくり粉小さじ⅔　水小さじ1⅓	
練りがらし	少量

あえ衣:
- すりごま小さじ2　練りがらし少量
- しょうゆ小さじ½　だし(19ページ)大さじ2

副菜●根菜の含め煮
にんじん	小1本(100g)
ごぼう小1本(80g)　れんこん80g	
干ししいたけ	4枚(20g)
煮干し	10g　昆布10g
しいたけ・煮干し・昆布のもどし汁+水	1½カップ
酒	大さじ1⅓
みりん小さじ2　しょうゆ小さじ1½	

副菜●モロヘイヤのごまがらしあえ
モロヘイヤ	120g

主食●ごはん
ごはん	220g

作り方

主菜●ホタテと豆腐の鉢蒸し
❶竹の子は細かく刻み、ねぎはみじん切りにする。
❷豆腐はできるだけ水けをよくきって手でつぶし、汁けをきってほぐしたホタテ、竹の子とねぎ、卵、かたくり粉、酒を加えてなめらかに混ぜ合わせる。
❸浅めの鉢に②を入れて平らにし、蒸気の上がった蒸し器に入れ、強火で15分蒸す。器が深いものは20分くらい蒸す。
❹なべにだしとみりん、しょうゆを煮立て、水でといたかたくり粉でとろみをつける。
❺蒸し上がった③に④のあんをかけ、からしをのせる。

副菜●根菜の含め煮
❶煮干しは頭を除いて縦半分に割り、ひたひたのぬるま湯につける。
❷干ししいたけは水につけてもどし(もどし汁はとっておく)、石づきを除いて4つに切る。
❸昆布は調理バサミで小さく切り、水につける。
❹にんじんは4〜5mm厚さの半月切りにする。ごぼうは1cm幅の斜め切りにし、れんこんは5mm厚さの半月切りにする。それぞれ水にさらしてアクを抜き、水けをきる。
❺なべに④の野菜、煮干し、しいたけ、昆布、①〜③のもどし汁+水、酒を入れて火にかけ、弱火で20分煮る。
❻野菜がやわらかくなり、煮汁がひたひたよりも少なくなったら、みりんとしょうゆを加えて、さらに10分煮含める。

副菜●モロヘイヤのごまがらしあえ
❶モロヘイヤはさっとゆでて水にとり、水けをよく絞って3cm長さに切る。
❷あえ衣の材料を混ぜ合わせ、モロヘイヤをあえる。

夕食献立例

	●主菜=ホタテと豆腐の鉢蒸し 180kcal(0.6g)		●主食=ごはん(110g) 185kcal(0g)	
I	478kcal 1.1g	ほうれん草とツナのいため物 80kcal(0.1g) p.104	さやいんげんの梅おかかあえ 33kcal(0.4g) p.144	
II	521kcal 1.5g	里芋の煮物 115kcal(0.6g) p.112	かぶのとろろ昆布あえ 41kcal(0.3g) p.98	

一日の献立例 1439kcal 5.7g
- 朝:卵のせ丼献立 444kcal(2.0g) p.24
- 昼:ホットサンド献立 461kcal(1.9g) p.64
- 夕:ホタテと豆腐の鉢蒸し献立 534kcal(1.8g)

魚介が主菜の夕食献立

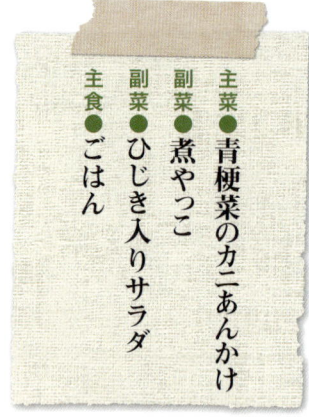

32 青梗菜のカニあんかけ献立

509kcal　塩分 2.2g

- 主菜● 青梗菜のカニあんかけ
- 副菜● 煮やっこ
- 副菜● ひじき入りサラダ
- 主食● ごはん

野菜もたっぷり食べられる主菜です。ただし、たんぱく質源が少量なので、副菜に豆腐料理を組み合わせました。

主食● ごはん　235kcal（0g）
副菜● 煮やっこ　125kcal（1.1g）
副菜● ひじき入りサラダ　63kcal（0.2g）
主菜● 青梗菜のカニあんかけ　86kcal（0.9g）

材料（2人分）

主菜● 青梗菜のカニあんかけ
- 青梗菜…240g　ねぎ…⅔本（60g）
- カニ缶…………………………60g
- 卵白½個分（15g）　ごま油小さじ2
- 中国風スープのもと………小さじ⅓
- 酒………………………………小さじ1
- ｛かたくり粉…小さじ¼　水小さじ½

副菜● 煮やっこ
- もめん豆腐…………1丁（300g）
- だし（19㌻）……………1½㌵
- しょうゆ…………………小さじ2½
- 削りガツオ…4g　三つ葉…40g

副菜● ひじき入りサラダ
- ひじき（乾）…20g　玉ねぎ…40g
- さやえんどう……………………60g
- 赤ピーマン………………………30g
- ドレッシング｛サラダ油…………小さじ1
- 　しょうゆ小さじ⅓　酢大さじ1⅓
- 　砂糖小さじ½　こしょう少量

主食● ごはん
- ごはん……………………………280g

作り方

主菜● 青梗菜のカニあんかけ
❶青梗菜は1株を縦に6〜8つに分ける。まず根元に包丁を入れ、あとは手で縦に裂く。
❷ねぎはみじん切りにする。
❸青梗菜を好みのかたさにゆで、水けを絞って器に盛る。
❹中華なべにごま油を熱してねぎをいため、水¼㌵、汁けをきってほぐしたカニ、スープのもと、酒を加える。
❺煮立ったら、水でといたかたくり粉でとろみをつけ、ほぐした卵白を加えてよく混ぜて火を通し、青梗菜にかける。

副菜● 煮やっこ
❶豆腐は8等分する。
❷三つ葉は3cm長さに切る。
❸なべにだしとしょうゆを煮立て、豆腐を入れて弱火で4〜5分煮る。
❹三つ葉を加え、しんなりしたらすぐに三つ葉をとり出す。
❺④のなべに削りガツオを加えてさっと煮、火を消す。器に豆腐と三つ葉を盛り、煮汁をかける。
★なべは煮汁が豆腐にかぶるように小さいものにする。落としぶたをして煮汁がまわるようにしてもよい。

副菜● ひじき入りサラダ
❶玉ねぎは薄切りにする。赤ピーマンは種を除いて細く切る。さやえんどうはゆでて斜めに細く切る。
❷ドレッシングの材料を混ぜる。
❸ひじきはもどして軽くゆで、ざるにあげて水けを絞る。ひじきが熱いうちにドレッシングに漬け、そのままさます。
❹③に①を加えてあえる。

塩分チェック⑯ ひじき

海藻類の乾物は塩分を多く含んでいますが、水につけてもどすと、かなりの塩分が抜けます。たっぷりの水でもどしましょう。ひじきは36％塩分。もどすと、長ひじき4.5倍重量になり、0.1％塩分。芽ひじき8.5倍重量になり、0.2％塩分。

減塩ポイント

サラダは、もどしたひじきの水けをよくきってあえ、ドレッシングがうすまらないようにします。

夕食献立例

I	550kcal 1.3g	さつまいもとパイナップルの甘煮 (0g) p.123	125kcal	ブロッコリーと豆腐のいため物 (0.4g) p.123　101kcal
II	556kcal 2.2g	カリフラワーのピクルス (0.8g) p.50	139kcal	れんこんのきんぴら (0.5g) p.92　96kcal

主菜＝青梗菜のカニあんかけ 86kcal（0.9g）　主食＝ごはん（140g）235kcal（0g）

一日の献立例
1466kcal 5.7g　朝 トマトと卵のいため物献立 (2.0g) p.30　383kcal　昼 鶏肉の衣揚げ献立 (1.5g) p.65　574kcal　夕 青梗菜のカニあんかけ献立 (2.2g)　509kcal

シーフードハンバーグ献立

魚介が主菜の夕食献立 33

573kcal　塩分 2.1g

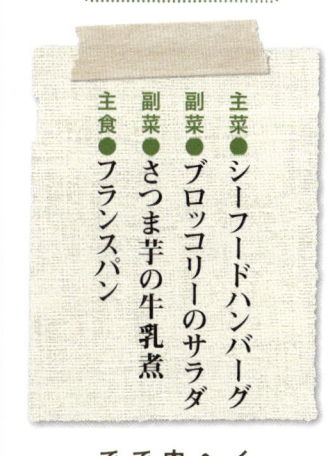

- 主菜● シーフードハンバーグ
- 副菜● ブロッコリーのサラダ
- 副菜● さつま芋の牛乳煮
- 主食● フランスパン

イカ、エビ、白身魚で作るヘルシーなハンバーグです。肉と比べると淡白な味なので、にんにくバターソースでこくを補います。

副菜● さつま芋の牛乳煮　157kcal (0.4g)
副菜● ブロッコリーのサラダ　87kcal (0.3g)
主食● フランスパン　112kcal (0.6g)
主菜● シーフードハンバーグ　217kcal (0.8g)

材料（2人分）

主菜● シーフードハンバーグ
- イカ……100g　むきエビ……50g
- タラ（切り身）……50g
- 玉ねぎ……1/3個（50g）
- 小麦粉……大さじ1
- パン粉……大さじ4
- 卵白……1個分
- サラダ油……小さじ2
- にんにくバターソース：
  - バター（有塩）……小さじ1強
  - にんにく（みじん切り）……1/2かけ分
  - 白ワイン……1/4カップ
- パセリ……少量

副菜● ブロッコリーのサラダ
- ブロッコリー……100g
- ラビゴットソース：
  - 玉ねぎ……1/6個（40g）
  - トマト……1/3個（50g）
  - サラダ油……大さじ1
  - 酢……大さじ1　塩……ミニ1/2
  - こしょう……少量

副菜● さつま芋の牛乳煮
- さつま芋……130g　牛乳……1/2カップ
- バター（有塩）……小さじ1強
- 砂糖……大さじ1　塩……ミニ1/2

主食● フランスパン
- フランスパン……80g

作り方

主菜● シーフードハンバーグ
❶エビは背わたをとり除く。タラは皮をとり除く。
❷イカとエビ、タラをフードプロセッサーにかけてすり身を作る。
❸玉ねぎはみじん切りにする。
❹②、③に小麦粉、パン粉、卵白を加え、よく混ぜ合わせる。2等分して小判形に作る。
❺フライパンにサラダ油を熱し、④を両面色よく焼き上げる。
❻小なべにバターをとかしてにんにくをいため、香りが出たら白ワインを加えてとろみがつくまで煮つめる（にんにくバターソース）。
❼器に⑤のハンバーグを盛ってソースをかけ、パセリを添える。

副菜● ブロッコリーのサラダ
❶ブロッコリーは小房に分けて色よくゆでる。
❷玉ねぎはみじん切りにする。
❸トマトは皮を湯むきにして小さな角切りにする。
❹ボールにサラダ油、酢、塩、こしょうを入れて混ぜ合わせる。
❺④に玉ねぎ、トマトを加え混ぜる（ラビゴットソース）。
❻器にブロッコリーを盛り、ラビゴットソースをかける。

副菜● さつま芋の牛乳煮
❶さつま芋は皮をよく洗い、2㎝角に切り、水にさらしてアクを抜く。
❷なべに水けをきったさつま芋を入れ、牛乳、バター、砂糖、塩を加えて汁けがなくなるまで煮含める。

減塩ポイント
魚介類は塩分を含んでいるので、ハンバーグ自体には調味せず、にんにくソースで味わいます。

すり身の作り方
フードプロセッサーがないときは、イカやエビなどを包丁でたたいてから、すり鉢ですります。また、最近は冷凍のすり身も出まわっているので、利用すると便利です。

夕食献立例				
I	499kcal 2.2g	野菜のケチャップいため 86kcal (0.2g) p.40	トマトときゅうりのサラダ 84kcal (0.6g) p.76	
II	510kcal 2.4g	ゆでポテトのハーブ風味 73kcal (0.6g) p.64	きのこのサラダ 108kcal (0.4g) p.151	

● 主菜＝シーフードハンバーグ 217kcal (0.8g)　● 主食＝フランスパン (40g) 112kcal (0.6g)

一日の献立例	1651kcal 5.8g	朝 ほうれん草と卵のいため物献立 504kcal (2.2g) p.31	昼 鶏肉の衣揚げ献立 574kcal (1.5g) p.65	夕 シーフードハンバーグ献立 573kcal (2.1g)

夕食の魚介の主菜

豆腐とウナギの重ね蒸し

189kcal　塩分 **0.7g**

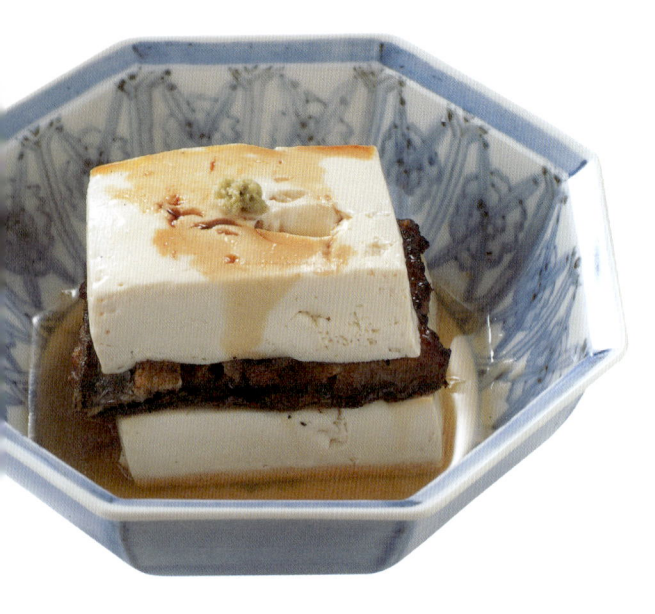

材料（2人分）
- ウナギのかば焼き（既製品）……60g
- もめん豆腐………… ¾丁（240g）
- かたくり粉………………… 少量
- しょうゆ………………… 小さじ⅔
- 練りわさび………………… 少量

作り方
❶豆腐は長辺を2つに切り分け、さらに厚みを半分にしたものを2組作る。ペーパータオルなどで約10分包んでおいて水けをきる。
❷ウナギは豆腐の大きさに合わせて切る。半端な切れ端も合わせて2等分しておく。
❸2枚の豆腐が重なる面にそれぞれごく薄くかたくり粉をふり、ウナギを間にはさむ。手のひらで軽くおさえて落ち着かせる。
❹それぞれ器に盛り、蒸気の上がった蒸し器に入れて中火で約15分蒸す。
❺蒸し上がった豆腐に練りわさびをのせ、しょうゆをかける。

ハマグリと青梗菜のいため蒸し

材料（2人分）
- ハマグリ…殻つき180g（正味72g）
- 青梗菜……………………240g
- にんにく………… 1かけ（5g）
- サラダ油………………… 小さじ2
- 酒………………………… 大さじ1
- かたくり粉……………… 小さじ1
- 水………………………… 小さじ2

作り方
❶ハマグリは殻ごとよく水洗いする。
❷青梗菜はざく切りにし、にんにくは薄切りにする。
❸なべに油を熱し、にんにくをいためる。香りが立ってきたらハマグリと青梗菜を加えていため合わせる。
❹全体に油がまわったら酒をふり入れ、ふたをして蒸し煮にする。
❺ハマグリの殻が開いたら、水でといたかたくり粉をまわし入れてとろみをつけ、具に煮汁をからめる。

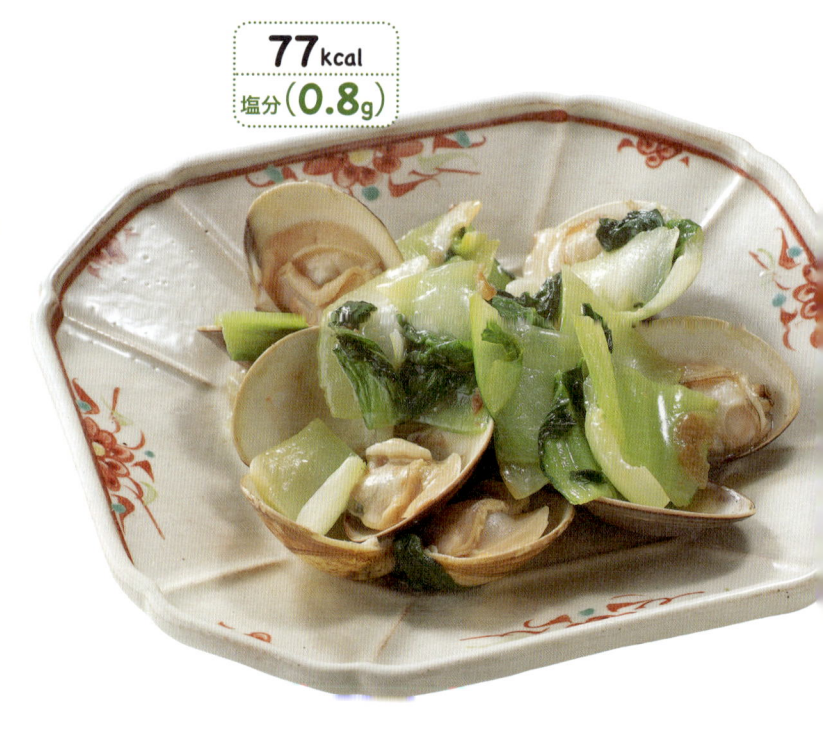

77kcal　塩分 **0.8g**

イカのすり身揚げ

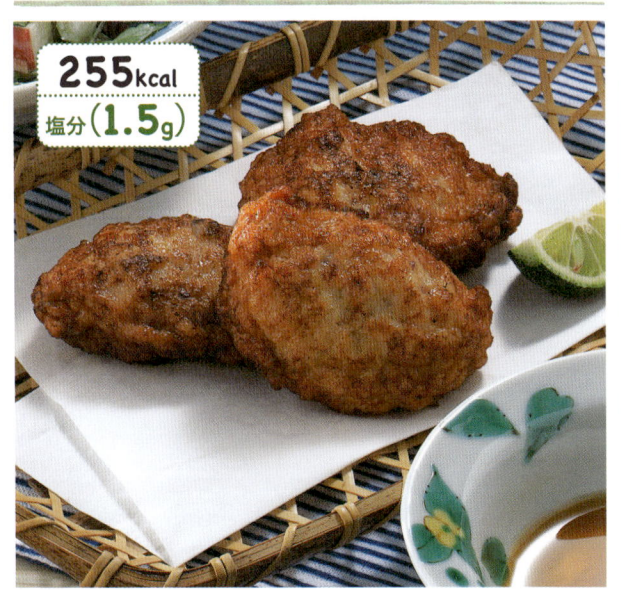

255kcal 塩分 **1.5g**

材料（2人分）
- イカ……………… 2はい(200g)
- パン粉…………………… 20g
- 卵……………… ½個(25g)
- しょうゆ………………… 小さじ⅓
- こしょう………………… 少量
- 玉ねぎ…………… ¼個(60g)
- 小麦粉…………… 大さじ1⅓
- 揚げ油…………………… 適量
- すだちのくし形切り…… 2切れ
- 酢ゆじょう { 酢……………… 小さじ2 / しょうゆ……… 小さじ1 }

作り方
❶玉ねぎはみじん切りにし、小麦粉をまぶす。
❷イカは包丁でざく切りにする。
❸イカとパン粉、卵、しょうゆ、こしょうをいっしょにフードプロセッサーまたはミキサーにかけ、なめらかにする。ボールにとり出し、①を加え混ぜる。
❹揚げ油を中温（170℃くらい）に熱し、③のすり身を水でぬらしたスプーンで平らになるようにすくってそっと油の中に入れる。浮き上がり、ふくらんでくるまで2〜3分揚げる。
❺酢としょうゆを混ぜる。
❻④を油をよくきって盛りつけ、すだちと⑤の酢じょうゆを添える。

サケの菜種焼き

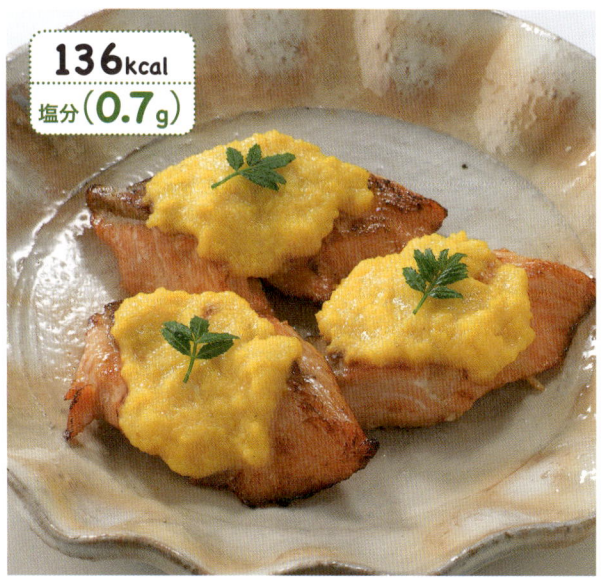

136kcal 塩分 **0.7g**

材料（2人分）
- サケ…………… 2切れ(120g)
- みりん・しょうゆ…… 各小さじ1
- 酒………………………… 小さじ2
- 卵………………… 1個(50g)
- みりん………………… 小さじ1
- 塩………………………… 少量
- 木の芽…………………… 少量

作り方
❶サケは2〜3等分し、みりん、しょうゆ、酒を合わせたたれに漬けておく。
❷卵にみりんと塩を加え、小なべでいりつけてごくやわらかないり卵を作る。
❸①のサケはキッチンペーパーなどで汁けをよくふきとる。天板にオーブンシートを敷き、サケを並べてオーブントースターで4〜5分焼く。
❹②のいり卵を③のサケに等分にのせ、さらに1〜2分、表面がかわく程度に焼く。
❺器に盛り、木の芽を飾る。

サバのムニエル

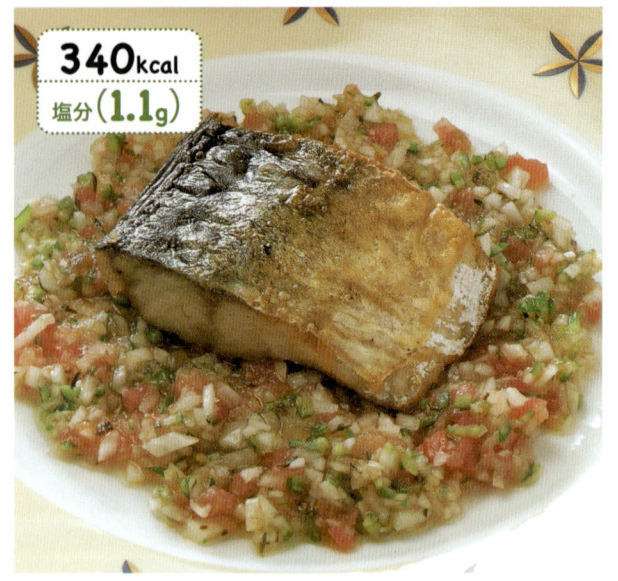

340kcal 塩分(1.1g)

材料（2人分）
- サバ……………………… 2切れ
- 塩 ………………………ミニ½ラージ2
- こしょう ………………… 少量
- 小麦粉 …………………… 大さじ1
- サラダ油 ………………… 大さじ1
- トマト …………………… 100g
- ピーマン ………… 1個(25g)
- 玉ねぎ …………………… 100g
- タバスコ〈商品名〉・タイム（粉末）・オレガノ（粉末）…各少量
- オリーブ油 ……………… 大さじ1

作り方
❶サバは塩とこしょうをふり、5分ほどおいて汁けをふく。
❷小麦粉をまぶし、フライパンに油を熱してこんがりと焼く。
❸トマトは皮を湯むきにして種を除き、小さい角切りにする。ピーマンはへたと種を除き、玉ねぎとともにみじん切りにする。
❹ボールにトマト、ピーマン、玉ねぎを混ぜ合わせ、タバスコ〈商品名〉、タイム、オレガノ、オリーブ油を加えて混ぜ、味をなじませて器に広げて盛り、ムニエルをのせる。

タイのグラタン

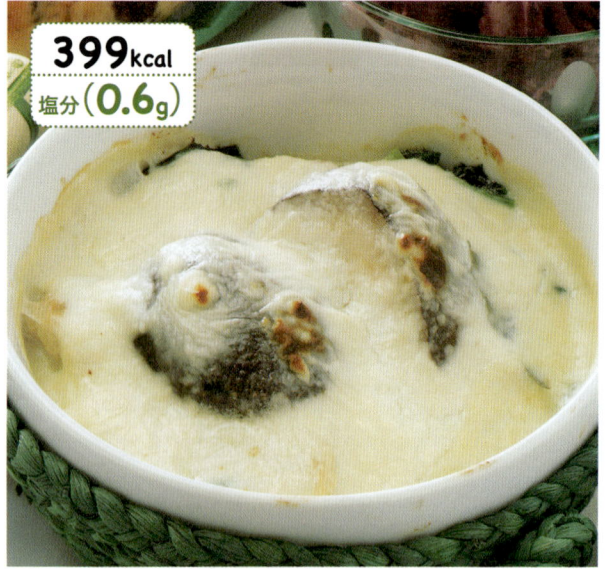

399kcal 塩分(0.6g)

材料（2人分）
- タイ（切り身）………… 140g
- こしょう ………………… 少量
- 白ワイン ………………… 大さじ1
- 生しいたけ ………… 2枚(20g)
- ほうれん草 ……………… 160g
- サラダ油…小さじ1　こしょう…少量
- a ┌ サラダ油…大さじ1　小麦粉…大さじ1½
　　├ 牛乳……… 2カップ　塩 ……ミニ½ラージ½
　　└ こしょう ………………… 少量
- バター（無塩）…………… 小さじ1

作り方
❶タイは一口大に切り、こしょうをふる。しいたけは石づきを除き、2つに切る。
❷なべにタイを入れて白ワインをふり、しいたけも入れて、ふたをして弱火で5分蒸し煮にする。
❸ほうれん草はゆでて水にとり、水けをきって4cm長さに切る。油でいため、こしょうをふる。
❹aの材料でホワイトソースを作る。なべに油を熱し、小麦粉を入れていため、牛乳を加えて5分煮、塩とこしょうで調味する。
❺グラタン皿2つにホワイトソースの¼ずつ量を敷き、ほうれん草を半量ずつ置いて②のタイとしいたけを半量ずつのせる。残りのホワイトソースをそれぞれにかけ、バターをちぎって散らす。
❻200〜250℃に温めたオーブンで5〜6分焼く。

★タイのほか、ヒラメなど好みの白身魚で応用できます。

カツオのステーキ

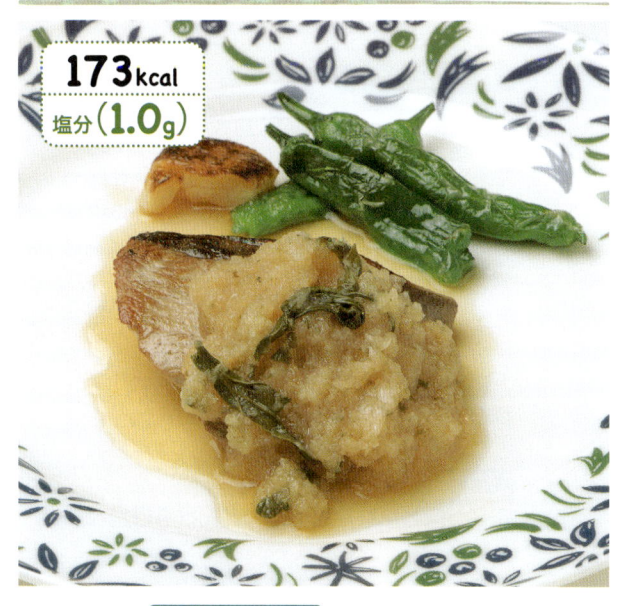

173kcal 塩分 **1.0g**

材料（2人分）
- カツオ……………………160g
- こしょう……………………少量
- にんにく……………………1かけ
- サラダ油……………………小さじ2
- おろしソース
  - 大根おろし……………150g
  - 酢漬けエストラゴン（あれば）
    ……………………………少量
  - ワインビネガー………大さじ1
  - レモンの搾り汁………大さじ1
  - しょうゆ………………小さじ2
  - ごま油…………………小さじ1
- ししとうがらし………………3本

作り方
❶カツオは切り身にしてこしょうをふる。
❷エストラゴンは細かく刻む。にんにくはつぶす。
❸大根おろしにエストラゴンとほかの材料を加えて混ぜ合わせる（おろしソース）。
❹フライパンに油を熱し、ししとうを入れてさっと焼いてとり出し、その後につぶしたにんにくを入れて香りを出す。
❺④にカツオを入れ、中が少しレアの状態に両面焼く。
❻器にカツオを盛って、ししとうとにんにくを添え、おろしソースをかける。

サンマのブイヤベース

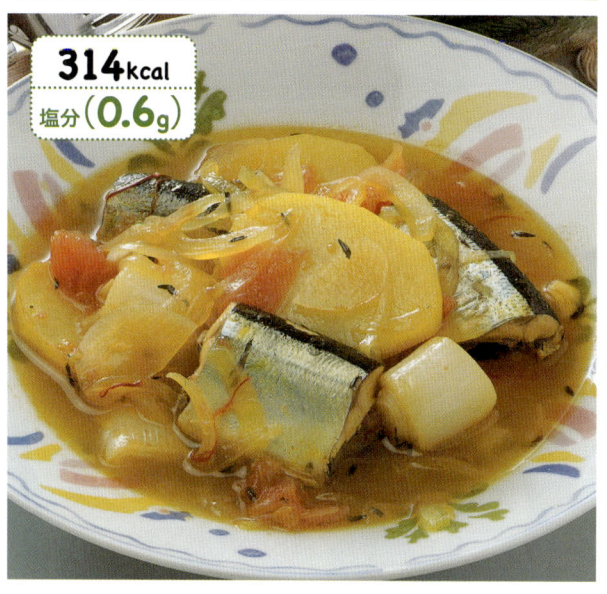

314kcal 塩分 **0.6g**

材料（2人分）
- サンマ………………………1尾
- こしょう……………………少量
- 白ワイン……………………大さじ1
- サフラン（粉末）……………小さじ1
- にんにく（みじん切り）……½かけ分
- 玉ねぎ………………………½個(100g)
- ねぎ…………………………½本(40g)
- トマト………………………½個(100g)
- じゃが芋……………………1個(200g)
- ブイヨン（固形ブイヨン⅔個＋水）
  ……………………………2カップ
- オリーブ油…………………大さじ1
- ロリエ……1枚　タイム……少量

作り方
❶サンマは頭とはらわたを除き、2～3つに切り、こしょうとサフラン、白ワインをふって10分おく。
❷玉ねぎは薄切り、ねぎは2cm長さのぶつ切りにする。
❸トマトは皮を湯むきにしてあらく刻む。じゃが芋は5mm厚さの輪切りにする。
❹なべにオリーブ油を熱し、にんにく、玉ねぎ、ねぎの順に香りが出るまでいためる。
❺トマトとじゃが芋を加えてさっといため、ブイヨンを注いでロリエとタイムを加え、10分ほど煮る。
❻じゃが芋がやわらかくなったら、①のサンマを漬け汁ごと加え、さらに10分煮る。

キスのエスカベーシュ

材料（2人分）
- キス…三枚におろしたもの150g
- こしょう……………………少量
- 小麦粉………………………少量
- 揚げ油………………………適量
- ラビゴットソース
  - トマト……………¼個（50g）
  - 玉ねぎ…………………30g
  - パセリ…………………少量
  - サラダ油……………大さじ1
  - 酢……………………大さじ1
  - 塩……………………ミニスプーン1
  - こしょう………………少量
- きゅうり………………½本（50g）

作り方
❶キスは三枚におろし、こしょうをふる。
❷小麦粉を軽くまぶし、180℃の揚げ油でカラリと揚げる。
❸トマト、玉ねぎ、パセリはみじん切りにし、油、酢、塩、こしょうと混ぜ合わせる（ラビゴットソース）。
❹きゅうりは5cm長さに切ってからかつらむきにし、小口からせん切りにする。
❺器にきゅうりを敷いて、キスをのせ、ラビゴットソースをかける。

246kcal 塩分（**0.8g**）

イカのトマト煮

材料（2人分）
- ヤリイカ……………2はい（200g）
- にんにく……1かけ　玉ねぎ………30g
- マッシュルーム………………2個
- トマト…………………¼個（50g）
- 胚芽精米ごはん………………30g
- サラダ油……………………大さじ½
- タイム・こしょう……………各少量
- にんにく（ソース用）………¼かけ
- トマト……¼個（100g）　白ワイン…大さじ1
- レモンの薄切り2切れ　サラダ油…大さじ1
- こしょう………少量　小ねぎ………少量

作り方
❶イカはわたを除き、足とえんぺらは細かく刻み、胴は皮をむく。
❷にんにく、玉ねぎ、マッシュルームはみじん切りにする。
❸トマトはざく切りにする。
❹フライパンに油を熱して②をいため、香りが出たらごはんとトマト、イカの足とエンペラを加えていため合わせ、タイムとこしょうで調味し、水けがなくなるまで煮る。
❺イカの胴に④を詰め、口をつまようじで留める。
❻ソース用のにんにくはつぶし、トマトとレモンは5mm角に切る。
❼なべに油を熱してにんにくをいため、香りが出たら⑤のイカを入れて表面を焼き、トマトとレモン、白ワインを加えてころがしながら5～6分煮、こしょうで調味する。
❽2つに切って器に盛り、⑦のソースをかけて小ねぎを飾る。

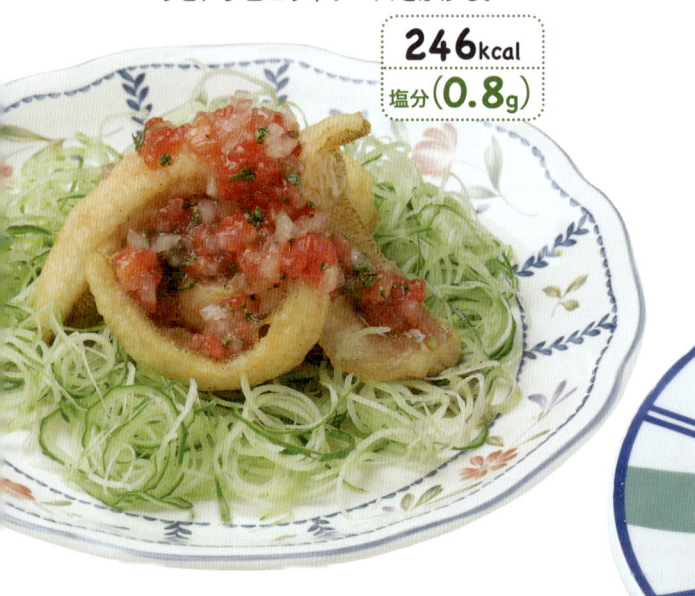

226kcal 塩分（**0.4g**）

中国風刺し身

材料（2人分）
- 好みの白身魚（刺し身用）……100g
- 大根……………………………60g
- にんじん・きゅうり……各40g
- 香菜（しゃんつぁい）……………適量
- ワンタンの皮………2枚(10g)
- 揚げ油……………………適量
- たれ
  - 酢・中国風ブイヨン（19ページ）……………各小さじ2
  - しょうゆ・ピーナッツオイル（またはごま油）…各小さじ1

作り方
❶魚は薄いそぎ切りにする。
❷大根、にんじん、きゅうりはせん切りにし、別々に冷水に放してパリッとさせ、水けをよくきる。香菜は葉先を摘む。
❸ワンタンの皮は細く切り、165℃に熱した揚げ油でこんがりと揚げ、ペーパータオルにとる。さめたらあらく砕く。
❹たれの材料を混ぜ合わせる。
❺器に大根、にんじん、きゅうりを敷いて魚を盛り、ワンタンの皮と香菜を散らす。食べるときに④のたれをまわしかける。
★全体を混ぜ合わせて食べる。

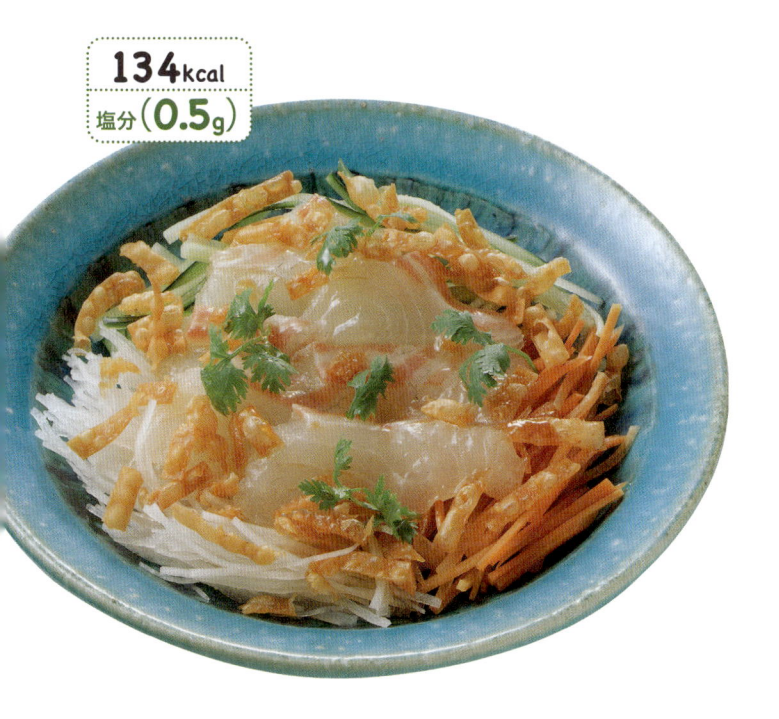

134kcal　塩分(0.5g)

アジの酢煮

108kcal　塩分(1.3g)

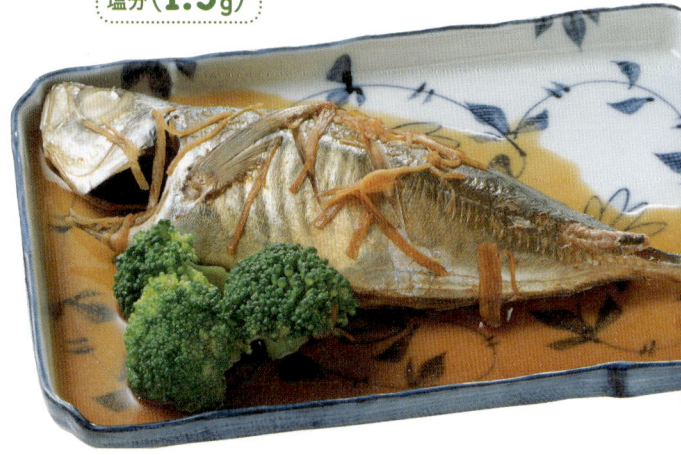

材料（2人分）
- アジ………………2尾(260g)
- ブロッコリー……………60g
- しょうが…………………10g
- a
  - 中国風ブイヨン（19ページ）1½カップ
  - しょうゆ・酢……各大さじ1⅓
  - みりん……………小さじ1

作り方
❶アジはゼイゴとえらを除き、盛りつけたとき裏側になるほうの腹に切り目を入れてわたを出し、洗って水けをふく。
❷ブロッコリーは小房に分けてさっとゆでる。
❸しょうがはせん切りにする。
❹平なべにaとしょうがを入れて強火で煮立て、アジを表になるほうを上にして入れる。再び煮立ってきたら中火にし、落としぶたをして10～15分煮る。落としぶたをとり、煮汁をスプーンですくって魚にかけながら2～3分煮、器に盛る。
❺残った煮汁でブロッコリーをさっと煮、アジに添える。上から煮汁をかける。

卵が主菜の夕食献立 34

具だくさんの茶わん蒸し献立

605kcal　塩分 2.4g

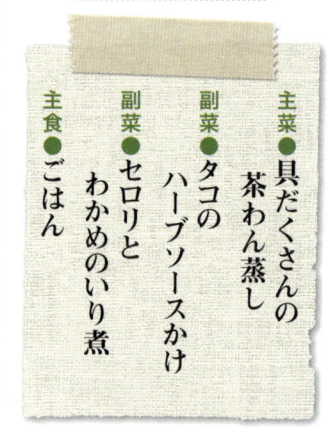

主菜 ● 具だくさんの茶わん蒸し
副菜 ● タコのハーブソースかけ
副菜 ● セロリとわかめのいり煮
主食 ● ごはん

ハーブを使った副菜を組み合わせました。和食の中に洋風の料理が加わると食卓が新鮮です。

主食 ● ごはん 185kcal（0g）
主菜 ● 具だくさんの茶わん蒸し 210kcal（1.3g）
副菜 ● セロリとわかめのいり煮 24kcal（0.6g）
副菜 ● タコのハーブソースかけ 186kcal（0.5g）

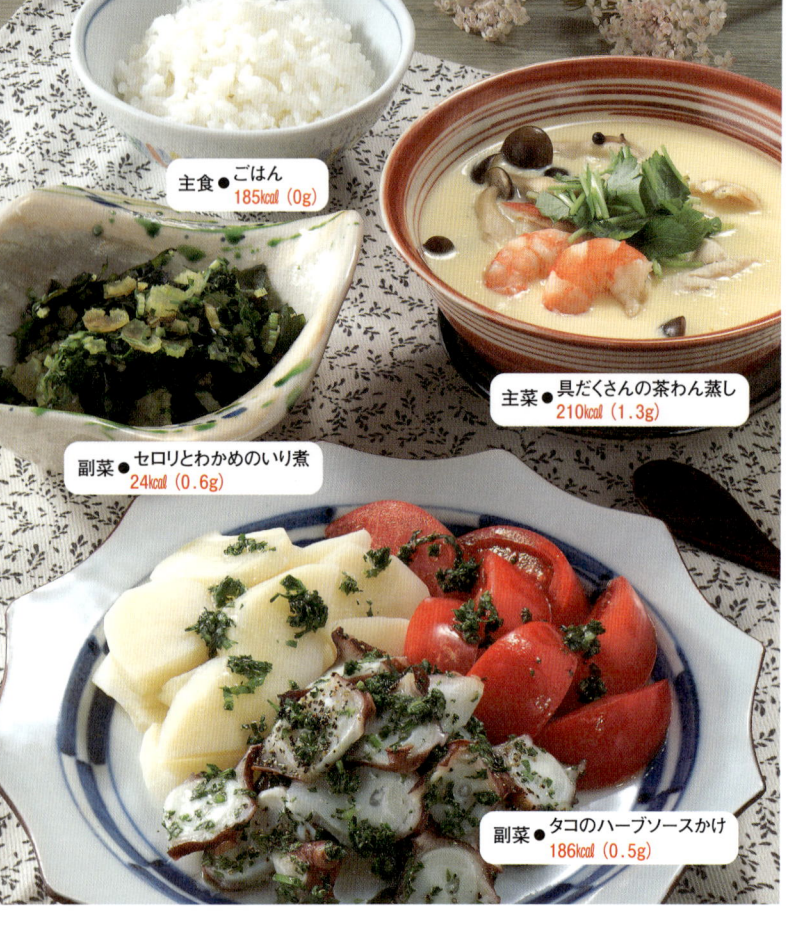

材料（2人分）

主菜●具だくさんの茶わん蒸し
- 卵……………………… 2個（100g）
- だし（19ページ）140ml　牛乳…160ml
- しょうゆ… 小さじ1/4　塩… 小さじ1/5
- 鶏ささ身……………………………60g
- しめじ…2パック（200g）　酒…小さじ2
- エビ………50g　三つ葉………20g

副菜●タコのハーブソースかけ
- ゆでダコ（刺し身用）………140g
- じゃが芋……… 小2個（160g）
- トマト……………… 大1個（200g）
- バジルソース
  - ハーブのみじん切り（チャイブ、パセリ、チャービル、バジルなど生のものを好みで）……………………………少量
  - レモンの搾り汁………大さじ2
  - 玉ねぎ……………… 1/4個（60g）
  - オリーブ油……………小さじ2
  - こしょう・チリパウダー各少量

副菜●セロリとわかめのいり煮
- わかめ（もどして）…………60g
- セロリ（葉つき）……… 1本（140g）
- だし…90ml　しょうゆ… 小さじ2/3
- 酒…………………… 小さじ2

主食●ごはん
- ごはん……………………220g

作り方

主菜●具だくさんの茶わん蒸し

❶しめじは石づきを除いて小房に分け、酒をふる。水分が出てきたらなべに移し、弱火で汁がとぶまでいりつける。

❷ささ身は耐熱皿に並べてラップをし、電子レンジ（500W）で1分加熱して冷めたらほぐす。

❸エビは殻と背わたを除き、さっとゆでる。

❹三つ葉は2cm長さに切る。

❺卵をときほぐし、牛乳と熱いだしを加え、塩としょうゆを加え混ぜる（卵液の温度は50～60℃）。

❻深めの鉢にささ身、エビ、しめじを入れて⑤の卵液を流し入れる。

蒸気の上がった蒸し器に入れ、強火で3分、弱火で7～10分蒸す。蒸し上がったら、三つ葉を散らす。

★卵液の塩分が少ないとかたまりにくいので、蒸す間に汁が出ないように具に火を通してから蒸す。
★卵液の温度を高くすると、かたまるまでの時間が短く、"す"が入りにくい。

副菜●タコのハーブソースかけ

❶タコは薄い輪切りにする。
❷じゃが芋は一口大に切って水で洗い、やわらかくなるまでゆでる。
❸トマトは一口大に切る。
❹ハーブソースの材料を混ぜ合わせる。
❺器に①～③を盛り、ハーブソースをかける。

副菜●セロリとわかめのいり煮

❶セロリは葉ごと細かく刻む。
❷わかめは小さめに切る。
❸なべにセロリ、だし、しょうゆ、酒を入れて弱火にかける。セロリがしんなりするまで、混ぜながら4～5分煮る。
❹わかめを加えてひと煮し、火を消す。

減塩ポイント

具がたくさん入った茶わん蒸し。牛乳も入っているので、うす味でもおいしい一品です。

夕食献立例

主菜＝具だくさんの茶わん蒸し 210kcal（1.3g）		主食＝ごはん（110g） 185kcal（0g）	
Ⅰ 560kcal 1.6g	かぶとクレソンの ごまからしあえ 37kcal（0.3g）p.62	さつま芋と パイナップルの甘煮 128kcal（0g）p.123	
Ⅱ 466kcal 1.7g	青梗菜の煮物 28kcal（0.4g）p.52	りんご（80g） 43kcal	

一日の献立例
1503kcal 6.0g　朝 ピリ辛肉みそがゆ献立 488kcal（1.8g）p.33　昼 ビーフンのごま酢だれ献立 410kcal（1.8g）p.73　夕 具だくさんの茶わん蒸し献立 605kcal（2.4g）

卵が主菜の夕食献立 35

いり卵のおろしのせ献立

444kcal　塩分 2.0g

- 主菜 ● いり卵のおろしのせ
- 副菜 ● 青梗菜とじゃこのいため煮
- 汁物 ● 豆腐のみそ汁
- 主食 ● ごはん

主食 ● ごはん 185kcal (0g)
汁物 ● 豆腐のみそ汁 62kcal (0.9g)
主菜 ● いり卵のおろしのせ 122kcal (0.5g)
副菜 ● 青梗菜とじゃこのいため煮 75kcal (0.6g)

みそ汁、吸い物などの汁物は一般に塩分が高いので、塩分制限があるときはなるべく避けたいものです。飲む場合は1日1回程度にするとよいでしょう。

減塩ポイント

みそ汁は、減塩みそを使ったり、具を多くして汁を減らすなど、塩分を減らすくふうをしましょう。

材料（2人分）

主菜 ● いり卵のおろしのせ
卵	2個
塩	ミニスプーン1/3
こしょう	少量
サラダ油	小さじ2
大根おろし	100g
しょうゆ	ミニスプーン1 2/3

副菜 ● 青梗菜とじゃこのいため煮
青梗菜	2株(200g)
ちりめんじゃこ	10g
ごま油	大さじ1
水	2/3カップ
塩	ミニスプーン1/3
こしょう	少量

汁物 ● 豆腐のみそ汁
絹ごし豆腐	1/8丁(50g)
油揚げ	1/6枚(5g)
みょうが	1個(10g)
だし(19ページ)	1 1/2カップ
減塩みそ	小さじ2

主食 ● ごはん
| ごはん | 220g |

作り方

主菜 ● いり卵のおろしのせ
1. 卵は割りほぐし、塩とこしょうで調味する。
2. フッ素樹脂加工のフライパンを熱してサラダ油を入れ、うすく煙が立ってきたら卵を一気に流し入れ、まわりがふくらんできたら大きくかき混ぜてふんわりとしたいり卵を作る。
3. 器に盛り、軽く汁けをきった大根おろしをのせ、しょうゆを垂らす。

副菜 ● 青梗菜とじゃこのいため煮
1. 青梗菜はまるのまま軸と葉の部分に切り分け、軸は縦に4〜6つ割りにする。
2. ごま油を熱して①の軸をいため、ちりめんじゃこを加えていため、じゃこの香りがしてきたら葉を加えてさっといため、水を加える。塩とこしょうで調味し、ときどき混ぜながら青梗菜に火が通るまで3〜4分煮る。

汁物 ● 豆腐のみそ汁
1. 豆腐は1cm角に切る。油揚げは熱湯をかけて油抜きし、細切りにする。みょうがは小口切りにする。
2. だしを火にかけ、煮立ったらみそをとき入れ、①を加えてひと煮立ちさせ、火を消す。

減塩のヒント⑭ — 汁物を減塩するコツ

汁物を減塩するコツは、
1. 減塩みそなど減塩タイプの調味料を使う。
2. 具の割合を増やして汁の量を減らす（汁の塩分%は同じ）。
3. だしやスープをじょうずにとり、風味やうま味にしましょう。
4. うま味のある具を選んだり、汁に牛乳などを加えてこくを出し、塩味を補う。

いずれの方法をとってもやはり塩分は高めなので、汁物は1日1杯までにしましょう。

		主菜＝いり卵のおろしのせ 122kcal (0.5g)		主食＝ごはん(110g) 185kcal (0g)	
夕食献立例	I 448kcal 2.4g	オクラ納豆 71kcal (0.7g) p.31		白菜のスープ 70kcal (1.2g) p.55	
	II 532kcal 2.5g	野菜の甘酢いため 70kcal (0.8g) p.73		豆腐と小松菜のスープ 155kcal (1.2g) p.153	
一日の献立例	1478kcal 5.9g	朝 生揚げの焼き物献立 475kcal (1.9g) p.35	昼 焼き肉丼献立 559kcal (2.0g) p.63	夕 いり卵のおろしのせ献立 444kcal (2.0g)	

36 中国風冷ややっこ献立

豆腐が主菜の夕食献立

536kcal 塩分 **2.0g**

- 主菜●中国風冷ややっこ
- 副菜●とうがんのそぼろあんかけ
- 主食●ごはん
- くだもの●マンゴー

減塩ポイント

冷ややっこは食べるまで冷蔵庫で冷やし、食べる直前に合わせ調味料をかけるようにすると味が引き立ちます。

とうがんは味も香りも淡泊なものなので、よいだしで煮て、うま味をうつし、そぼろ入りのあんをたっぷりかけてボリュームアップします。

材料（2人分）

主菜●中国風冷ややっこ
- もめん豆腐 …… 1丁（300g）
- なす …… 大1個（90g）
- トマト …… 1個（150g）
- 貝割れ菜・ねぎ …… 各20g
- 合わせ調味料
  - 酢 …… 大さじ1⅓
  - しょうゆ・ごま油・おろししょうが …… 各小さじ2
  - 辣油（ラーユ）…… 少量

副菜●とうがんのそぼろあんかけ
- とうがん …… 200g
- 鶏ひき肉 …… 80g
- だし（19ページ）…… 2カップ
- 塩 …… ミニさじ1
- しょうゆ …… 小さじ1
- みりん …… 大さじ1
- かたくり粉 …… 大さじ1⅓
- 水 …… 大さじ2⅔

主食●ごはん
- ごはん …… 220g

くだもの●マンゴー
- マンゴー …… 1個（120g）

作り方

主菜●中国風冷ややっこ

❶豆腐は水けを軽くきって7〜8mm厚さのやっこに切る。

❷なすはへたを切り落として皮をむき、蒸気の上がった蒸し器に入れて15分ほど蒸し、縦に細く裂く。

❸トマトは5mm厚さの半月切りにする。貝割れ菜は根元を除いて長さを半分に切る。ねぎはみじん切りにする。

❹合わせ調味料の材料を混ぜ合わせる。

❺器の中央に豆腐を盛り、両側になすとトマトを盛って、豆腐に貝割れ菜とねぎをのせる。上から❹の合わせ調味料をかける。

副菜●とうがんのそぼろあんかけ

❶とうがんは皮をむき、スプーンを使って種の部分を除き、6〜8つに切る。

❷なべに入れ、ひたひたの水を加えて火にかけ、煮立ってから約10分ゆでてゆで汁を捨てる。

❸❷のなべにだしを加えて火にかけ、1〜2分煮る。塩、しょうゆ、みりんを加えてさらに10分くらい煮る。そのままおいて味を含ませる。

❹別のなべにひき肉を入れてからいりし、ポロポロになったら❸の煮汁全部を加える。沸騰したらアクを除き、弱火にして1分ほど煮、水でといたかたくり粉を混ぜてとろみをつける。

❺器にとうがんを盛り、❹のそぼろあんをかける。

もめん豆腐と絹ごし豆腐の違い

もめん豆腐は豆乳ににがりを加え、少し固まったらくずほうが絹ごしよりも水分が少してもめん布を敷いた型に流して重石をして水けを抜いて固めたもの。絹ごし豆腐は豆乳ににがりを加えて型に入れて水きりしないでそのまま固めたものです。もめん豆腐のほうが絹ごしよりも水分が少なく、豆乳の成分が凝縮されています。豆腐は用途が広く、たんぱく質源で栄養価も高いので、積極的に食べたい食材です。

夕食献立例

- 主菜＝中国風冷ややっこ 193kcal（0.9g） ● 主食＝ごはん（110g）185kcal（0g）
- I　493kcal / 1.8g　ナムル 67kcal（0.9g）p.63　すいか（130g）48kcal（0g）
- II　494kcal / 2.2g　切り干し大根と納豆の豆板醤あえ 76kcal（0.9g）p.51　枝豆のいため物 41kcal（0.4g）p.72

一日の献立例

1606kcal / 5.6g　朝 温泉卵献立 496kcal（2.1g）p.28　昼 鶏肉の衣揚げ献立 574kcal（1.5g）p.65　夕 中国風冷ややっこ献立 536kcal（2.0g）

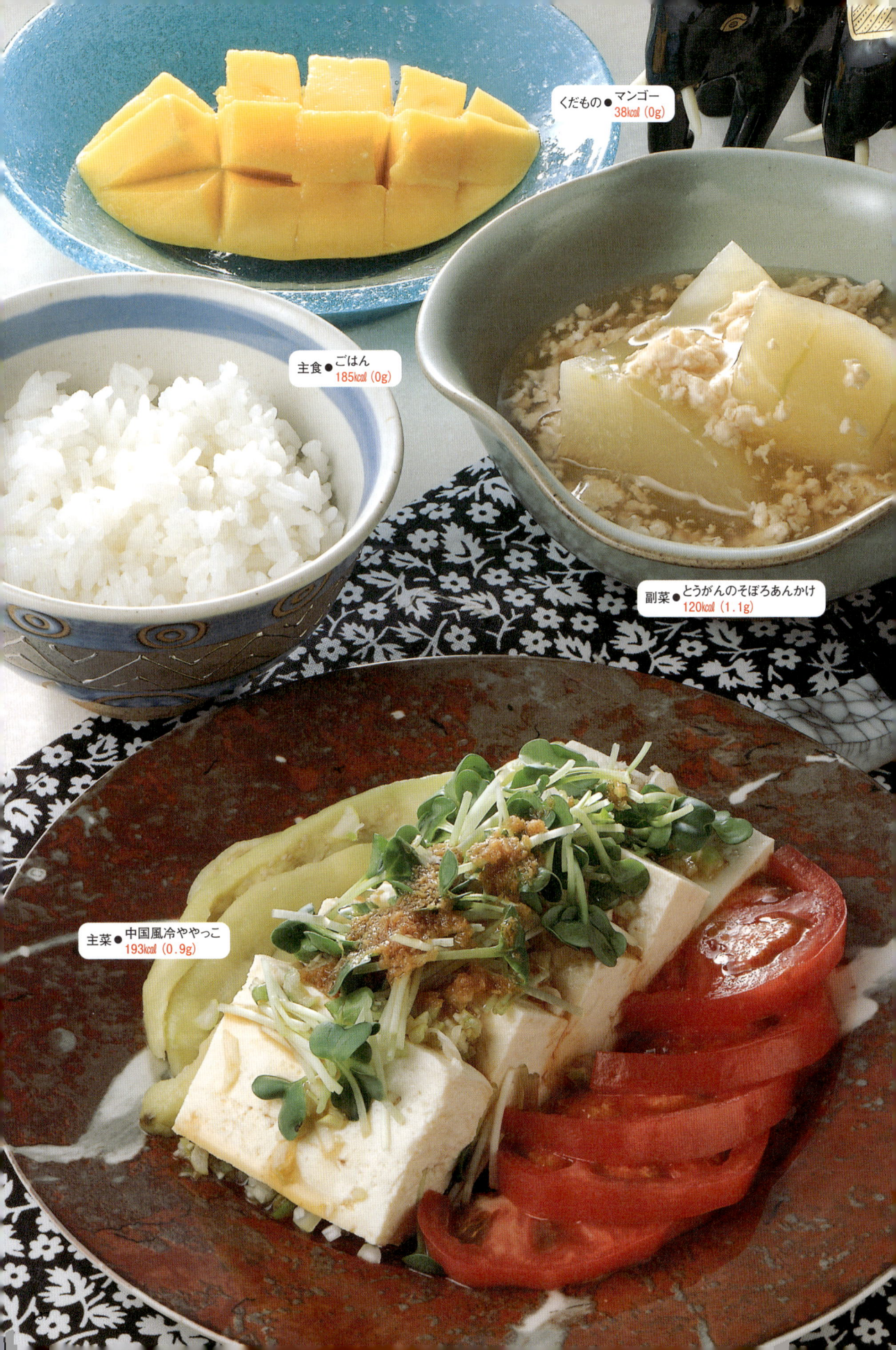

くだもの● マンゴー
38kcal（0g）

主食● ごはん
185kcal（0g）

副菜● とうがんのそぼろあんかけ
120kcal（1.1g）

主菜● 中国風冷ややっこ
193kcal（0.9g）

豆腐が主菜の夕食献立 37

カニ豆腐献立

355kcal
塩分 2.5g

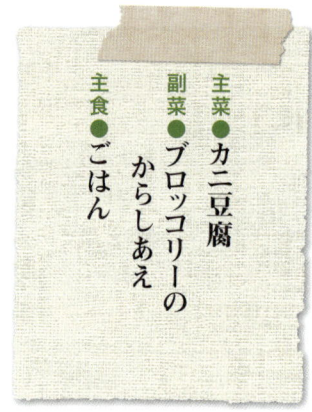

主菜 ● カニ豆腐
副菜 ● ブロッコリーのからしあえ
主食 ● ごはん

減塩ポイント

塩味ではなく辛味をきかせて食べるからしあえは、塩分を控えたいときには有効です。

カニ豆腐のようにかたくり粉でとろみをつける料理は調味料が材料をおおうためさめにくく、しかも味にこくが出るので、少ない塩分で食べるときにはおすすめです。

主食 ● ごはん 185kcal (0g)
副菜 ● ブロッコリーのからしあえ 35kcal (1.0g)
主菜 ● カニ豆腐 135kcal (1.5g)

材料（2人分）

主菜●カニ豆腐
- 絹ごし豆腐 ……… 2/3丁(200g)
- カニ缶 …………………… 60g
- 小ねぎ …………………… 4本
- サラダ油 ……………… 小さじ2
- 中国風ブイヨン(19ページ) … 2/3カップ
- 酒 ……………………… 大さじ1
- 塩 …………………… ミニスプーン1 1/2
- こしょう ………………… 少量
- ┌ かたくり粉 ………… 小さじ1
- └ 水 ………………… 小さじ2

副菜●ブロッコリーのからしあえ
- ブロッコリー ……… 1/2株(160g)
- ┌ 練りがらし ……… 小さじ1/2
- │ しょうゆ ………… 小さじ2
- └ だし(19ページ) …… 小さじ2

主食●ごはん
- ごはん ………………… 220g

作り方

主菜●カニ豆腐

❶豆腐は縦半分に切ってから端から5mm幅に切る。

❷カニは汁けをきり、軟骨を除いてあらくほぐす。

❸小ねぎは3～4cm長さに切る。

❹フッ素樹脂加工のいためなべにサラダ油を熱してカニをさっといため、ブイヨン、豆腐の順に加え、なべを揺すって汁を全体に行きわたらせる。小ねぎを散らし入れ、酒、塩、こしょうで調味し、豆腐の中心が熱くなるまで煮る。

❺水どきかたくり粉を加え混ぜ、とろみをつける。

副菜●ブロッコリーのからしあえ

❶ブロッコリーは小房に分けてゆで、水にとってさまし、ざるにあげて水けをよくきる。

❷ときがらしにしょうゆとだしを加えてのばす。

❸ブロッコリーを❷のからしじょうゆであえて器に盛る。

塩分チェック⑰ 水産物水煮缶詰め、ときがらし

カニやサケ、ツナなどの缶詰めはすぐに料理に使えて便利。しかも水煮缶なら油を使用していないのでエネルギーは生のときとほぼ同じです。ただし水煮といっても加工時に塩を添加してあります。使用量に注意しましょう。辛味をきかせるのに便利な市販品の練りがらしは保存性を高めるなどの意味で塩が含まれています。塩分は7.4%で、小さじ1/2(2.5g)で0.2gです。

塩分データ
おもな材料1人分の塩分

ズワイガニ水煮缶詰め	1.6%
タラバガニ水煮缶詰め	1.5%
サケ水煮缶詰め	1.0%
ツナ水煮缶詰め	1.4%

138

豆腐と鶏肉の揚げ漬け献立

豆腐が主菜の夕食献立 38

574kcal　塩分 2.1g

主菜●豆腐と鶏肉の揚げ漬け
副菜●長芋と三つ葉の和風サラダ
副菜●わかめとえのきたけのスープ煮
主食●ごはん

主菜は漬け汁に、副菜のサラダはドレッシングにと酢をじょうずに利用した献立です。

主食●ごはん 185kcal (0g)
副菜●長芋と三つ葉の和風サラダ 55kcal (0.3g)
副菜●わかめとえのきたけのスープ煮 39kcal (0.9g)
主菜●豆腐と鶏肉の揚げ漬け 295kcal (0.9g)

材料（2人分）

主菜●豆腐と鶏肉の揚げ漬け
- もめん豆腐……4/5丁（240g）
- 鶏ささ身……100g　酒……小さじ1
- かたくり粉……大さじ2
- ししとうがらし40g　揚げ油……適量
- 漬け汁：
  - しょうが……1/2かけ
  - 赤とうがらし……1本
  - しょうゆ……小さじ2
  - 酢・だし（19ページ）……各大さじ1

副菜●長芋と三つ葉の和風サラダ
- 長芋・根三つ葉……各100g　ねぎ20g
- しょうゆ……小さじ2/3　酢……大さじ1 1/3
- 削りガツオ……2/5カップ（4g）

副菜●わかめとえのきたけのスープ煮
- カットわかめ（乾燥）……2g
- えのきたけ……80g
- a：
  - 中国風ブイヨン（19ページ）……1/2カップ
  - 塩……ミニスプーン1　しょうゆ……小さじ2/3
  - こしょう少量　ごま油……小さじ1
- かたくり粉小さじ1＋水……小さじ2
- ねぎ（みじん切り）……20g

主食●ごはん
- ごはん……220g

作り方

主菜●豆腐と鶏肉の揚げ漬け
1. 豆腐は水けをきってペーパータオルに包んで重石をするかして、しっかり脱水する。4つに切る。
2. ささ身は筋を除いて一口大のそぎ切りにし、酒をふる。
3. ししとうがらしは揚げたとき破裂しないように、包丁で切り目を入れる。
4. 漬け汁を作る。しょうがはせん切りにし、赤とうがらしは種を除いて小口切りにする。バットに入れ、しょうゆ、酢、だしを加えて混ぜる。
5. 揚げ油を170℃に熱し、豆腐にかたくり粉をまぶして入れ、うすく色づくまで揚げ、すぐ漬け汁に漬ける。ささ身にもかたくり粉をまぶし、175℃の油で揚げて熱いところを漬け汁に漬ける。ししとうがらしも175℃の油で素揚げにし、漬け汁に漬ける。
6. 器に豆腐、ささ身、ししとうがらしを盛り、漬け汁をかける。

副菜●長芋と三つ葉の和風サラダ
1. 長芋は皮をむいてせん切りにする。根三つ葉は沸騰湯に入れてゆで、水にとってさまし、水けを絞って3cm長さに切る。ねぎはせん切りにする。
2. ボールにしょうゆと酢を合わせ、①と半量の削りガツオを入れてあえる。
3. 器に盛り、残りの削りガツオを天盛りにする。

副菜●わかめとえのきたけのスープ煮
1. わかめは水につけてもどし、2cm幅に切る。えのきたけは根元を除いて細かくほぐす。
2. aを合わせて煮立て、わかめとえのきたけを入れてさっと煮、水でといたかたくり粉を混ぜてとろみをつける。
3. 器に盛り、ねぎのみじん切りを散らす。

減塩ポイント
酢を使った料理は、減塩にも効果的です。適度な酸味が食欲をそそるうえ、

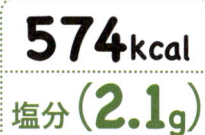

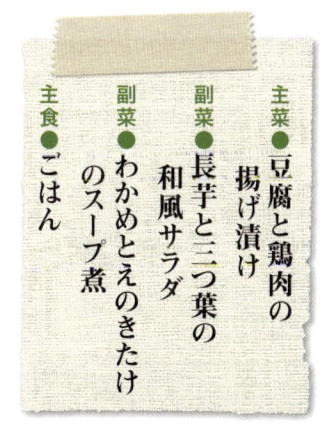

夕食献立例					
I	566kcal 1.7g	●主菜＝豆腐と鶏肉の揚げ漬け 295kcal (0.9g)	トマトサラダ 63kcal (0.6g) p.95	●主食＝ごはん(110g) 185kcal (0g)	中国風スープ 23kcal (0.2g) p.120
II	569kcal 1.9g		オクラとかぶのサラダ 59kcal (0.6g) p.24		ほうれん草となめこのあえ物 30kcal (0.4g) p.94

一日の献立例 1474kcal 5.9g
朝 ココット献立 452kcal (1.7g) p.40
昼 冷やし中華献立 448kcal (2.1g) p.72
夕 豆腐と鶏肉の揚げ漬け献立 574kcal (2.1g)

豆腐が主菜の夕食献立 **39**

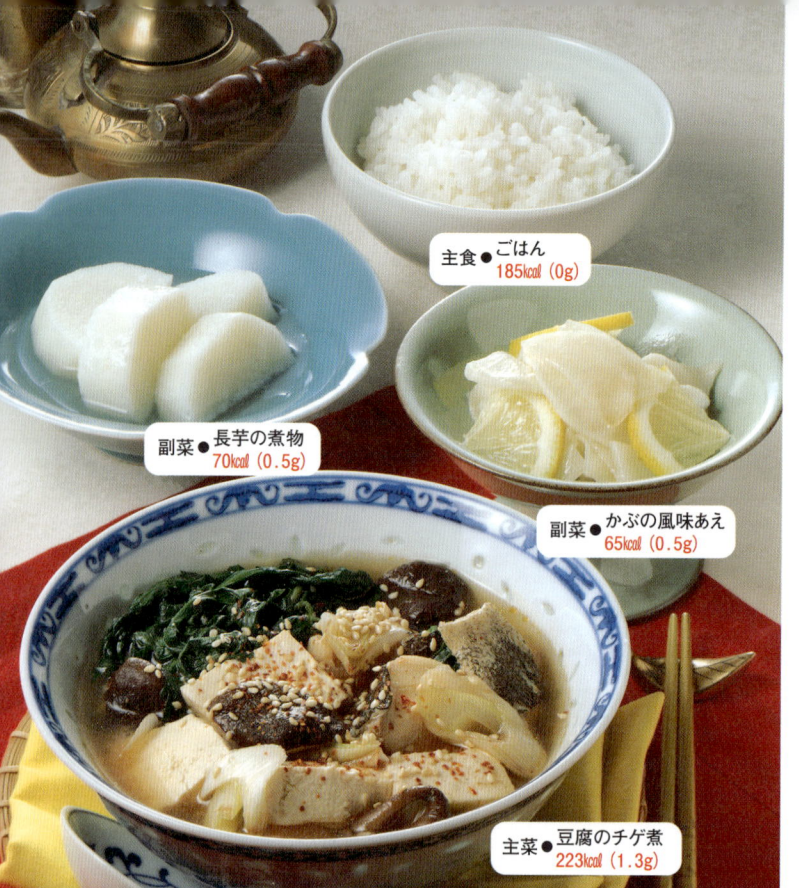

543kcal
塩分 2.3g

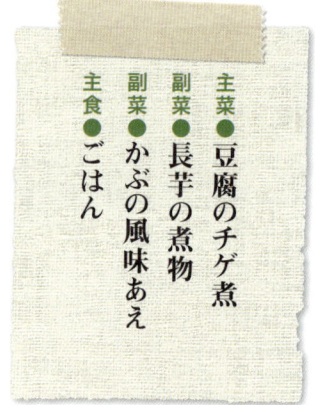

豆腐のチゲ煮献立

主菜 ● 豆腐のチゲ煮
副菜 ● 長芋の煮物
副菜 ● かぶの風味あえ
主食 ● ごはん

主食 ● ごはん 185kcal (0g)
副菜 ● 長芋の煮物 70kcal (0.5g)
副菜 ● かぶの風味あえ 65kcal (0.5g)
主菜 ● 豆腐のチゲ煮 223kcal (1.3g)

本場のチゲに比べてうす味のチゲ煮ですが、素材の味を楽しみながら食べましょう。

減塩ポイント
チゲ煮は減塩みそと豆板醤、粉とうがらしで味つけしてうす味に仕上げました。

材料（2人分）

主菜 ● 豆腐のチゲ煮
もめん豆腐	⅔丁(200g)
生ダラ 140g　春菊	100g
ねぎ	½本(40g)
生しいたけ	4枚(40g)
だし(19ジー)	2⅔カップ
減塩みそ	大さじ1⅓
豆板醤	小さじ½
酒・ごま油	各小さじ2
いり白ごま	小さじ1
粉とうがらし	少量

副菜 ● 長芋の煮物
長芋	160g
だし 1⅓カップ　塩	ミニさじ1
砂糖	大さじ1⅓

副菜 ● かぶの風味あえ
かぶ 100g　塩	ミニさじ⅓
レモン	¼個
a { 酢・砂糖・ごま油	各小さじ2
塩	ミニさじ⅔

主食 ● ごはん
ごはん …………………… 220g

作り方

主菜 ● 豆腐のチゲ煮

❶豆腐はペーパータオルに包んで重石をして水けをきり、3～4cm角、1cm厚さに切る。
❷タラは食べやすい大きさに切る。
❸春菊は茎のかたい部分を除いてから長さを半分に切る。ねぎは斜めに切る。しいたけは軸を除き、半分にそぎ切りにする。
❹だしを煮立ててみそをとき入れ、豆板醤、酒、ごま油を入れて混ぜ、豆腐とタラを入れて3～4分煮る。ねぎとしいたけを加えて煮、最後に春菊を加えてさっと煮る。
❺器に盛り、粉とうがらしとごまをふる。

副菜 ● 長芋の煮物

❶長芋は皮をむいて1cm厚さの半月切りにし、酢少量（分量外）を加えた水にさらす。
❷水けをきってなべに入れ、だしを加えて火にかけ、煮立ったら弱火にして4～5分煮る。塩と砂糖で調味し、味がよくしみるまでゆっくり10～15分煮る。
❸長芋を煮汁ごと器に盛る。

副菜 ● かぶの風味あえ

❶かぶは皮をむいて薄い半月切りにし、塩をふってもみ、しんなりしたら汁けを充分に絞る。レモンは薄いいちょう切りにする。
❷aを混ぜ合わせてかぶとレモンをあえ、小鉢に盛る。

「チゲ」はなべ料理のことチゲとは朝鮮料理のなべ物の一つ。肉、魚、豆腐等と野菜をスープで煮込み、アミの塩辛、テンジャン（みそ）やコチュジャン（とうがらしみそ）などで調味します。汁けが多いので、献立ではスープとして用いられます。

豆腐が主菜の夕食献立 40

486kcal 塩分 **2.2g**

生揚げの野菜あんかけ献立

- 主菜●生揚げの野菜あんかけ
- 副菜●さやいんげんとカニ風味かまぼこのごまあえ
- 副菜●クレソンとしいたけのにんにくいため
- 主食●ごはん

生揚げは油揚げしてあるので豆腐よりも味にこくがありますが、そのままだと油臭さが多少あるので、料理するさいは熱湯をかけるかゆでるかして油抜きをしましょう。

主菜●生揚げの野菜あんかけ 221kcal (1.1g)
副菜●さやいんげんとカニ風味かまぼこのごまあえ 45kcal (0.5g)
副菜●クレソンとしいたけのにんにくいため 35kcal (0.6g)
主食●ごはん 185kcal (0g)

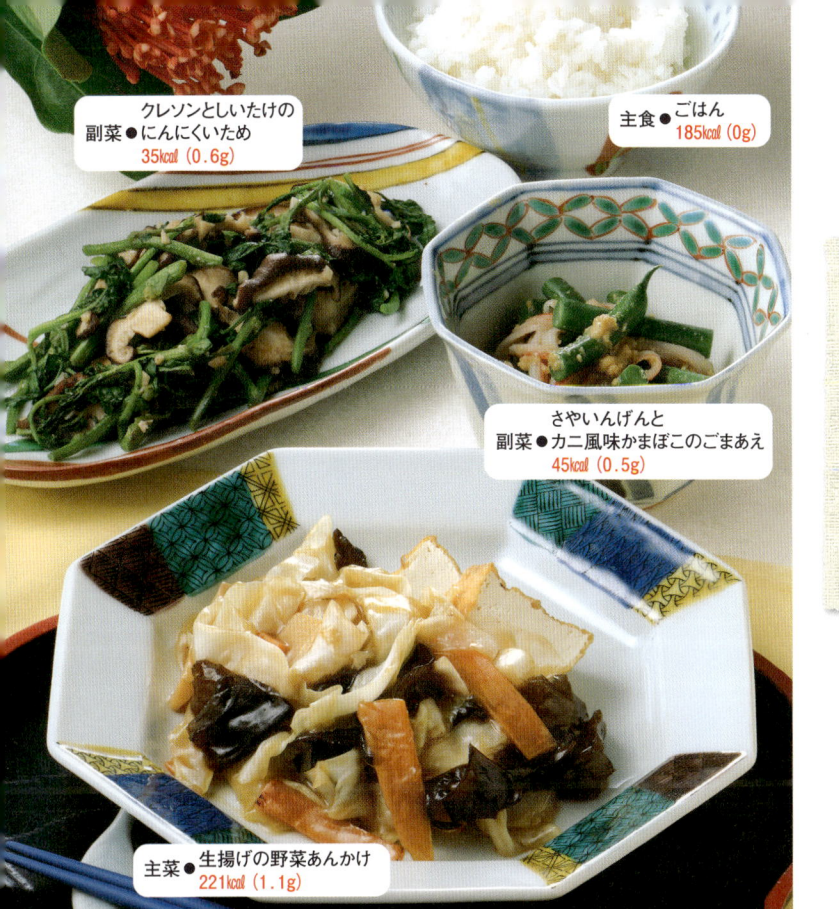

材料（2人分）

主菜●生揚げの野菜あんかけ
- 生揚げ……………小1枚(120g)
- キャベツ…………………80g
- にんじん・ゆで竹の子……各40g
- きくらげ……………小8個(4g)
- a ┌ 中国風ブイヨン(19ページ)…⅔カップ
  │ 酒…小さじ2 しょうゆ…小さじ1
- ごま油小さじ1 サラダ油・酒各大さじ1
- こしょう……………………少量
- オイスターソース………小さじ2
- ┌ かたくり粉…大さじ½ 水…大さじ1

副菜●さやいんげんとカニ風味かまぼこのごまあえ
- さやいんげん………………60g
- カニ風味かまぼこ…………30g
- ┌ いり白ごま…………小さじ2
- │ だし(19ページ)………大さじ1
- └ 砂糖…小さじ1 しょうゆ…ミニさじ2

副菜●クレソンとしいたけのにんにくいため
- クレソン80g 生しいたけ6枚(60g)
- にんにく…1かけ 赤とうがらし1本
- ごま油……………………小さじ1
- 塩……ミニさじ1 こしょう……少量

主食●ごはん
- ごはん……………………220g

作り方

主菜●生揚げの野菜あんかけ

❶生揚げは食べやすい大きさに切り、熱湯をかけて油抜きをする。
❷キャベツは1cm幅に切る。にんじんは皮をむいて短冊切りにする。竹の子は3〜4cm長さのくし形に切る。きくらげは水につけてもどし、石づきを除いて2〜3つに切る。
❸なべに生揚げとaを入れて火にかけ、煮立ったら中火にして5〜6分煮る。
❹別のなべにごま油とサラダ油を熱し、にんじん、竹の子、キャベツ、きくらげの順に入れていため、全体に油がまわったら③の煮汁を全部入れる。酒、こしょう、オイスターソースを加えてひと煮立ちさせ、水でといたかたくり粉を混ぜてとろみをつける。
❺器に生揚げを盛って④の野菜あんをかける。

副菜●さやいんげんとカニ風味かまぼこのごまあえ

❶さやいんげんは筋を除き、沸騰湯に入れてやわらかくゆで、3cm長さに切る。
❷カニ風味かまぼこは裂く。
❸いりごまはすり、だし、砂糖、しょうゆを加えてすり混ぜる。
❹①②を③であえて器に盛る。

副菜●クレソンとしいたけのにんにくいため

❶クレソンはやわらかい部分を摘み、茎は半分に切る。
❷しいたけは軸を除いて薄く切る。
❸にんにくはみじん切りにし、赤とうがらしは種を除いて小口切りにする。
❹ごま油を熱して③をいため、香りが立ったらクレソンの茎、しいたけ、クレソンの葉の順に加えていため、塩とこしょうで調味する。

減塩ポイント

練り製品であるカニ風味かまぼこやさつま揚げなどは、塩分を含みますので、調味は控えめにしましょう。

夕食献立例	I 476kcal 2.6g	ハマグリの蒸し物 34kcal (0.8g) p.86	もやしのからしあえ 36kcal (0.7g) p.101		
	II 574kcal 2.2g	モロヘイヤのスープ 125kcal (1.1g) p.54	梨 (100g) 43kcal (0g)		
一日の献立例	1453kcal 6.3g	朝 和風オムレツ献立 510kcal (2.1g) p.29	昼 スパゲティボンゴレ献立 457kcal (2.0g) p.71	夕 生揚げの野菜あんかけ献立 486kcal (2.2g)	
主菜＝生揚げの野菜あんかけ 221kcal (1.1g)		主食＝ごはん (110g) 185kcal (0g)			

夕食の卵の主菜

中国風卵蒸し

75kcal 塩分 **0.8g**

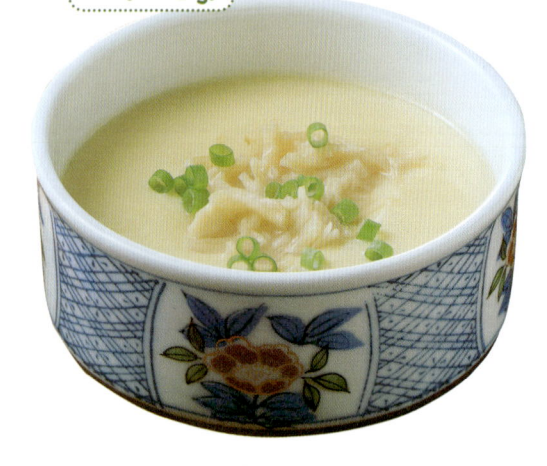

材料（2人分）
- 卵 …………………… 1個
- 中国風ブイヨン（19ページ）… 2/3カップ
- 老酒（なければ酒）…… 大さじ1/2
- ごま油 ………………… 小さじ1
- 塩 ……………………… ミニスプーン1
- ホタテ貝柱（缶詰め）……… 20g
- あさつき（小口切り）……… 適量

作り方
1. 卵はときほぐし、ブイヨン、老酒、ごま油、塩を混ぜる。
2. ホタテ貝柱はほぐす。
3. 器にホタテ貝柱を入れて①の卵液を静かに注ぎ入れ、表面に浮いた泡をすくい除く。
4. 蒸気の上がった蒸し器に入れ、ふきんで包んだふたをし、強火で1～2分蒸し、弱火にして10～15分蒸す（竹串を刺してみて濁った汁が出なければよい）。
5. 蒸し上がったら、あさつきを散らす。

★電子レンジ（500W）加熱の場合は、ラップをして2分加熱、少しおいてから1分30秒～2分加熱する。

いり卵の甘酢あんかけ

材料（2人分）
- 卵 …………………… 2個
- 塩 ……………………… ミニスプーン1/3
- こしょう ……………… 少量
- ゆで竹の子 …………… 40g
- 干ししいたけ ……… 2枚（4g）
- グリーンピース … 大さじ1（10g）
- サラダ油 ……………… 小さじ1
- ねぎ …………………… 20g
- サラダ油 ……………… 大さじ1強
- 甘酢あん
  - a
    - 中国風ブイヨン（19ページ）……………… 1/2カップ
    - しょうゆ・砂糖・酒 …………… 各小さじ1
  - 酢 …………………… 大さじ1/2
  - かたくり粉 ………… 小さじ2/3
  - 水 …………………… 小さじ1 1/3

作り方
1. 卵はときほぐして塩とこしょうで調味する。
2. 竹の子は細く切り、干ししいたけは水でもどして石づきを除き、薄く切る。以上とグリーンピースをいっしょにサラダ油でいためる。
3. ねぎは小口切りにする。
4. 卵に②③を加えて混ぜる。
5. フッ素樹脂加工のいためなべにサラダ油を熱して④を入れ、まわりがふくらんだら大きく混ぜ、八分どおり火が通ったら器に盛る。
6. 甘酢あんのaを煮立たせ、酢を加え、水でといたかたくり粉を混ぜてとろみをつけ、⑤にかける。

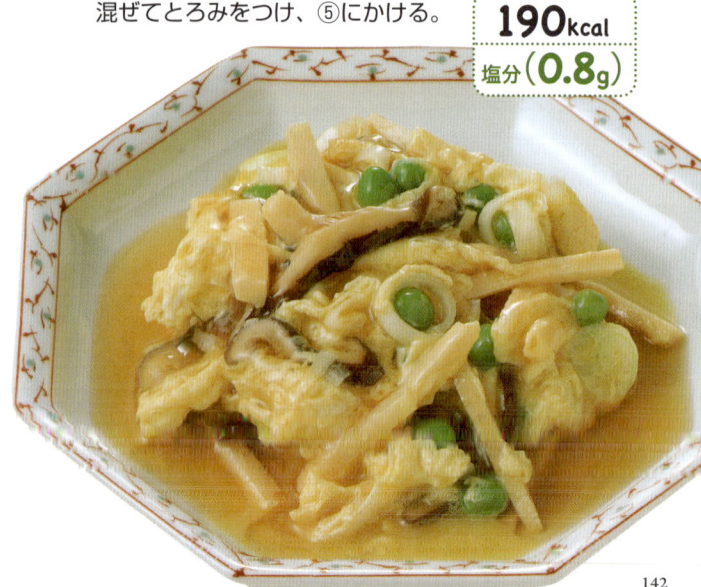

190kcal 塩分 **0.8g**

夕食の豆腐の主菜

豆腐ときゅうりのしょうがいため

材料（2人分）
- もめん豆腐 …… 2/3丁（200g）
- きゅうり …… 1 1/3本（130g）
- こしょう …… 少量
- かたくり粉 …… 大さじ2
- しょうが（みじん切り）…… 小さじ2
- ねぎ（みじん切り）…… 25g
- ごま油 …… 大さじ1 1/3
- 塩 …… ミニスプーン2
- 中国風ブイヨン（19ページ）…… 大さじ2

作り方
❶豆腐は水けをしっかりときって太めの拍子木切りにする。きゅうりは4～5cm長さに切り、縦半分に切ってから縦に5mm幅に切る。
❷①にこしょうをふり、かたくり粉をまぶす。
❸ごま油を熱してしょうがとねぎをいため、香りが立ってきたらきゅうりを加えていため、豆腐も加えていためる。塩で調味し、ブイヨンを加えて全体を混ぜる。

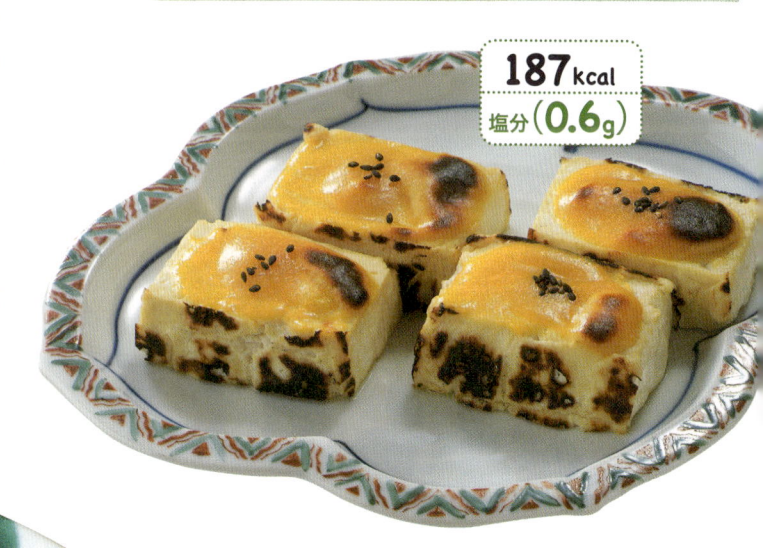

190kcal　塩分 1.2g

焼き豆腐の黄身みそ田楽

187kcal　塩分 0.6g

材料（2人分）
- 焼き豆腐 …… 1丁（300g）
- 黄身みそ
  - 白みそ …… 大さじ1
  - みりん …… 小さじ2
  - 卵黄 …… 1/2個分（10g）
- いり黒ごま …… 少量

作り方
❶焼き豆腐は一口大に切り分け、ペーパータオルの上に並べて水けをきる。
❷白みそにみりん、卵黄を加えて練り混ぜる。
❸オーブントースターの天板にオーブンシートを敷く。豆腐の片面に②の黄身みそを等分に塗り、ごまをふって天板に並べる。
❹オーブントースターで2～3分焼き、表面に焼き色をつける。

夕食のための野菜料理

ブロッコリーのガーリックソース

63kcal　塩分 0.1g

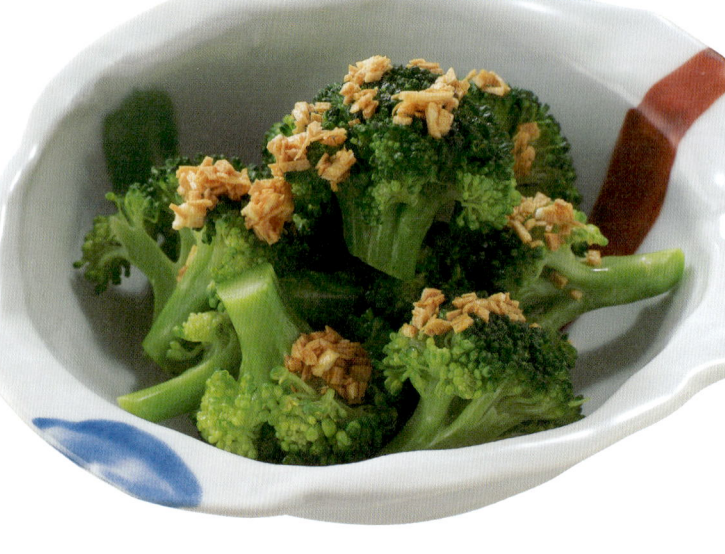

材料（2人分）
- ブロッコリー ……………… 140g
- にんにく ……………………… 1かけ
- サラダ油 …………………… 小さじ2
- 塩 …………………………… 少量

作り方
❶ブロッコリーは小房に分けてゆで、ざるにあげて湯をきる。
❷にんにくはみじん切りにする。
❸油をひいたフライパンににんにくを入れ、弱火できつね色になるまでいためる。
❹ブロッコリーを加えてさっといため合わせ、塩で調味して器に盛る。

さやいんげんの梅おかかあえ

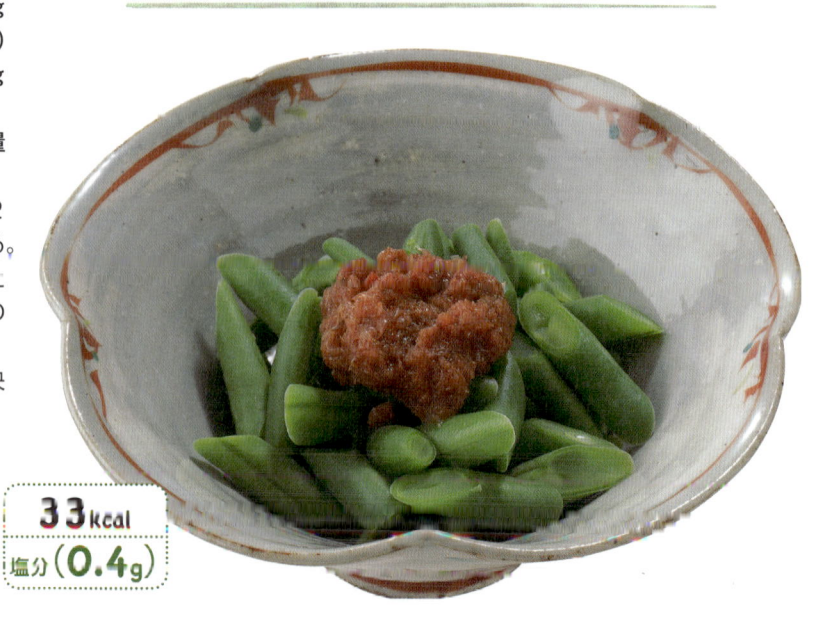

33kcal　塩分 0.4g

材料（2人分）
- さやいんげん ……………… 160g
- 梅おかか
  - 梅干し …… 小1個（4g）
  - 削りガツオ ………… 4g
  - みりん ………… 小さじ1
  - 水 ………………… 少量

作り方
❶さやいんげんは沸騰湯で1～2分ゆでてさまし、3cm長さに切る。
❷梅干しは種を除き、包丁でたたいてペースト状にし、梅おかかのほかの材料と混ぜ合わせる。
❸さやいんげんを器に盛り、中央に②の梅おかかをのせる。

焼き油揚げとレタスのサラダ

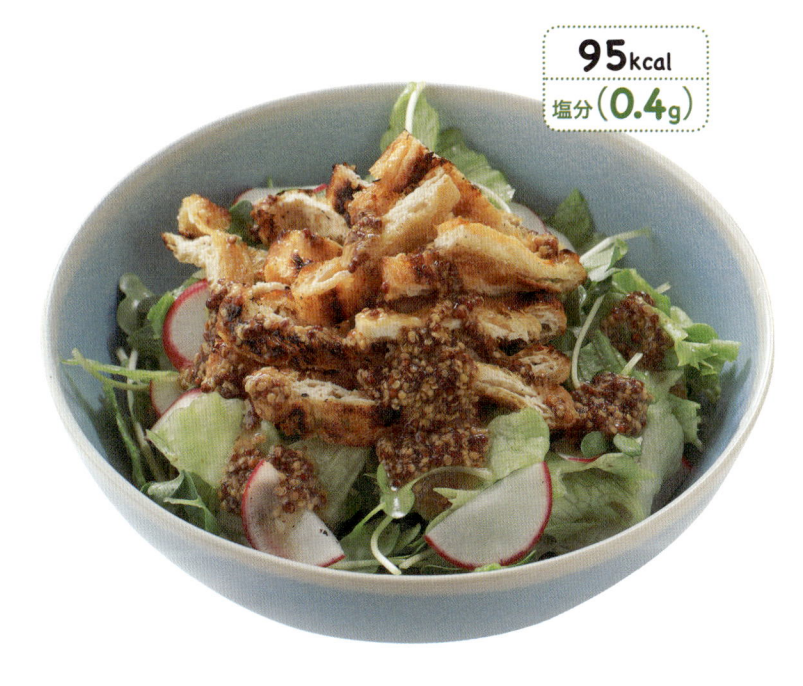

95kcal 塩分 **(0.4g)**

材料（2人分）
- 油揚げ ………………… 1枚（30g）
- レタス ………………………100g
- 貝割れ菜 ……………………40g
- ラディッシュ …………2個（20g）
- マスタードドレッシング
  - 粒マスタード・レモンの搾り汁 ……… 各小さじ2
  - しょうゆ・サラダ油 ……… 各小さじ½
  - こしょう ………………少量

作り方
❶油揚げは焼き網で両面がかわいてカリカリになるまで焼き、あら熱がとれたら短辺を2等分し、1cm幅の細切りにする。
❷レタスは食べやすくちぎり、ラディッシュは薄い半月切りにする。貝割れ菜は4〜5cm長さに切る。
❸マスタードドレッシングの材料を混ぜ合わせる。
❹器に野菜と油揚げを盛りつけ、③のマスタードドレッシングをかける。

じゃが芋のケチャップ焼き

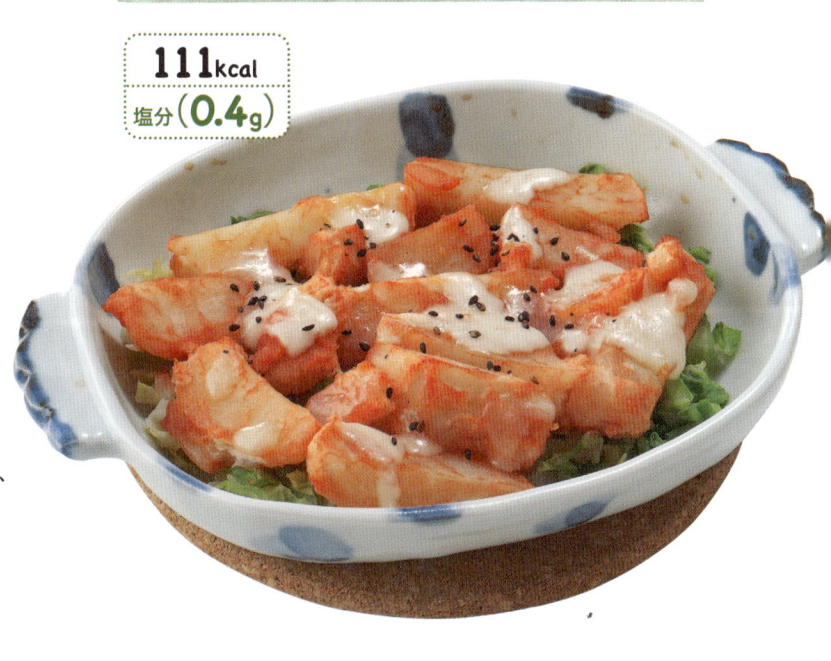

111kcal 塩分 **(0.4g)**

材料（2人分）
- じゃが芋 ……… 大1個（140g）
- トマトケチャップ …… 小さじ2
- キャベツ …………………140g
- とろけるチーズ ……………20g
- いり黒ごま ………………少量

作り方
❶じゃが芋は皮をよく洗い、ラップに包み電子レンジ（500W）で約3分、竹串がスッと通るまで加熱する。
❷熱いうちに皮をむき、食べやすく切る。ケチャップをからめる。
❸キャベツはポリ袋に入れ、口を折りたたみ、電子レンジで1〜2分加熱、とり出してあら熱をとり、細切りにして水気をしぼる。
❹耐熱容器に③を敷き、①を並べのせ、チーズを散らしてオーブントースターで3〜4分焼き、ごまをふる。

きゅうりとはるさめの酢の物

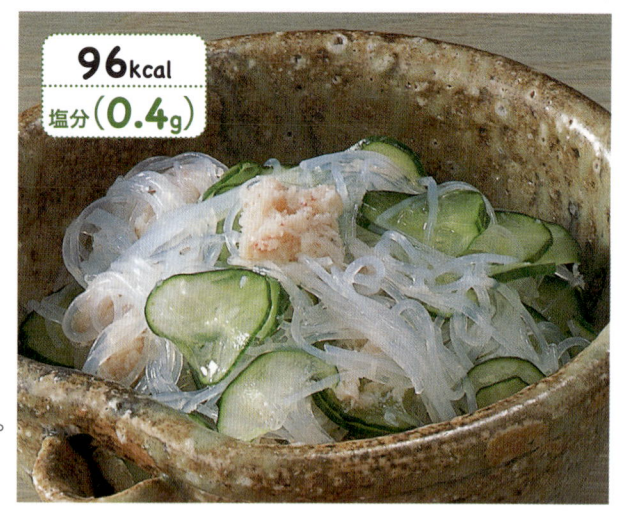

96kcal 塩分 **0.4g**

材料（2人分）
- きゅうり ……………… ½本(60g)
- 塩 …………………………… 少量
- はるさめ・カニ缶 ………… 各30g
- 酢 …………………………… 小さじ2
- 砂糖・サラダ油 …………… 各小さじ1

作り方
❶きゅうりは薄い輪切りにして塩をふり、しんなりしたら水で洗って水けを絞る。
❷はるさめは水に浸してもどしてさっとゆで、食べやすく切る。
❸酢、砂糖、サラダ油を合わせる。
❹カニは汁けをきってほぐし、③であえ、はるさめときゅうりを加えてあえる。

ピーマンとセロリのおかか煮

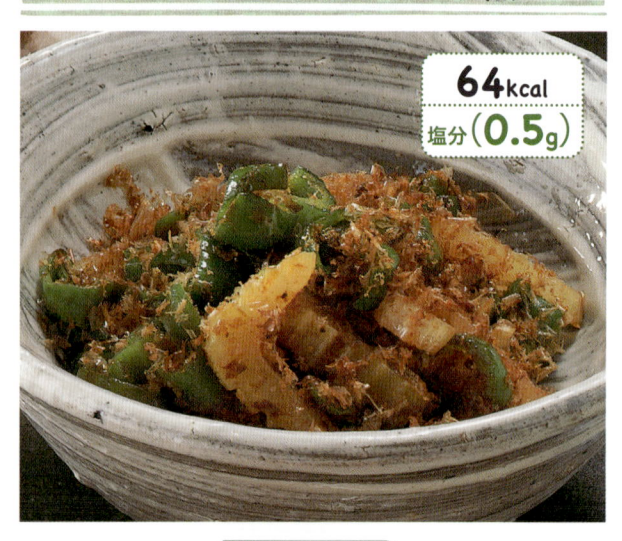

64kcal 塩分 **0.5g**

材料（2人分）
ピーマン3個(100g)　セロリ1本(100g)
ごま油 ……………………… 小さじ1
みりん・しょうゆ各 ……… 小さじ1
酒大さじ1⅓　水大さじ1　削りガツオ4g

作り方
❶ピーマンは縦半分に切って種を除き、横に5mm幅に切る。セロリは斜め薄切りにする。
❷なべにごま油を熱し、ピーマンとセロリをいためる。
❸野菜がしんなりしたら、みりん、しょうゆ、酒、水を加えて水分をとばすようにいりつける。
❹仕上げに削りガツオをまぶして火を消す。

りんごとセロリのサラダ

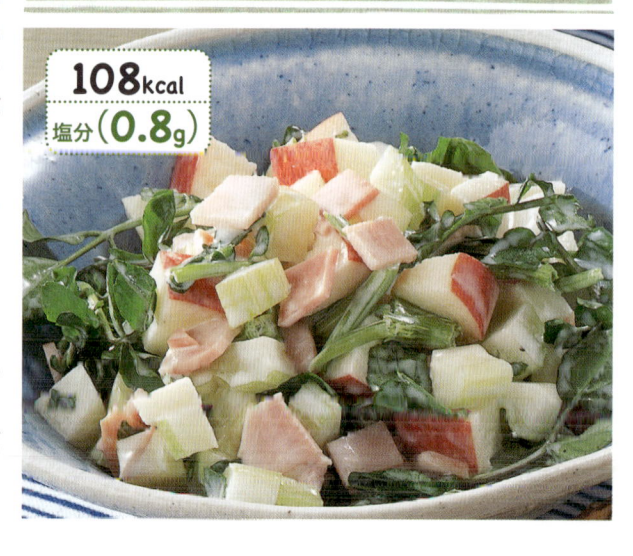

108kcal 塩分 **0.8g**

材料（2人分）
- りんご ……………………… ⅓個(100g)
- セロリ ……………………… 1本(100g)
- ボンレスハム ……………… 2枚(40g)
- クレソン …………………… 40g
- マヨネーズソース
  - マヨネーズ …………… 大さじ1
  - ヨーグルト …………… 大さじ1⅓
  - こしょう ………………… 少量

作り方
❶りんご、セロリ、ハムはそれぞれ1cm角に切る。
❷クレソンは食べやすく切る。
❸マヨネーズソースの材料を混ぜ合わせる。
❹セロリ、ハム、りんごをマヨネーズソースであえ、最後にクレソンを加えてあえて器に盛る。

長芋の含め煮

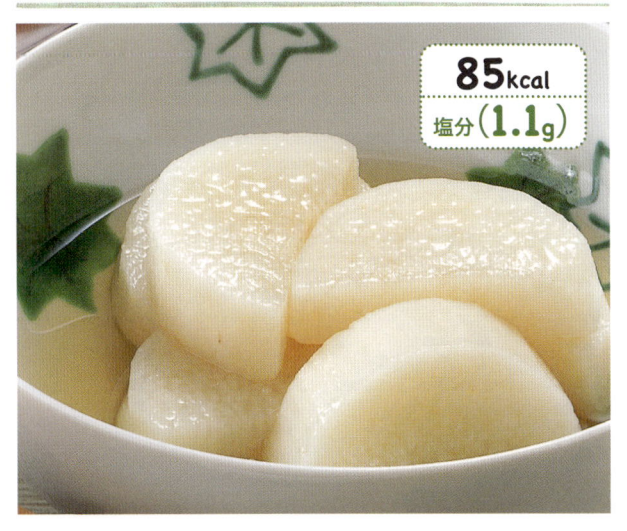

85kcal　塩分 1.1g

材料（2人分）
長芋 …………………………… 200g
煮汁:
- だし(19ページ) ……………… 1カップ
- 酒 ……………………………… 小さじ2
- みりん ………………………… 大さじ1⅓
- 塩 ……………………………… 小さじ½
- しょうゆ ……………………… 小さじ⅔

作り方
❶長芋は皮をむいて1.5cm厚さの半月切りにする。沸騰湯に酢を少量加え、長芋をかためにゆで、ざるにあげて水で洗い、ぬめりをとる。
❷なべに長芋と煮汁の材料を入れて煮立て、弱火で15分、ゆっくりと煮含め、そのままおいて味をなじませる。

三色ナムル

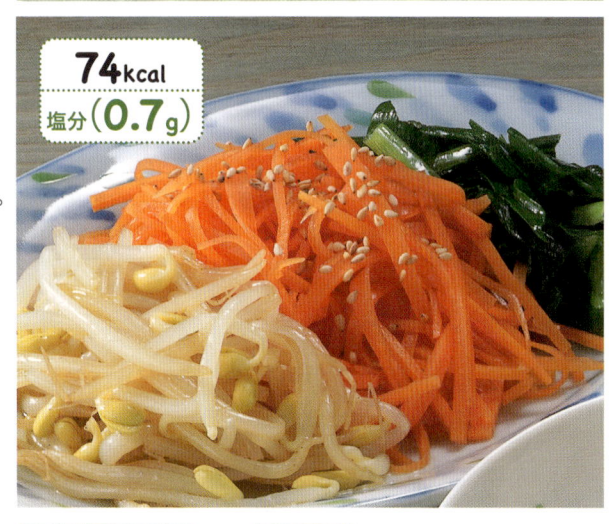

74kcal　塩分 0.7g

材料（2人分）
豆もやし ……… 100g
a:
- しょうゆ 小さじ⅕
- 酢 ……… 小さじ1
- サラダ油 小さじ½
- こしょう … 少量

にんじん ……… 100g
b:
- 酢 ……… 小さじ1
- 砂糖 …… 小さじ⅔
- 塩 ……… 少量

にら …………… 60g
c:
- しょうゆ 小さじ1
- サラダ油 小さじ⅔
- こしょう … 少量

いり白ごま … 小さじ½

作り方
❶豆もやしはさっとゆで、ざるにあげて湯をよくきる。
❷にんじんは4～5cm長さのせん切りにし、さっとゆでてざるにあげ、湯をよくきる。または耐熱容器に入れてラップをし、電子レンジ（500W）で2分加熱してもよい。
❸にらはさっとゆで、ざるにあげてさまし、水けを絞って4cm長さに切る。
❹aを混ぜ、もやしをあえる。
❺bを混ぜ、にんじんをあえる。
❻cを混ぜ、にらをあえる。
❼器にもやし、にんじん、にらを盛り合わせ、ごまをふる。

ラタトゥイユ

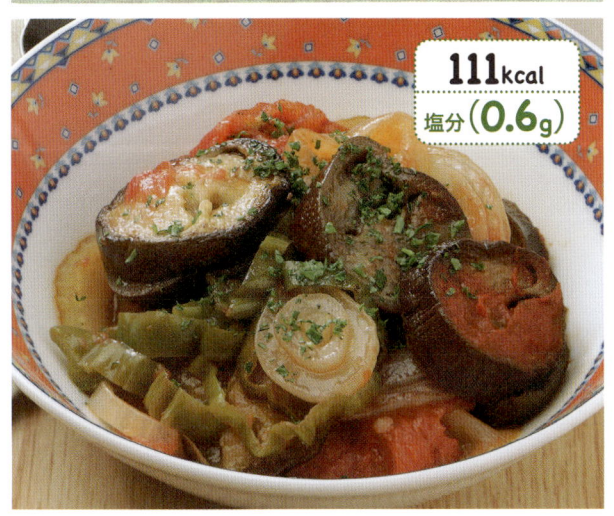

111kcal　塩分 0.6g

材料（2人分）
- なす ………… 100g
- こしょう …… 少量
- トマト … 1個(150g)
- 玉ねぎ ……… 80g
- セロリ ……… 50g
- ピーマン … 2個(50g)
- サラダ油 …… 大さじ1
- 塩 …………… ミニ1
- こしょう …… 少量
- トマトピュレ 大さじ1
- 水 …………… ¼カップ
- 砂糖 ………… 小さじ½
- パセリ（みじん切り） ……………… 少量

作り方
❶なすは7～8mm厚さの輪切りにし、こしょうをふる。
❷トマトは皮を湯むきにし、7～8mm厚さの輪切りにする。
❸玉ねぎは5mm幅の輪切りにする。
❹セロリは筋を除いて小さめの乱切りにする。ピーマンは種を除いて5mm幅の輪切りにする。
❺なべに油を熱してなすをいため、全体に油がまわったら玉ねぎ、トマト、セロリ、ピーマンを重ね入れる。
❻塩とこしょうをふり、トマトピュレ、水、砂糖を加え、ふたをして弱火にし、ときどきなべを揺すりながら15～20分、蒸し煮にする。
❼器に盛り、パセリをふる。

わかめのいため物

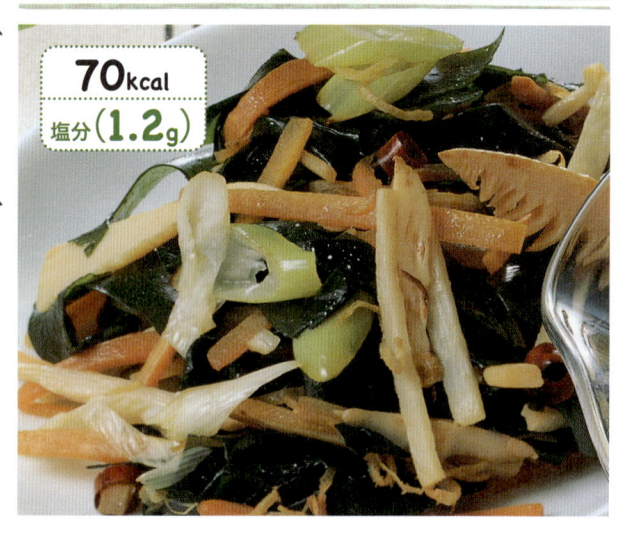

70kcal　塩分(1.2g)

材料（2人分）
- 生わかめ……… 80g
- ゆで竹の子・にんじん……… 各40g
- ねぎ……… 20cm（50g）
- しょうが……… 2かけ
- 赤とうがらし……… 2本
- ごま油……… 小さじ2
- しょうゆ……… 小さじ1
- 塩……… ミニスプーン1/3

作り方
❶わかめは沸騰湯に入れてさっとゆで、水にとってさまし、水けを絞って一口大に切る。
❷ゆで竹の子は短冊切りにする。にんじんは細めの短冊切りにする。ねぎは斜めに薄く切る。しょうがはせん切りにし、赤とうがらしは種を除いて小口切りにする。
❸ごま油を熱してしょうがと赤とうがらしをいため、香りが立ってきたらにんじん、竹の子、ねぎ、わかめの順に加えてはいため、しょうゆと塩で調味する。

大根のゆかりサラダ

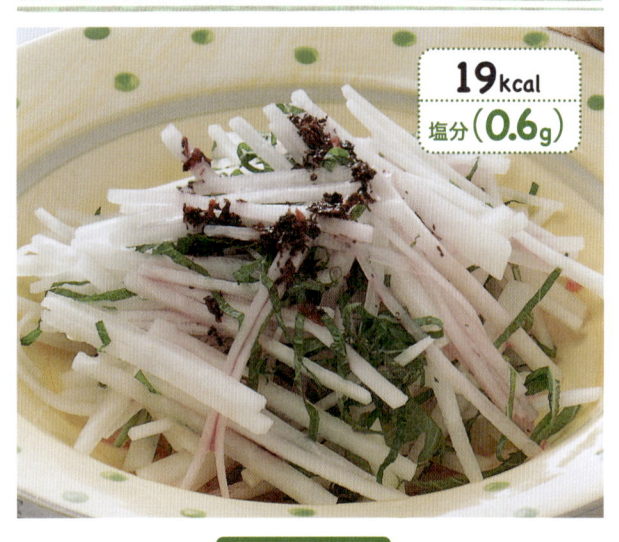

19kcal　塩分(0.6g)

材料（2人分）
- 大根……… 160g
- 青じそ……… 5枚
- 果実酢（りんご酢など。なければ酢）……… 大さじ1
- ゆかり……… 小さじ1/3

作り方
❶大根は5cm長さのせん切り、青じその葉もせん切りにする。
❷ゆかりと果実酢を混ぜてドレッシングを作る。
❸大根と青じそを合わせて器に盛り、②のゆかりドレッシングをかける。

野菜の浸し漬け

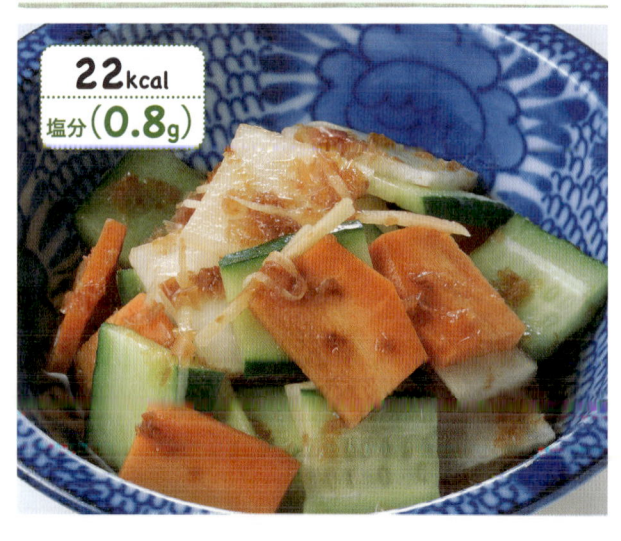

22kcal　塩分(0.8g)

材料（2人分）
- きゅうり……… 小1本（80g）
- 大根……… 40g
- にんじん……… 20g
- 漬け汁
  - しょうがのせん切り……… 少量
  - 削りガツオ……… 1/5カップ（2g）
  - 酢……… 大さじ1 1/3
  - しょうゆ……… 小さじ2
  - 塩……… 小さじ1/4
  - 水……… 1/2カップ

作り方
❶きゅうりは2cmくらいの長さに切り、縦に2～3mm厚さに切る。大根とにんじんは皮をむき、きゅうりと同じくらいの大きさに切る。
❷漬け汁の材料を合わせて①を浸し、ときどき混ぜて味がなじむまでおく。

きんぴらごぼう

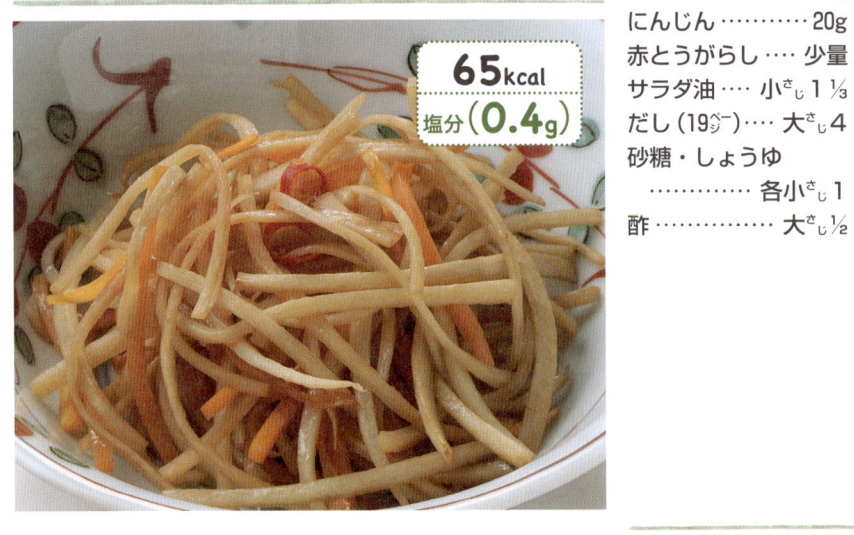

65kcal　塩分 0.4g

材料（2人分）
- ごぼう……………80g
- にんじん…………20g
- 赤とうがらし……少量
- サラダ油……小さじ1⅓
- だし（19㌻）……大さじ4
- 砂糖・しょうゆ……各小さじ1
- 酢……………大さじ½

作り方
❶ごぼうはたわしで洗って包丁の背で皮をこそげとり、5cmくらいの長さの細切りにして、水にさらし、アクを抜く。ざるにあげて水けをよくきる。
❷にんじんは皮をむいて5cmくらいの長さの細切りにする。
❸赤とうがらしは種を除いて小口切りにする。
❹なべにサラダ油を熱してごぼうとにんじんを強火でいため、しんなりしたらだし、調味料、赤とうがらしを加え、弱火にして汁けがなくなるまでいりつける。

長芋のあえ物

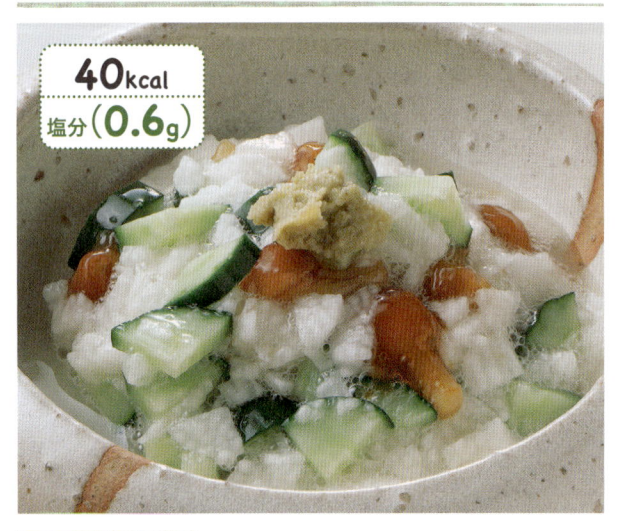

40kcal　塩分 0.6g

材料（2人分）
- 長芋………………………100g
- きゅうり…………小½本（40g）
- なめこ……………………20g
- a ┌ 酢・だし（19㌻）……各小さじ2強
　└ 塩……………………小さじ¼
- おろしわさび……………少量

作り方
❶長芋は皮をむいて酢水（分量外）につけ、水けをふいてあらみじんに切る。
❷きゅうりはいちょう切りにする。なめこはざるに入れて洗い、水けをよくきる。
❸①②を混ぜ合わせて器に盛り、aをかけ、わさびをのせる。

小松菜のごま酢あえ

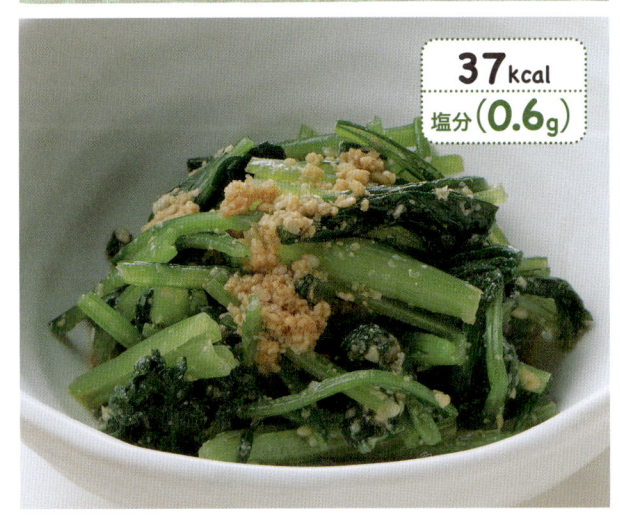

37kcal　塩分 0.6g

材料（2人分）
- 小松菜……………………120g
- ごま酢 ┌ 白ごま・酢………小さじ2
　　　　├ だし（19㌻）……小さじ2
　　　　├ 砂糖……………小さじ1
　　　　└ しょうゆ………小さじ1⅓

作り方
❶小松菜は塩少量（分量外）を入れたたっぷりの沸騰湯でゆで、水にとり、水をかえながらさます。水けをよく絞り、4cm長さに切る。
❷ごま酢を作る。ごまは焦がさないように注意して香ばしくいり、すり鉢でよくすり、調味料とだしを加えてすり混ぜる。
❸小松菜をごま酢であえて器にこんもりと盛る。

そら豆とエビのくず煮

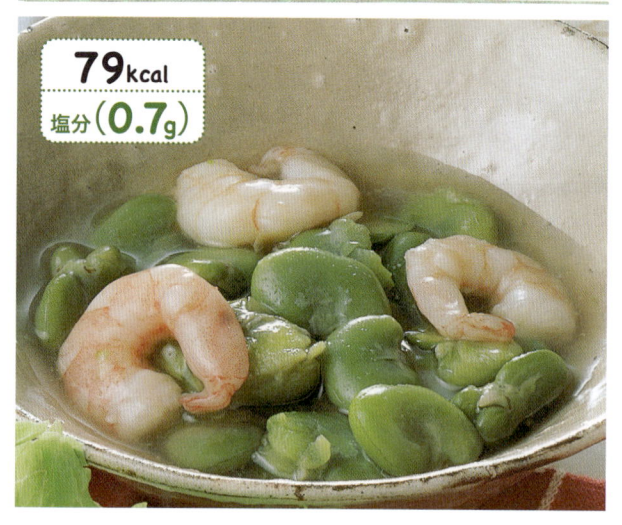

79kcal 塩分 **0.7g**

材料（2人分）
- そら豆 さやから出して100g
- むきエビ……30g
- 中国風ブイヨン(19ページ)……¾カップ
- 塩・しょうゆ‥各ミニスプーン1
- 砂糖……小さじ1
- かたくり粉‥大さじ½
- 水……大さじ1

作り方
1. そら豆は塩少量（分量外）を加えた沸騰湯でゆで、ざるにあげて湯をきり、薄皮をむく。
2. エビは背わたを除いて塩水でさっと洗う。
3. ブイヨンを煮立てて塩、しょうゆ、砂糖で調味し、そら豆とエビを入れる。エビの色が赤く変わったら水でといたかたくり粉を混ぜてとろみをつける。

キャベツの梅干しあえ

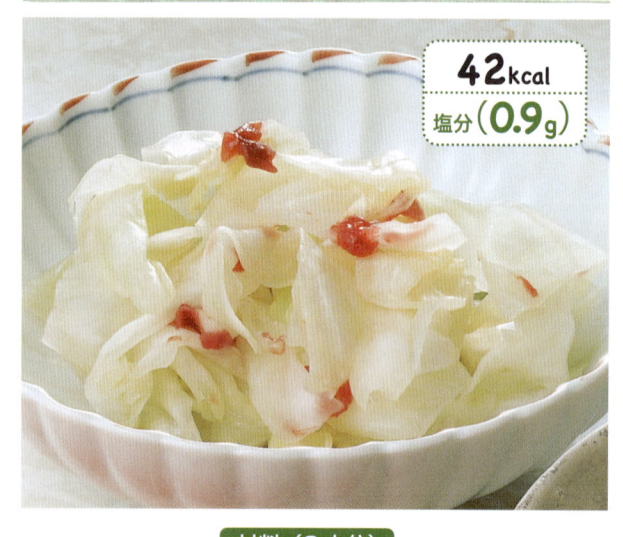

42kcal 塩分 **0.9g**

材料（2人分）
- キャベツ……180g
- 塩……ミニスプーン1
- 梅干し……½個（4g）
- 酢・みりん……各大さじ1

作り方
1. キャベツは1.5cm幅に切ってボールに入れ、塩をふって軽くもみ、汁けが出るまでしばらくおき、汁けを絞る。
2. 梅干しは種を除いて細かくちぎる。
3. キャベツ、梅干し、酢、みりんを合わせてあえる。

アスパラガスの白あえ

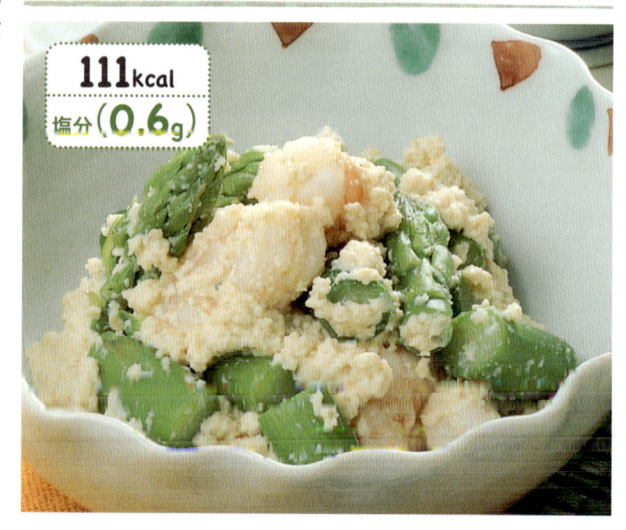

111kcal 塩分 **0.6g**

材料（2人分）
- グリーンアスパラガス……100g
- シバエビ……40g
- あえ衣
  - もめん豆腐……⅖丁（120g）
  - 白ごま……大さじ1
  - 砂糖……小さじ2
  - しょうゆ……小さじ1

作り方
1. アスパラガスは根元のかたい部分を除いてゆで、2～3cm長さに切る。
2. エビは背わたを除いてゆで、殻を除いて2つに切る。
3. あえ衣を作る。豆腐はゆでてざるにあげ、水けをよくきる。ごまをいってすり鉢ですり、豆腐、砂糖、しょうゆを加えてなめらかになるまですり混ぜる。
4. アスパラガスとエビを③の衣であえ、小鉢に盛る。

ポテトサラダ

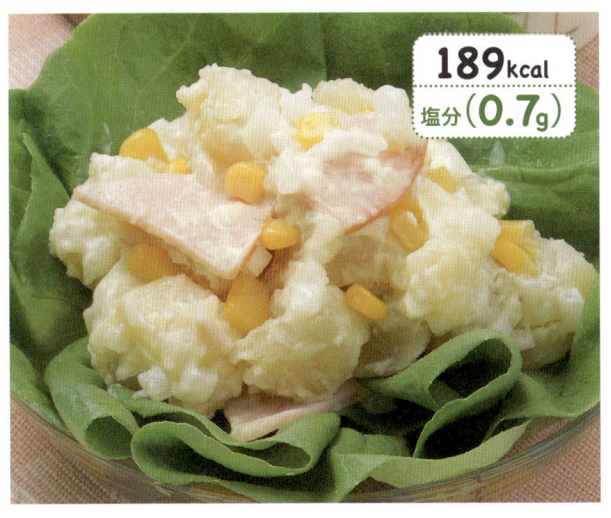

189kcal　塩分 0.7g

材料（2人分）
- じゃが芋 …………160g
- 玉ねぎ ……………40g
- スイートコーン(冷凍) ……………20g
- ロースハム ………30g
- サラダ菜 …………50g
- マヨネーズ …… 大さじ2

作り方
❶じゃが芋は皮をむき、1.5cm角に切る。やわらかくゆで、ゆで汁を捨てて弱火にかけ、水けをとばして粉を吹かせ、さます。
❷玉ねぎはみじん切りにする。
❸コーンはさっと熱湯をかけ、水けをきる。
❹ハムは一口大に切る。
❺じゃが芋、玉ねぎ、コーン、ハムをマヨネーズであえる。
❻器にサラダ菜を敷き、⑤を盛る。

なすのごまあえ

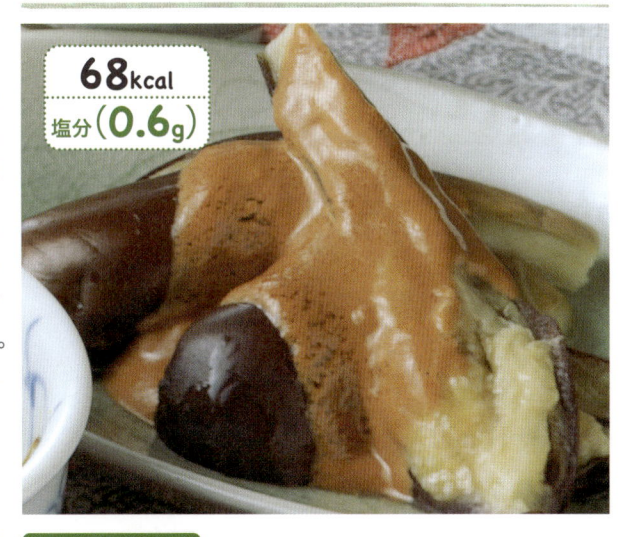

68kcal　塩分 0.6g

材料（2人分）
- なす ………………… 2個（160g）
- あえ衣
  - 芝麻醤（ちーまーじゃん）（なければ練りごま）・酢 ………… 各小さじ2
  - しょうゆ ………… 小さじ1 1/3
  - ごま油 …… ミニスプーン2　辣油（らーゆ）…… 少量

作り方
❶なすはへたを切り落とし、まるのまま蒸気の上がった蒸し器に入れ、竹串がスーッと通るようになるまで約15分蒸す。手で縦に4～6つに裂き、器に盛る。
❷芝麻醤にあえ衣のほかの材料を加えてのばし、なすにかける。

★電子レンジ（500W）加熱の場合は、なすをラップに包んで2分30秒～3分加熱する。

きのこのサラダ

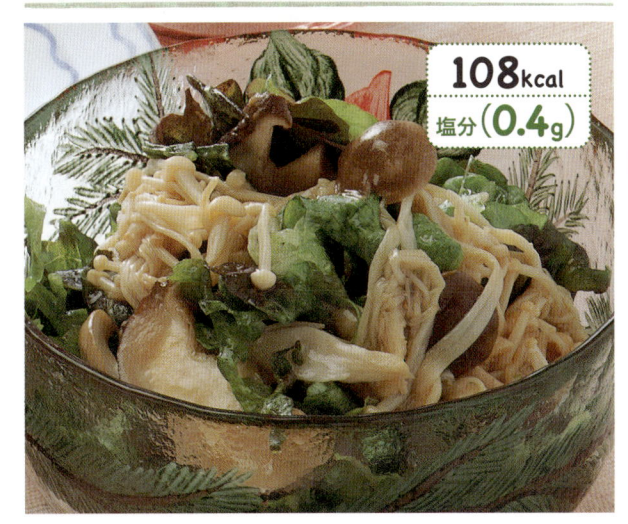

108kcal　塩分 0.4g

材料（2人分）
- しめじ・えのきたけ・しいたけ… 各50g
- サニーレタス‥150g　サラダ油‥小さじ1
- 白ワイン ………………… 大さじ1
- ドレッシング
  - サラダ油・酢 ………… 各大さじ1
  - しょうゆ ……………… 小さじ1

作り方
❶しめじは石づきを除いて小房に分ける。えのきは石づきを除いてほぐす。しいたけは石づきを除いて細切りにする。
❷サニーレタスは手でもんでしんなりさせ、ちぎる。
❸フライパンに油を熱してきのこをいため、白ワインをふってしんなりさせる。
❹ドレッシングの材料を混ぜ合わせ、②と③を器に盛った上にかける。

夕食のための低塩汁物

マラコフスープ※

材料（2人分）
- じゃが芋 …………… 1個(100g)
- 玉ねぎ ……………… ½個(80g)
- トマト ……………… ½個(100g)
- サラダ油 …………… 大さじ1
- 水 …………………… 2カップ
- 生クリーム ………… ¼カップ
- 塩 …………………… ミニスプーン1
- こしょう …………… 少量

※じゃが芋とトマトのポタージュスープのこと。

作り方
1. じゃが芋は皮をむき、5㎜厚さに切る。
2. 玉ねぎは繊維に直角に5㎜厚さに切る。
3. トマトは皮を湯むきにして横半分に切り、種を除いてあらく切る。浮き実用に少しとり分けておく。
4. なべに油を熱し、玉ねぎ、じゃが芋の順にいため、トマトを加えて水を注ぎ、15～20分煮る。
5. 野菜がやわらかくなったら、裏ごしするかミキサーにかける。
6. なべに戻し、火にかける。全体に温まったら塩とこしょうで調味し、生クリームを加えてさっと煮る。
7. 器に盛り、浮き実用のトマトを浮かべる。

226kcal　塩分 0.6g

かぼちゃのポタージュ

材料（2人分）
- かぼちゃ …………… 200g
- サラダ油 …………… 小さじ1
- 水 …………………… 1カップ
- 牛乳 ………………… 1カップ
- 塩 …………………… ミニスプーン1
- バター（有塩） …… 小さじ1強
- シナモン（好みで） … 少量

198kcal　塩分 0.7g

作り方
1. かぼちゃは種と皮を除いて5㎜厚さに切る。
2. なべに油を熱してかぼちゃをいため、油がまわったら水を加えて強めの中火にかけ、煮立ったら火を弱めて15分ほど煮る。
3. かぼちゃがやわらかくなったら裏ごしするかミキサーにかける。
4. なべに戻し、牛乳を注ぎ、弱火にかける。
5. 全体がなめらかに混ざったら、塩で味をととのえ、煮立つ直前にバターを加えて混ぜ、火を消す。
6. 器に盛り、シナモンをふる。

じゃが芋のミルクスープ

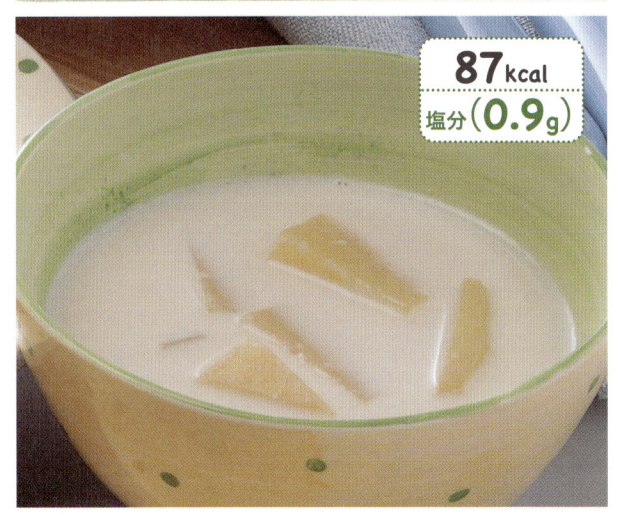

87kcal　塩分 0.9g

材料（2人分）
- じゃが芋 …………………… 1個（100g）
- だし（19ページ） …………………… 1カップ
- 牛乳 …………………………… ½カップ
- みそ …………………………… 小さじ2

作り方
① じゃが芋は皮をむいて5mm厚さのいちょう切りにする。
② 小さななべにだしとじゃが芋を入れ、やわらかくなるまで煮る。
③ 小さな器にみそを入れ、牛乳でときのばす。
④ ②のなべに③を加え、ひと煮して器に盛る。

豆腐と小松菜のスープ

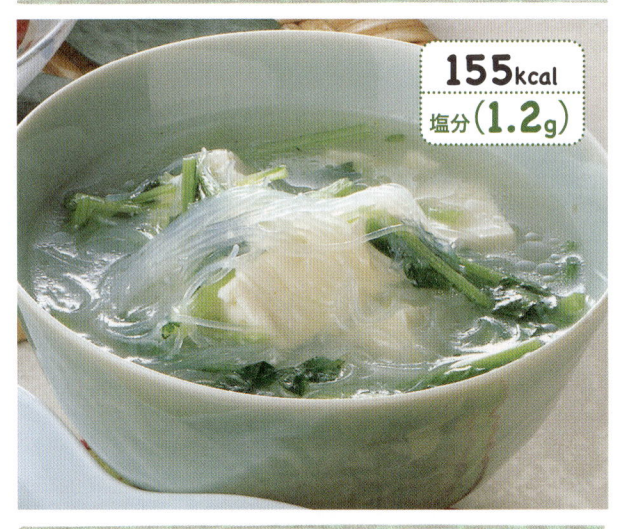

155kcal　塩分 1.2g

材料（2人分）
- もめん豆腐 …………………… ½丁（150g）
- 小松菜 …160g　はるさめ（乾燥）…20g
- サラダ油 ……………………… 小さじ2
- 中国風ブイヨン（19ページ） ……… 1½カップ
- 酒 ……… 大さじ1　塩 ……… ミニスプーン2
- こしょう ……………………… 少量

作り方
① 豆腐は食べやすい大きさに切る。
② 小松菜は根元を除いて3cm長さに切る。
③ はるさめはぬるま湯につけてもどし、水けをきって食べやすい長さに切る。
④ なべにサラダ油を熱して豆腐と小松菜をいため、ブイヨンを加え、酒、塩、こしょうで調味する。小松菜に火が通ったらはるさめを加えてひと煮する。

中国風卵スープ

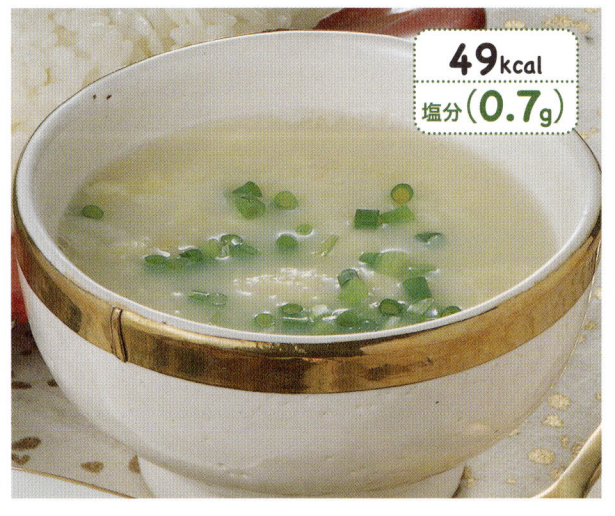

49kcal　塩分 0.7g

材料（2人分）
- 卵 …………………………………… ½個
- 中国風ブイヨン（19ページ） ………… ⅔カップ
- 塩 …………………………………… ミニスプーン½
- こしょう ……………………………… 少量
- 小ねぎ（小口切り） ……… 10cm分（5g）

作り方
① 卵はときほぐす。
② ブイヨンを火にかけて塩とこしょうで調味し、沸騰したら卵を細く流し入れ、卵に火が通って浮き上がってきたら火を消す。
③ 器に盛り、小ねぎの小口切りを散らす。

間食のとり方アドバイス

間食は、少しおなかがすいたときやリラックスしたいとき、ミーティングなどでコミュニケーションをとりたいときなど、じつは精神的にも社会的にもそれなりの役割があります。

しかし、そうはいっても、食事には気を使っていてもなかなか内臓脂肪が減らないという場合には、間食の食べ方が問題になることがあります。減塩食においては、あまり間食で塩分をとりすぎることは少ないのですが、意外と見落としている間食の塩分は、塩分のついた小魚や昆布のおつまみ、おせんべい、ピーナッツ入りの柿の種などに含まれているのです。脂肪が少ないからとか、カルシウムが豊富だからとか思って、こういった食品をたくさん食べてしまったあと、体がむくんでしまい、体がだるくて活動量が減ってしまってやせにくくなるということがあります。また、これらの食品は脂肪が少ないと思っていても、食品表示を確認してみるとピーナッツ入りの柿の種などは100gあたりで500kcal近くになり、想像以上に高エネルギーです。

間食を食べるときには、量を決めて、お茶やコーヒー、紅茶などの無糖の嗜好品飲料とともにゆっくりお菓子を味わって食べてこそ、リラックスでき、気分転換にもなるのではないかと思います。

また、おすすめの間食としては、朝から夕食前にかけてであれば、くだもの1個など食べすぎない程度で楽しむと、カリウムの補給にもなり、減塩の助けにもなります。

ふかしたさつま芋やスティック野菜、ミニトマトもおすすめです。

100kcalのお菓子

かんてんと干しあんずの黒みつかけ

111kcal　塩分 0g

材料（2人分×2回）
- 粉かんてん1袋（4g）
- ぬるま湯または水 ………… 2½カップ
- 干しあんず ………… 80g
- 黒みつ｛黒砂糖 ………… 40g
- 　　　｛水1カップ　水あめ…20g

作り方

❶粉かんてんはぬるま湯にふり入れて10分ほどおき、なべに入れて中火でとかし、弱火で1～2分煮つめる。

❷四角い容器に流し入れ、冷蔵庫で1時間以上冷やし、かためる。

❸黒砂糖は細かく刻み、なべに入れて水を加え、弱火でとかし、1～2分煮つめる。火から下ろして水あめを加えてとかし、さます。

❹干しあんずはひたひたのぬるま湯につけてふやかす。

❺②のかんてんを型からとり出し、1cm角に切る。④の干しあんずは水けをきり、食べやすく切る。

❻器に⑤を盛り合わせ、全体に③の黒みつをかける。

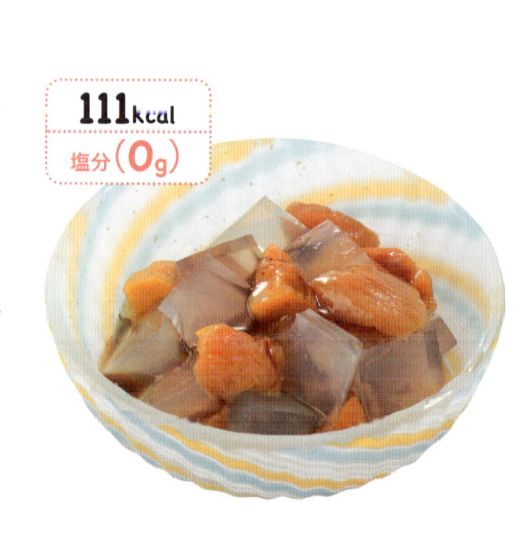

さつま芋の茶きん

116kcal 塩分 **0g**

材料（2人分）
- さつま芋………120g
- a
  - バター……小さじ1
  - 牛乳………小さじ2
  - はちみつ…小さじ2/3
  - 卵黄…1/3個分（6g）

作り方
❶さつま芋は1cm厚さの輪切りにし、皮をむいて水にさらす。
❷水がきれいになるまで洗ってさらに水につけておく。
❸さつま芋の水けをきり、耐熱容器に入れる。ラップをして電子レンジ（500W）で2～3分、竹串がスッと通るくらいまで加熱する。
❹容器にたまった湯を捨ててから、フォークを使って芋をつぶす。熱いうちにaの材料を加えて練り合わせる。
❺④を一口大に等分し、ラップに包んで手のひらにのせ、口を絞って茶きんの形に整える。そのままおいてさます。
❻さめたらラップをはずし、形をくずさないようにして器に盛る。

ヨーグルトゼリーのオレンジソース

106kcal 塩分 **0.1g**

材料（2人分）
- ヨーグルト………200g
- 粉ゼラチン………小さじ2/3（2g）
- 水………大さじ2
- オレンジソース
  - オレンジ1個（100g）
  - はちみつ……小さじ2

作り方
❶粉ゼラチンは水にふり入れてふやかし、湯せんでとかす。
❷ヨーグルトに①のゼラチンを加え、手早く混ぜ合わせる。
❸グラスの内側を水でぬらし、②を流し入れて冷蔵庫で冷やしかためる。
❹オレンジは皮をむいて実をとり出し、半分はつぶして果汁を搾り（1/4カップ）、半分は食べやすく切る。
❺④の果汁にはちみつを加えて混ぜ、実と合わせて③にかける。

いちごヨーグルトアイスクリーム

95kcal 塩分 **0.1g**

材料（2人分）
- いちご………………60g
- ヨーグルト…………100g
- アイスクリーム（市販品）………60g

作り方
❶いちごはフォークで細かくつぶし、冷凍庫に入れて15分冷やす。
❷①のいちご、ヨーグルト、アイスクリームを手早く混ぜ合わせ（アイスクリームがとけないうちに手早く。完全に混ざらなくてもよい）、冷凍庫で冷やしかためる。
❸スプーンですくって器に盛る。

小豆ミルクかん

69kcal 塩分 **0.1g**

材料（100mlのゼリー型6個分）
- ゆであずき……150g
- 牛乳…………3/5カップ
- 粉かんてん………1/2袋（2g）
- ぬるま湯または水………3/4カップ

作り方
❶粉かんてんはぬるま湯にふり入れてふやかす。
❷牛乳は別のなべに入れて火にかけ、人肌に温める。
❸①のかんてんをなべに入れて中火で煮とかし、さらに弱火で1～2分煮つめる。
❹②の牛乳を加えて火から下ろし、ゆであずきを加えてよく混ぜる。
❺ゼリー型に等分に流し入れ、冷蔵庫で冷やしかためる。

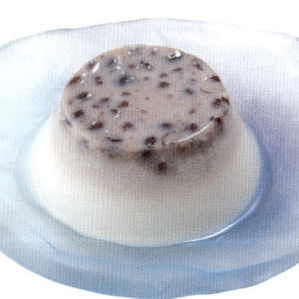

ブラマンジェ いちごソース

186kcal 塩分 **0.1g**

材料（2人分）
- 粉ゼラチン‥4g
- 水‥‥‥大さじ1⅓
- 牛乳‥‥‥‥‥‥¾カップ
- 砂糖‥‥‥‥‥‥15g
- アーモンドエッセンス‥‥‥‥‥少量
- 生クリーム‥‥大さじ2
- いちごソース
  - いちご‥‥‥50g
  - 砂糖‥‥‥大さじ1
  - 好みの洋酒‥小さじ1
  - レモンの搾り汁‥‥‥‥‥小さじ1

作り方
❶粉ゼラチンは分量の水にふり込んでしとらせる。
❷なべに牛乳と砂糖を入れて煮とかし、火から下ろして①のゼラチンを加えて完全にとかす。
❸あら熱がとれたらアーモンドエッセンスを加えて香りをつけ、周囲を氷水で囲って木べらで混ぜながら冷やす。
❹あら熱がとれてとろみがついてきたら生クリームを加えてよく混ぜる。
❺水でぬらした型に流し入れ、冷蔵庫で冷やしかためる。
❻いちごはへたを除いてあらく刻み、砂糖と洋酒、レモンの搾り汁を加えてよく混ぜる（いちごソース）。⑤を型からはずして器にとり出し、いちごソースをかける。

スノーカステラ

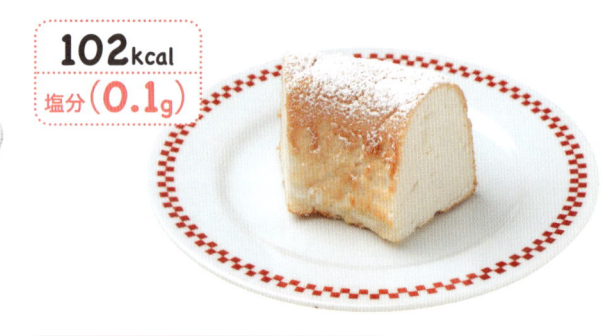

102kcal 塩分 **0.1g**

材料（18cmの蛇の目型1個分 10人分）
- 卵白‥約4個分(150g)
- 砂糖‥‥‥‥‥‥80g
- レモンの搾り汁‥½個分
- リキュール（好みのもの）‥‥‥‥‥大さじ1
- 小麦粉‥‥‥‥‥100g
- サラダ油‥‥‥大さじ2
- 粉砂糖‥‥‥‥小さじ2

作り方
❶卵白はきれいなボールに入れ、かたく泡立て、砂糖を2〜3回に分けて加え、角がピンと立つまで泡立てる。
❷レモンの搾り汁とリキュールをよく混ぜ、ふるった小麦粉を加えてさっくりと混ぜる。完全に混ざる前にサラダ油を加えて全体をよく混ぜる。
❸型の内側に薄くサラダ油（分量外）を塗り、②を流し入れる。
❹150℃のオーブンに入れて、20〜25分焼く。竹串を刺してなにもつかなければよい。
❺あら熱がとれたら型から出し、冷めてから粉砂糖をふる。

マンゴーゼリー

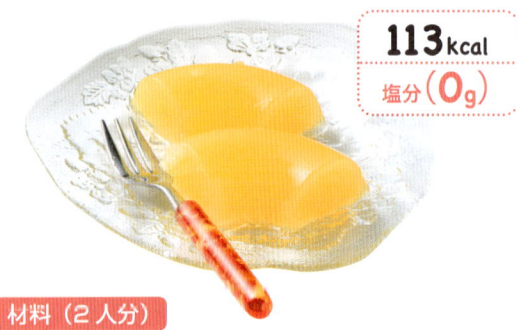

113kcal 塩分 **0g**

材料（2人分）
- マンゴー‥1個(120g)
- 粉ゼラチン大さじ1(10g)
- 水‥‥‥‥大さじ4
- a
  - 砂糖‥‥‥‥‥30g
  - 水‥‥‥‥大さじ4強

作り方
❶マンゴーは皮と種を除き、⅙量をあらみじんに切り、残りはミキサーにかける。
❷粉ゼラチンは水にふり込んで、しとらせる。
❸なべにaを入れて火にかけ、砂糖がとけたらゼラチンを加えて煮とかし、火を消してあら熱をとる。
❹①のマンゴーを加え混ぜ、好みの型に流し、冷蔵庫で冷やしかためる。

グレープフルーツかん

103kcal 塩分 **0g**

材料（2人分）
- グレープフルーツの搾り汁‥‥‥‥‥70ml
- 粉ゼラチン‥‥‥4g
- 水‥‥‥‥大さじ1⅓
- 水‥½カップ 砂糖‥10g
- シロップ
  - 水‥¾カップ 砂糖‥30g
  - レモンの搾り汁¼個分
  - ペパーミント酒小さじ½
- ミントの葉‥‥‥‥2枚

作り方
❶粉ゼラチンは分量の水にふり込んでしとらせておく。
❷なべに水と砂糖を入れて煮立て、火からおろして①のゼラチンを加えてかき混ぜながら完全にとかす。
❸あら熱がとれたらグレープフルーツの搾り汁を加えて混ぜ、バットに流し、冷蔵庫に入れて冷やしかためる。
❹シロップ用の水と砂糖を煮立ててとかし、さましてからレモンの搾り汁とペパーミント酒を加える。
❺③のゼリーがかたまったら、あらく刻んで器に盛り、シロップをかけてミントの葉を飾る。

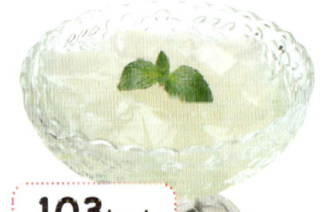

くだもの80kcal分の重量カタログ

くだものは、ビタミン類や食物繊維が豊富なので、毎日積極的にとってほしい食品です。食べる目安は、1日200g、またはエネルギー的には80kcal程度です。その目安量を重量で紹介します。

エネルギーを考えながら、デザートや間食として楽しんでください。

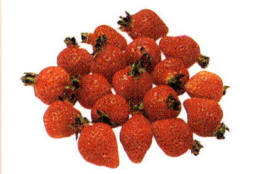

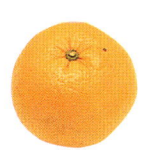

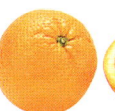

いちご 240g	いよかん 170g	オレンジ 210g	柿 130g	キウイフルーツ 150g
グレープフルーツ 210g	さくらんぼ 130g	すいか 220g	すもも 180g	日本梨 190g
夏みかん 200g	パイナップル 160g	バナナ 95g	パパイヤ 210g	びわ 200g
ぶどう 140g	みかん 170g	メロン 190g	桃 200g	りんご 150g

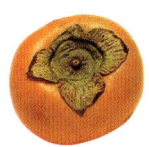

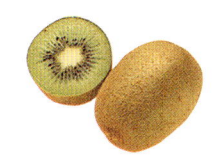

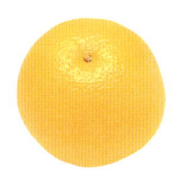

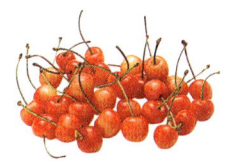

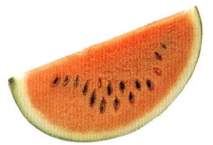

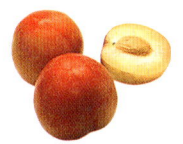

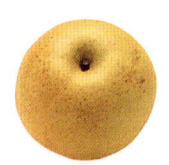

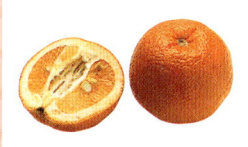

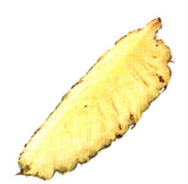

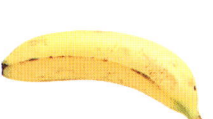

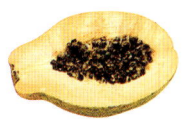

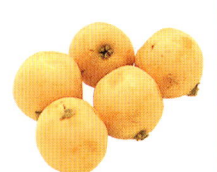

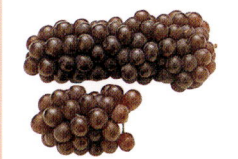

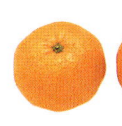

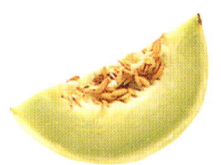

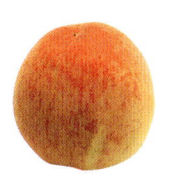

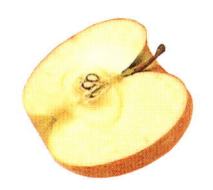

市販のお菓子のエネルギーカタログ

ダイエットしているときはお菓子は禁止！とそこまで厳しくしなくてもだいじょうぶです。そのかわり、間食として楽しむお菓子だからこそ、きちんとエネルギーを知り、朝昼夕の食事のエネルギーや塩分を考えて、じょうずにとり入れましょう。

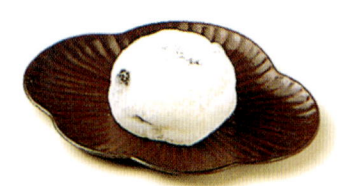

大福もち
1個 (105g)
247kcal
塩分 0.1g

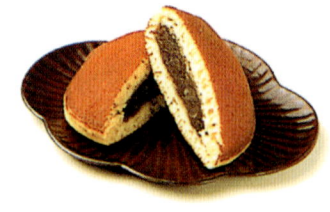

どら焼き
1個 (90g)
256kcal
塩分 0.3g

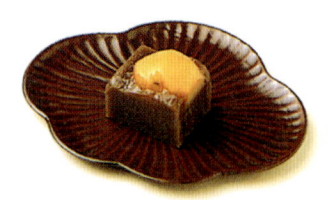

栗蒸しようかん
1切れ (65g)
157kcal
塩分 0.1g

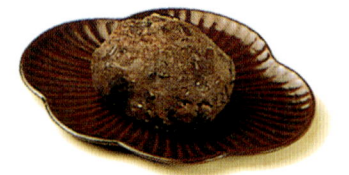

おはぎ
1個 (125g)
316kcal
微量

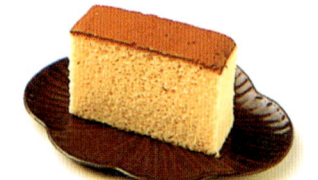

カステラ
1切れ (50g)
160kcal
塩分 0.1g

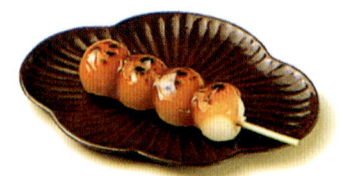

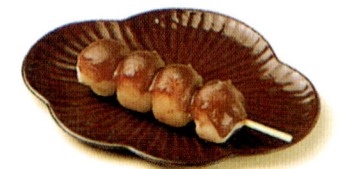

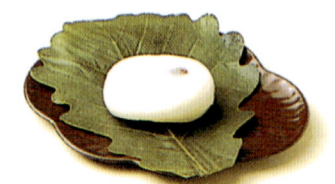

串団子・みたらし
1串 (60g)
118kcal
塩分 0.4g

串団子・あんこ
1串 (65g)
131kcal
塩分 0.1g

かしわもち
1個 (65g)
134kcal
塩分 0.1g

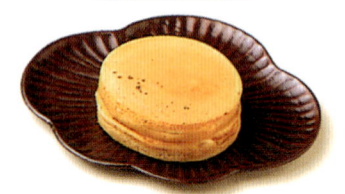

今川焼き
1個 (100g)
222kcal
塩分 0.2g

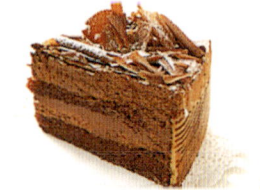

チョコレートケーキ
1切れ (115g)
359kcal
塩分 0.2g

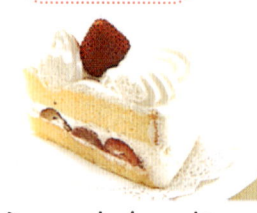

ショートケーキ
1切れ (70g)
241kcal
塩分 0.1g

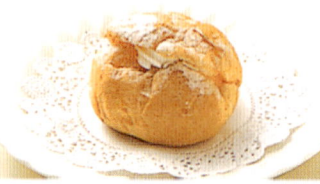

シュークリーム
1個 (115g)
282kcal
塩分 0.3g

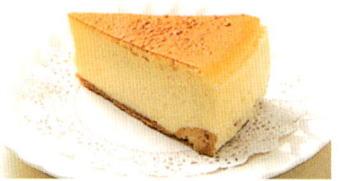

ベイクドチーズケーキ 1切れ (140g) **435**kcal 塩分 **0.5**g	**アップルパイ** 1切れ (185g) **562**kcal 塩分 **1.3**g	**ワッフル・カスタードクリーム** 1枚 (40g) **102**kcal 塩分 **0.1**g
アイスクリーム 50mℓ (20g) **36**kcal 塩分 **0.1**g	**かた焼きせんべい・しょうゆ** 1枚 (23g) **85**kcal 塩分 **0.5**g	**かた焼きせんべい・ごま** 1枚 (15g) **60**kcal 塩分 **0.2**g
歌舞伎揚げ 1枚 (14g) **74**kcal 塩分 **0.2**g	**柿の種ピーナッツ入り** 30g **147**kcal 塩分 **0.4**g	**ソフトビスケット** 1枚 (8g) **42**kcal 微量
ミルクチョコレート 1/5枚 (10g) **56**kcal 微量	**ポテトチップス** 1枚 (25g) **139**kcal 塩分 **0.3**g	**かりんとう** 42g **185**kcal 塩分 **0**g

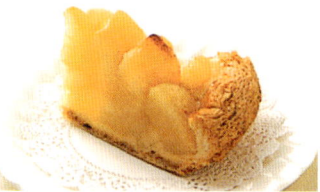

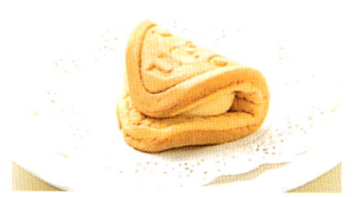

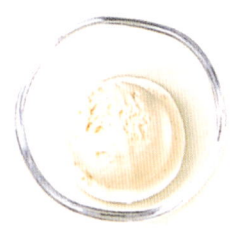

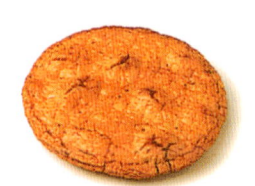

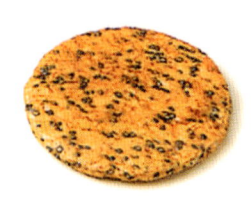

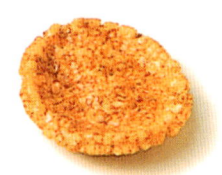

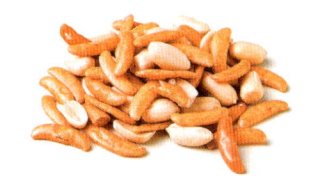

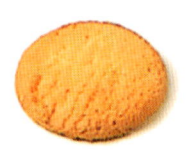

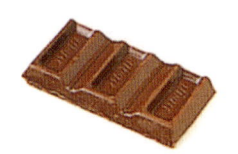

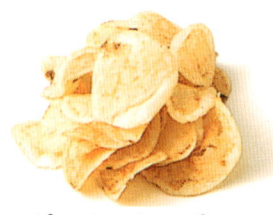

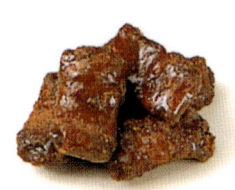

アルコール類のエネルギーカタログ

アルコールは、飲みすぎは厳禁ですが、だいたい一日20ｇ程度のアルコール量（ビールで500㎖程度、ワインや日本酒は1合程度）を守って飲むのであれば、だいじょうぶでしょう。
　ただし、アルコールに合う塩辛い料理や油っこい料理は控えて、野菜料理を中心にした手作りのつまみで楽しみましょう。

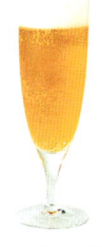

ビール・淡色
350㎖ (353g)
141 kcal
塩分 **0g**

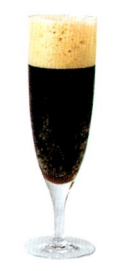

ビール・黒
350㎖ (354g)
163 kcal
塩分 **0g**

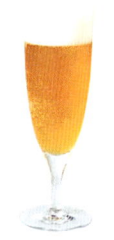

発泡酒
350㎖ (353g)
159 kcal
塩分 **0g**

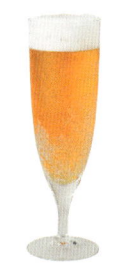

ノンアルコールビール
350㎖ (350g)
53 kcal
塩分 **0g**

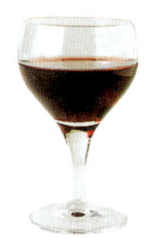

赤ワイン
100㎖ (100g)
73 kcal
塩分 **0g**

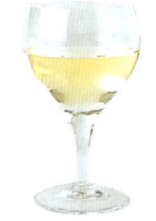

白ワイン
100㎖ (100g)
73 kcal
塩分 **0g**

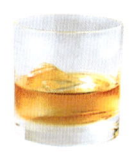

ウイスキー・シングル
30㎖ (28g)
66 kcal
塩分 **0g**

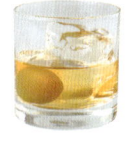

梅酒ロック
45㎖ (47g)
73 kcal
塩分 **0g**

本醸造酒
1合 (180g)
193 kcal
塩分 **0g**

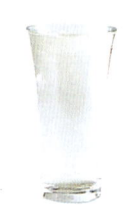

純米酒
1合 (180g)
185 kcal
塩分 **0g**

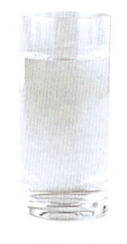

焼酎
200㎖ (194g)
283 kcal
塩分 **0g**

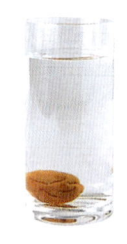

焼酎・お湯割り梅干し入り
200㎖ (198g)
119 kcal
塩分 **2.2g**

春夏秋冬の1か月献立カレンダー

本書のカラーページで紹介した料理を使い、一献立のエネルギーは500kcal（約640kcal以下）、塩分は2.8g以下になるように組み合わせています。さらに、一日分の献立は、エネルギーは1600kcal（1440kcal以上1635kcal以下）、塩分は6g（6.3g以下）、になるように組み合わせています。

また、献立には季節感がたいせつです。旬の食材を中心としたおかずを組み合わせ、季節ごとに各4週間分の組み合わせを紹介しています。

このカレンダーや各ページで紹介している献立例を使い慣れてきたら、自分なりにおかずや献立を組み合わせて、一食分の献立や一日分の献立を組み立ててみてはどうでしょう。献立の幅が広がりますし、自分の好みを反映させた食事になります。それに、自分で塩分やエネルギーをコントロールすることができるようになります。

水

朝食 460kcal (2.0g)

ページ			kcal	塩分g
40	主菜	ココット	91	0.8
53	副菜	キャベツとベーコンのサラダ	94	0.5
40	主食	クロワッサン	224	0.6
40	飲み物	ミルクコーヒー	51	0.1

昼食 560kcal (2.1g)

ページ			kcal	塩分g
63	主菜&主食	焼き肉丼	492	1.1
77	副菜	野菜いため	68	1.0

夕食 563kcal (2.1g)

ページ			kcal	塩分g
118	主菜	サケの香味蒸し	185	0.8
103	副菜	大根のいため物	56	0.4
153	汁物	じゃが芋のミルクスープ	87	0.9
	主食	ごはん(140g)	235	0

合計 1583kcal (6.2g)

木

朝食 425kcal (2.6g)

ページ			kcal	塩分g
48	主菜	ツナとキャベツのソテー	155	1.1
54	汁物	即席コーンスープ	158	0.9
127	主食	フランスパン	112	0.6

昼食 487kcal (0.9g)

ページ			kcal	塩分g
61	主食	和風チャーハン	337	0.6
62	副菜	かぶとクレソンのごまがらしあえ	37	0.3
156	デザート	マンゴーゼリー	113	0

夕食 565kcal (1.6g)

ページ			kcal	塩分g
84	主菜	牛肉のロールソテー	239	1.0
91	副菜	せりと油揚げの煮浸し	50	0.3
98	副菜	かぶのとろろ昆布あえ	41	0.3
	主食	ごはん(140g)	235	0

合計 1477kcal (5.1g)

金

朝食 532kcal (1.8g)

ページ			kcal	塩分g
31	主菜	ほうれん草と卵のいため物	174	0.9
51	副菜	切り干し大根と納豆の豆板醤あえ	75	0.9
51	副菜	プチトマトのサラダ	48	0
	主食	ごはん(140g)	235	0

昼食 469kcal (2.6g)

ページ			kcal	塩分g
71	主菜&主食	スパゲティボンゴレ	346	2.0
76	副菜	かぼちゃサラダ	121	0.6
71	飲み物	紅茶	2	0

夕食 598kcal (1.4g)

ページ			kcal	塩分g
108	主菜	ミートローフ	352	1.0
50	副菜	生野菜のマリネ	61	0.4
	主食	ごはん(110g)	185	0

合計 1599kcal (5.8g)

土

朝食 413kcal (2.2g)

ページ			kcal	塩分g
24	主菜&主食	卵のせ丼	306	0.8
141	副菜	さやいんげんとカニ風味かまぼこのごまあえ	45	0.5
135	汁物	豆腐のみそ汁	62	0.9

昼食 560kcal (2.0g)

ページ			kcal	塩分g
64	主菜&主食	ホットサンド	307	1.3
105	汁物	アサリのチャウダー	185	0.7
102	デザート	洋梨の赤ワイン漬け	68	0

夕食 557kcal (1.3g)

ページ			kcal	塩分g
92	主菜	薄切りゆで豚のにんにくソース	179	0.6
29	副菜	蒸しかぼちゃ	73	0
28	副菜	にんじんとさやえんどうのいため物	70	0.7
	主食	ごはん(140g)	235	0

合計 1530kcal (5.5g)

水

朝食 497kcal (1.2g)

ページ			kcal	塩分g
143	主菜	焼き豆腐の黄身みそ田楽	187	0.6
135	副菜	青梗菜とじゃこのいため煮	75	0.6
	主食	ごはん(140g)	235	0

昼食 485kcal (2.0g)

ページ			kcal	塩分g
111	主菜	肉団子のスープ煮	232	1.3
51	副菜	アスパラガスのオイスターソース風味	18	0.7
	主食	ごはん(140g)	235	0

夕食 631kcal (2.0g)

ページ			kcal	塩分g
90	主菜	ビーフシチュー	410	1.4
96	副菜	きゅうりのサラダ	37	0.6
90	主食	パセリライス	184	0

合計 1613kcal (5.2g)

木

朝食 455kcal (2.4g)

ページ			kcal	塩分g
46	主菜	半月卵の甘酢あんかけ	126	0.8
99	副菜	オクラの納豆あえ	65	0.4
29	汁物	アサリのみそ汁	29	1.2
	主食	ごはん(140g)	235	0

昼食 588kcal (1.2g)

ページ			kcal	塩分g
58	副菜&主食	ベジタブルカレー	504	0.6
76	副菜	トマトときゅうりのサラダ	84	0.6
58	飲み物	ウーロン茶	0	0

夕食 515kcal (1.8g)

ページ			kcal	塩分g
129	主菜	サケの菜種焼き	136	0.7
150	副菜	そら豆とエビのくず煮	79	0.7
149	副菜	きんぴらごぼう	65	0.4
	主食	ごはん(140g)	235	0

合計 1558kcal (5.4g)

金

朝食 492kcal (1.7g)

ページ			kcal	塩分g
101	主菜	コーンのいため物	187	1.2
140	副菜	長芋の煮物	70	0.5
	主食	ごはん(140g)	235	0

昼食 505kcal (2.8g)

ページ			kcal	塩分g
68	主菜&主食	大根そば	203	1.9
31	副菜	ほうれん草と卵のいため物	174	0.9
123	副菜	さつま芋とパイナップルの甘煮	128	0

夕食 575kcal (1.4g)

ページ			kcal	塩分g
102	主菜	鶏肉のクリーム煮	369	1.4
53	副菜	細切り野菜	21	0
	主食	ごはん(110g)	185	0

合計 1572kcal (5.9g)

土

朝食 482kcal (1.4g)

ページ			kcal	塩分g
143	主菜	豆腐ときゅうりのしょうがいため	190	1.2
120	汁物	中国風スープ	23	0.2
	主食	ごはん(140g)	235	0
	くだもの	いちご(100g)	34	0

昼食 509kcal (1.5g)

ページ			kcal	塩分g
100	主菜&主食	親子丼	414	1.2
29	副菜	蒸しかぼちゃ	73	0
52	副菜	きゅうりもみ	22	0.3

夕食 581kcal (2.8g)

ページ			kcal	塩分g
108	主菜	豚肉と野菜のロベール風	382	1.9
127	副菜	ブロッコリーのサラダ	87	0.3
127	主食	フランスパン	112	0.6

合計 1572kcal (5.7g)

春の1か月献立

1週目

日曜日

朝食 503kcal (2.2g)

ページ			kcal	塩分g
29	主菜	和風オムレツ	173	0.9
144	副菜	さやいんげんの梅おかかあえ	33	0.4
135	汁物	豆腐のみそ汁	62	0.9
	主食	ごはん (140g)	235	0

昼食 519kcal (2.2g)

ページ			kcal	塩分g
69	主菜&主食	焼きうどん	368	1.7
140	副菜	かぶの風味あえ	65	0.5
53	副菜	洋風トマトサラダ	86	0

夕食 570kcal (1.5g)

ページ			kcal	塩分g
99	主菜	鶏肉のホイル焼き	142	0.8
144	副菜	ブロッコリーのガーリックソース	63	0.1
148	副菜	大根のゆかりサラダ	19	0.6
	主食	ごはん (140g)	235	0
154	デザート	かんてんと干しあんずの黒みつかけ	111	0

合計 1592kcal (5.9g)

月曜日

朝食 425kcal (2.6g)

ページ			kcal	塩分g
33	主菜&主食	ピリ辛肉みそがゆ	285	0.5
65	副菜	なすのあえ物	70	0.9
148	副菜	わかめのいため物	70	1.2

昼食 557kcal (0.8g)

ページ			kcal	塩分g
65	主菜&主食	鶏肉の衣揚げ	294	0.4
52	副菜	青梗菜の煮物	28	0.4
	主食	ごはん (140g)	235	0

夕食 582kcal (2.6g)

ページ			kcal	塩分g
122	主菜	サケのフリッター	315	1.0
42	副菜	グレープフルーツのサラダ	109	0.9
89	主食	黒パン	158	0.7

合計 1564kcal (6.0g)

火曜日

朝食 520kcal (1.2g)

ページ			kcal	塩分g
46	主菜	豆腐ステーキ	170	0.9
52	副菜	きゅうりもみ	22	0.3
26	副菜	さつま芋の甘煮	93	0
	主食	ごはん (140g)	235	0

昼食 420kcal (2.2g)

ページ			kcal	塩分g
62	主菜&主食	三色どんぶり	353	1.3
50	副菜	焼きアスパラののり酢かけ	58	0.2
35	汁物	とろろ昆布のすまし汁	9	0.7

夕食 514kcal (1.5g)

ページ			kcal	塩分g
97	主菜	豚ヒレ肉のピカタ	189	0.9
147	副菜	ラタトゥイユ	111	0.6
97	主食	ナッツライス	214	0

合計 1454kcal (4.9g)

2週目

日曜日

朝食 442kcal (1.1g)

ページ			kcal	塩分g
49	主菜	卵ともやしのいため物	184	0.9
120	汁物	中国風スープ	23	0.2
	主食	ごはん (140g)	235	0

昼食 523kcal (1.9g)

ページ			kcal	塩分g
74	主菜&主食	ピラフ	430	1.3
121	副菜	にんじんとアボカドのサラダ	91	0.6
71	飲み物	紅茶	2	0

夕食 558kcal (2.7g)

ページ			kcal	塩分g
98	主菜	鶏肉と野菜のオーブン焼き	157	1.2
125	副菜	根菜の含め煮	134	1.0
61	副菜	刻み昆布の酢の物	32	0.5
	主食	ごはん (140g)	235	0

合計 1523kcal (5.7g)

月曜日

朝食 509kcal (1.2g)

ページ			kcal	塩分g
47	主菜	牛肉とかぼちゃのサラダトースト (バター、マーマレード)	243	0.4
36	主食		185	0.7
42	飲み物	ミルクコーヒー	81	0.1

昼食 536kcal (1.4g)

ページ			kcal	塩分g
142	主菜	いり卵の甘酢あんかけ	190	0.8
150	副菜	アスパラガスの白あえ	111	0.6
	主食	ごはん (140g)	235	0

夕食 575kcal (2.6g)

ページ			kcal	塩分g
112	主菜	アジのたたき	95	0.6
119	副菜	じゃが芋のいため煮	121	0.7
94	副菜	福袋煮	111	0.5
100	汁物	わかめのすまし汁	13	0.8
	主食	ごはん (140g)	235	0

合計 1620kcal (5.2g)

火曜日

朝食 472kcal (2.3g)

ページ			kcal	塩分g
28	主菜	温泉卵	89	0.5
112	副菜	里芋の煮物	115	0.6
30	副菜	キャベツの甘酢漬け	33	1.2
	主食	ごはん (140g)	235	0

昼食 523kcal (1.7g)

ページ			kcal	塩分g
74	主菜&主食	野菜のスパゲティ	421	1.6
89	副菜	さやいんげんのサラダ	79	0.1
	くだもの	オレンジ (60g)	23	0

夕食 618kcal (2.0g)

ページ			kcal	塩分g
109	主菜	鶏肉の蒸し焼き	191	0.7
92	副菜	れんこんのきんぴら	96	0.5
55	汁物	さつま芋のみそ汁	96	0.8
	主食	ごはん (140g)	235	0

合計 1613kcal (6.0g)

	水				木				金				土		
ページ	朝食 510kcal (1.7g)	kcal	塩分g	ページ	朝食 440kcal (1.5g)	kcal	塩分g	ページ	朝食 500kcal (2.2g)	kcal	塩分g	ページ	朝食 461kcal (1.6g)	kcal	塩分g
26	主菜 卵とキャベツの和風ココット	115	0.7	30	主菜 トマトと卵のいため物	154	0.8	34	主菜 鶏ささ身のサラダ	112	0.8	48	主菜 グリーンアスパラガスとハムのソテー	53	0.4
94	副菜 ほうれん草となめこのあえ物	30	0.4	26	副菜 ブロッコリーのごま酢かけ	51	0.7	152	汁物 かぼちゃのポタージュ	198	0.7	146	副菜 りんごとセロリのサラダ	108	0.8
98	汁物 ねぎのミルクスープ	130	0.6		主食 ごはん (140g)	235	0	41	主食 ミルクロールパン	190	0.7	34	主食 牛乳がゆ	300	0.4
	主食 ごはん (140g)	235	0												
ページ	昼食 519kcal (1.4g)	kcal	塩分g	ページ	昼食 582kcal (2.4g)	kcal	塩分g	ページ	昼食 544kcal (2.3g)	kcal	塩分g	ページ	昼食 526kcal (2.4g)	kcal	塩分g
94	主菜 なすと豚肉のいため物	221	1.1	99	主菜 鶏肉のホイル焼き	142	0.8	125	主菜 ホタテと豆腐の鉢蒸し	180	0.6	75	副菜&主食 エスニック風焼きそば	333	1.5
101	副菜 とうがんの煮物	63	0.3	145	副菜 焼き油揚げとレタスのサラダ	95	0.4	92	副菜 れんこんのきんぴら	96	0.5	136	主菜 中国風冷ややっこ	193	0.9
	主食 ごはん (140g)	235	0	61	汁物 ターツァイのミルクスープ	110	1.2	30	副菜 キャベツの甘酢漬け	33	1.2				
					主食 ごはん (140g)	235	0		主食 ごはん (140g)	235	0				
ページ	夕食 583kcal (2.2g)	kcal	塩分g	ページ	夕食 572kcal (2.1g)	kcal	塩分g	ページ	夕食 510kcal (1.4g)	kcal	塩分g	ページ	夕食 567kcal (2.2g)	kcal	塩分g
96	主菜 ロールキャベツ	223	1.1	131	主菜 カツオのステーキ	173	1.0	109	主菜 牛肉とじゃが芋のいため物	191	1.2	119	主菜 白身魚の梅蒸し	88	0.6
43	副菜 グリーンアスパラガスのサラダ	80	1.0	145	副菜 じゃが芋のケチャップ焼き	111	0.4	126	副菜 ひじき入りサラダ	63	0.2	150	副菜 そら豆とエビのくず煮	79	0.7
	主食 ごはん (110g)	185	0	102	副菜 サラダ菜のサラダ	103	0.7		主食 ごはん (140g)	235	0	84	副菜 きゅうりと貝の酢の物	49	0.6
155	デザート いちごヨーグルトアイスクリーム	95	0.1		主食 ごはん (110g)	185	0		くだもの キウイフルーツ (40g)	21	0		主食 ごはん (140g)	235	0
												155	デザート さつま芋の茶きん	116	0
	合計 1612kcal (5.3g)				合計 1594kcal (6.0g)				合計 1554kcal (5.9g)				合計 1554kcal (6.2g)		

	水				木				金				土		
ページ	朝食 478kcal (1.5g)	kcal	塩分g	ページ	朝食 455kcal (1.5g)	kcal	塩分g	ページ	朝食 517kcal (1.8g)	kcal	塩分g	ページ	朝食 510kcal (1.8g)	kcal	塩分g
135	主菜 いり卵のおろしのせ	122	0.5	151	副菜 ポテトサラダ	189	0.7	29	主菜 和風オムレツ	173	0.9	134	主菜 具だくさんの茶わん蒸し	210	1.3
72	副菜 枝豆のいため物	41	0.4	36	主食 トースト (バター、マーマレード)	185	0.7	69	副菜 蒸しなす	35	0.3	140	副菜 かぶの風味あえ	65	0.5
98	汁物 ねぎのミルクスープ	130	0.6	42	飲み物 ミルクコーヒー	81	0.1	31	汁物 じゃが芋のみそ汁	74	0.6		主食 ごはん (140g)	235	0
	主食 ごはん (110g)	185	0						主食 ごはん (140g)	235	0				
ページ	昼食 496kcal (1.7g)	kcal	塩分g	ページ	昼食 468kcal (2.7g)	kcal	塩分g	ページ	昼食 546kcal (2.1g)	kcal	塩分g	ページ	昼食 555kcal (1.9g)	kcal	塩分g
95	主菜 なすとひき肉のみそいため	187	0.6	126	主菜 青梗菜のカニあんかけ	86	0.9	70	副菜&主食 ほうれん草のフェットチーネ	474	1.5	111	主菜 肉団子のスープ煮	232	1.3
92	副菜 衣かつぎ	47	0.6	114	副菜 セロリのいため物	68	0.9	105	副菜 うどとラディッシュのサラダ	72	0.6	33	副菜 きくらげのさんしょういため	88	0.6
100	副菜 さやいんげんのおかか煮	27	0.5	124	汁物 酸辣湯	79	0.9						主食 ごはん (140g)	235	0
	主食 ごはん (140g)	235	0		主食 ごはん (140g)	235	0								
ページ	夕食 627kcal (2.8g)	kcal	塩分g	ページ	夕食 550kcal (1.8g)	kcal	塩分g	ページ	夕食 499kcal (2.1g)	kcal	塩分g	ページ	夕食 560kcal (1.5g)	kcal	塩分g
130	主菜 タイのグラタン	399	0.6	107	主菜 鶏肉のチーズ焼きからし風味	247	1.3	118	主菜 サケの香味蒸し	185	0.8	132	主菜 キスのエスカベーシュ	246	0.8
58	副菜 ピクルス風サラダ	43	1.0	36	副菜 ブロッコリーのバターソテー	68	0.5	51	副菜 アスパラガスのオイスターソース風味	18	0.7	97	副菜 かぼちゃのシナモン風味ソテー	124	0
64	副菜 ゆでポテトのハーブ風味	73	0.6		主食 ごはん (140g)	235	0	77	副菜 中国風ピクルス	23	0.6	43	主食 バターロール	190	0.7
127	主食 フランスパン	112	0.6						主食 ごはん (140g)	235	0				
								136	くだもの マンゴー (60g)	38	0				
	合計 1601kcal (6.0g)				合計 1473kcal (6.0g)				合計 1562kcal (6.0g)				合計 1625kcal (5.2g)		

春の1か月献立

3週目

日曜日

朝食 518kcal (2.3g)

ページ			kcal	塩分g
43	主菜	野菜入りスクランブルエッグ	134	0.8
41	副菜	きゅうりのサラダ	72	0.6
42	主食	トースト（バター、ジャム）	171	0.7
43	飲み物	牛乳	141	0.2

昼食 554kcal (1.5g)

ページ			kcal	塩分g
139	主菜	豆腐と鶏肉の揚げ漬け	295	0.9
134	副菜	セロリとわかめのいり煮	24	0.6
	主食	ごはん（140g）	235	0

夕食 473kcal (1.8g)

ページ			kcal	塩分g
114	主菜	カツオのごまソースサラダ	105	0.7
73	副菜	野菜の甘酢いため	70	0.8
101	副菜	とうがんの煮物	63	0.3
	主食	ごはん（140g）	235	0

合計 1545kcal (5.6g)

月曜日

朝食 509kcal (1.6g)

ページ			kcal	塩分g
47	主菜	ツナサラダ	162	0.5
127	副菜	さつま芋の牛乳煮	157	0.4
41	主食	ミルクロールパン	190	0.7

昼食 493kcal (2.6g)

ページ			kcal	塩分g
75	主菜&主食	あえそば	357	1.6
97	副菜	豆腐と野菜のサラダ	136	1.0

夕食 543kcal (2.1g)

ページ			kcal	塩分g
123	主菜	魚介のくずゆで	206	1.2
100	副菜	トマトときゅうりのおろしあえ	42	0
99	汁物	野菜たっぷりのみそ汁	60	0.9
	主食	ごはん（140g）	235	0

合計 1545kcal (6.3g)

火曜日

朝食 521kcal (2.4g)

ページ			kcal	塩分g
35	主菜	生揚げの焼き物	170	0.9
150	副菜	キャベツの梅干しあえ	42	0.9
31	汁物	じゃが芋のみそ汁	74	0.6
	主食	ごはん（140g）	235	0

昼食 515kcal (2.2g)

ページ			kcal	塩分g
60	主菜&主食	レタスチャーハン	450	1.7
140	副菜	かぶの風味あえ	65	0.5

夕食 584kcal (1.5g)

ページ			kcal	塩分g
91	主菜	豚ヒレ肉と野菜の網焼き	160	0.9
32	副菜	セロリとにんじんのピリ辛あえ	57	0.6
	主食	ごはん（110g）	185	0
96	デザート	揚げ芋のはちみつがらめ	182	0

合計 1620kcal (6.1g)

4週目

日曜日

朝食 494kcal (1.3g)

ページ			kcal	塩分g
28	主菜	温泉卵	89	0.5
128	主菜	ハマグリと青梗菜のいため蒸し	77	0.8
26	副菜	さつま芋の甘煮	93	0
	主食	ごはん（140g）	235	0

昼食 438kcal (2.2g)

ページ			kcal	塩分g
66	主菜	梅そうめん	269	1.5
50	副菜	焼きアスパラののり酢かけ	58	0.2
94	副菜	福袋煮	111	0.5

夕食 564kcal (2.1g)

ページ			kcal	塩分g
86	主菜	青椒肉絲	176	1.0
151	副菜	なすのごまあえ	68	0.6
84	汁物	ワンタン入りスープ	85	0.5
	主食	ごはん（140g）	235	0

合計 1496kcal (5.6g)

月曜日

朝食 459kcal (1.5g)

ページ			kcal	塩分g
32	主菜&主食	タイ風おかゆ	378	1.1
144	副菜	さやいんげんの梅おかかあえ	33	0.4
51	副菜	プチトマトのサラダ	48	0

昼食 545kcal (2.1g)

ページ			kcal	塩分g
141	主菜	生揚げの野菜あんかけ	221	1.1
24	副菜	オクラとかぶのサラダ	59	0.6
94	副菜	ほうれん草となめこのあえ物	30	0.4
	主食	ごはん（140g）	235	0

夕食 549kcal (2.3g)

ページ			kcal	塩分g
104	主菜	和風ロールキャベツ	138	1.3
119	副菜	じゃが芋のいため煮	121	0.7
139	副菜	長芋と三つ葉の和風サラダ	55	0.3
	主食	ごはん（140g）	235	0

合計 1553kcal (5.9g)

火曜日

朝食 535kcal (1.9g)

ページ			kcal	塩分g
64	主菜&主食	ホットサンド	307	1.3
152	汁物	マラコフスープ	226	0.6
71	飲み物	紅茶	2	0

昼食 499kcal (1.9g)

ページ			kcal	塩分g
73	主菜&主食	ビーフンのごま酢だれ	340	1.0
76	副菜	さやいんげんのいため物	56	0.9
156	デザート	グレープフルーツかん	103	0

夕食 562kcal (2.1g)

ページ			kcal	塩分g
107	主菜	蒸し豚のねぎだれ添え	165	0.4
77	副菜	玉ねぎと油揚げの土佐煮	91	1.0
31	副菜	オクラ納豆	71	0.7
	主食	ごはん（140g）	235	0

合計 1596kcal (5.9g)

	水				木				金				土		
ページ	朝食 459kcal (1.8g)	kcal	塩分g	ページ	朝食 493kcal (1.9g)	kcal	塩分g	ページ	朝食 546kcal (1.4g)	kcal	塩分g	ページ	朝食 527kcal (1.5g)	kcal	塩分g
24	主菜&主食 卵のせ丼	306	0.8	101	主菜 コーンのいため物	187	1.2	32	主菜&主食 タイ風おかゆ	378	1.1	38	主菜 目玉焼き	102	0.8
33	副菜 きくらげのさんしょういため	88	0.6	31	副菜 オクラ納豆	71	0.7	139	副菜 長芋と三つ葉の和風サラダ	55	0.3	147	副菜 ラタトゥイユ	111	0.6
149	副菜 きんぴらごぼう	65	0.4		主食 ごはん(140g)	235	0	156	デザート マンゴーゼリー	113	0	89	副菜 さやいんげんのサラダ	79	0.1
													主食 ごはん(140g)	235	0
ページ	昼食 591kcal (1.8g)	kcal	塩分g	ページ	昼食 560kcal (1.5g)	kcal	塩分g	ページ	昼食 457kcal (2.5g)	kcal	塩分g	ページ	昼食 458kcal (2.6g)	kcal	塩分g
109	主菜 鶏肉の蒸し焼き	191	0.7	70	主菜&主食 ほうれん草のフェットチーネ	474	1.5	72	主菜&主食 冷やし中華	359	1.7	69	主菜&主食 焼きうどん	368	1.7
126	副菜 ひじき入りサラダ	63	0.2	53	副菜 洋風トマトサラダ	86	0	135	副菜 青梗菜とじゃこのいため煮	75	0.6	120	副菜 なすのくずし豆腐かけ	90	0.9
28	汁物 ミルク入りみそ汁	102	0.9					120	汁物 中国風スープ	23	0.2				
	主食 ごはん(140g)	235	0												
ページ	夕食 570kcal (2.0g)	kcal	塩分g	ページ	夕食 569kcal (2.3g)	kcal	塩分g	ページ	夕食 558kcal (1.0g)	kcal	塩分g	ページ	夕食 554kcal (1.9g)	kcal	塩分g
121	主菜 イワシのソテー	344	1.1	116	主菜 白身魚のカレーじょうゆ焼き	271	0.7	108	主菜 ミートローフ	352	1.0	92	主菜 薄切りゆで豚のにんにくソース	179	0.6
127	副菜 ブロッコリーのサラダ	87	0.3	134	副菜 セロリとわかめのいり煮	24	0.6	53	副菜 細切り野菜	21	0	93	副菜 かぼちゃとこんにゃくのごま風味あえ	80	0.4
127	主食 フランスパン	112	0.6	95	汁物 かきたま汁	39	1.0		主食 ごはん(110g)	185	0	99	汁物 野菜たっぷりのみそ汁	60	0.9
	くだもの キウイフルーツ(50g)	27	0		主食 ごはん(140g)	235	0						主食 ごはん(140g)	235	0
	合計 1620kcal (5.6g)				**合計 1622kcal (5.7g)**				**合計 1561kcal (4.9g)**				**合計 1539kcal (6.0g)**		

	水				木				金				土		
ページ	朝食 510kcal (1.8g)	kcal	塩分g	ページ	朝食 507kcal (2.1g)	kcal	塩分g	ページ	朝食 477kcal (2.3g)	kcal	塩分g	ページ	朝食 471kcal (1.2g)	kcal	塩分g
49	主菜 ゆで卵とほうれん草のサラダ	128	0.7	46	主菜 半月卵の甘酢あんかけ	126	0.8	35	主菜 生揚げの焼き物	170	0.9	47	主菜 ツナサラダ	162	0.5
40	副菜 野菜のケチャップいため	86	0.2	99	副菜 オクラの納豆あえ	65	0.4	144	副菜 さやいんげんの梅おかかあえ	33	0	97	副菜 かぼちゃのシナモン風味ソテートースト(バター、マーマレード)	124	0
41	主食 ミルクロールパン	190	0.7	112	汁物 ひき肉入りコーンスープ	81	0.9	95	汁物 かきたま汁	39	1.0	36	主食	185	0.7
38	飲みもの 牛乳(3/4カップ)	106	0.2		主食 ごはん(140g)	235	0		主食 ごはん(140g)	235	0				
ページ	昼食 473kcal (1.3g)	kcal	塩分g	ページ	昼食 496kcal (1.9g)	kcal	塩分g	ページ	昼食 524kcal (2.3g)	kcal	塩分g	ページ	昼食 532kcal (2.6g)	kcal	塩分g
95	主菜 なすとひき肉のみそいため	187	0.6	64	主菜&主食 ホットサンド	307	1.3	60	主菜&主食 レタスチャーハン	450	1.7	68	主菜&主食 大根そば	203	1.9
26	副菜 ブロッコリーのごま酢かけ	51	0.7	76	副菜 かぼちゃサラダ	121	0.6	77	副菜 中国風ピクルス	23	0.6	106	副菜 ひき肉と野菜のまとめ焼き	201	0.7
	主食 ごはん(140g)	235	0	102	デザート 洋梨の赤ワイン漬け	68	0		くだもの パイナップル(100g)	51	0	123	副菜 さつま芋とパイナップルの甘煮	128	0
ページ	夕食 550kcal (2.3g)	kcal	塩分g	ページ	夕食 606kcal (2.1g)	kcal	塩分g	ページ	夕食 548kcal (1.6g)	kcal	塩分g	ページ	夕食 538kcal (1.5g)	kcal	塩分g
110	主菜 鶏ささ身の春巻き	312	1.2	84	主菜 牛肉のロールソテー	239	1.0	130	主菜 サバのムニエル	340	1.1	86	主菜 青椒肉絲	176	1.0
148	副菜 野菜の浸し漬け	22	0.8	69	副菜 蒸しなす	36	0.3	70	副菜 きのこと海藻のサラダ	23	0.5	100	副菜 トマトときゅうりのおろしあえ	42	0
92	汁物 卵スープ	31	0.3	116	副菜 角切り野菜のくず煮	97	0.8		主食 ごはん(110g)	185	0	84	汁物 ワンタン入りスープ	85	0.5
	主食 ごはん(110g)	185	0		主食 ごはん(140g)	235	0						主食 ごはん(140g)	235	0
	合計 1533kcal (5.4g)				**合計 1609kcal (6.1g)**				**合計 1549kcal (6.2g)**				**合計 1541kcal (5.3g)**		

夏の1か月献立

1週目

日曜日

朝食 453kcal（1.8g）

ページ	区分	料理名	kcal	塩分g
36	主菜	ポーチドエッグ	93	0.5
53	副菜	キャベツとベーコンのサラダ	94	0.5
36	主食	トースト（バター、マーマレード）	185	0.7
42	飲み物	ミルクコーヒー	81	0.1

昼食 515kcal（2.0g）

ページ	区分	料理名	kcal	塩分g
66	主食	梅そうめん	269	1.5
146	副菜	ピーマンとセロリのおかか煮	64	0.5
96	デザート	揚げ芋のはちみつがらめ	182	0

夕食 547kcal（2.2g）

ページ	区分	料理名	kcal	塩分g
88	主菜	青梗菜の牛肉いためのせ	249	1.9
101	副菜	とうがんの煮物	63	0.3
	主食	ごはん（140g）	235	0

合計 1515kcal（6.0g）

月曜日

朝食 543kcal（2.7g）

ページ	区分	料理名	kcal	塩分g
143	主菜	豆腐ときゅうりのしょうがいため	190	1.2
144	副菜	さやいんげんの梅おかかあえ	33	0.4
147	副菜	長芋の含め煮	85	1.1
	主食	ごはん（140g）	235	0

昼食 533kcal（1.4g）

ページ	区分	料理名	kcal	塩分g
63	主菜&主食	焼き肉丼	492	1.1
98	副菜	かぶのとろろ昆布あえ	41	0.3
	飲み物	ウーロン茶	0	0

夕食 511kcal（1.9g）

ページ	区分	料理名	kcal	塩分g
123	主菜	魚介のくずゆで	206	1.2
28	副菜	にんじんとさやえんどうのいため物	70	0.7
	主食	ごはん（140g）	235	0

合計 1587kcal（6.0g）

火曜日

朝食 530kcal（2.3g）

ページ	区分	料理名	kcal	塩分g
42	主菜	スクランブルエッグ	149	0.4
145	副菜	じゃが芋のケチャップ焼き	111	0.4
42	副菜	グレープフルーツのサラダ	109	0.9
38	主食	ぶどうパン	161	0.6

昼食 501kcal（1.3g）

ページ	区分	料理名	kcal	塩分g
35	主菜	生揚げの焼き物	170	0.9
146	副菜	きゅうりとはるさめの酢の物	96	0.4
	主食	ごはん（140g）	235	0

夕食 576kcal（2.3g）

ページ	区分	料理名	kcal	塩分g
111	主菜	肉団子のスープ煮	232	1.3
151	副菜	なすのごまあえ	68	0.6
72	副菜	枝豆のいため物	41	0.4
	主食	ごはん（140g）	235	0

合計 1607kcal（5.9g）

2週目

日曜日

朝食 523kcal（2.2g）

ページ	区分	料理名	kcal	塩分g
34	主菜&副菜	鶏ささ身のサラダ	112	0.8
152	汁物	かぼちゃのポタージュ	198	0.7
43	主食	バターロール	190	0.7
	くだもの	オレンジ（60g）	23	0

昼食 561kcal（1.9g）

ページ	区分	料理名	kcal	塩分g
61	主食	和風チャーハン	337	0.6
50	副菜	カリフラワーのピクルス	139	0.8
84	汁物	ワンタン入りスープ	85	0.5

夕食 514kcal（1.8g）

ページ	区分	料理名	kcal	塩分g
107	主菜	蒸し豚のねぎだれ添え	165	0.4
66	副菜	なすといんげんのさっと煮	29	0.3
147	副菜	長芋の含め煮	85	1.1
	主食	ごはん（140g）	235	0

合計 1598kcal（5.9g）

月曜日

朝食 475kcal（1.9g）

ページ	区分	料理名	kcal	塩分g
28	主菜	温泉卵	89	0.5
128	副菜	ハマグリと青梗菜のいため蒸し	77	0.8
31	汁物	じゃが芋のみそ汁	74	0.6
	主食	ごはん（140g）	235	0

昼食 640kcal（1.6g）

ページ	区分	料理名	kcal	塩分g
58	主菜&主食	ベジタブルカレー	504	0.6
97	副菜	豆腐と野菜のサラダ	136	1.0

夕食 483kcal（2.0g）

ページ	区分	料理名	kcal	塩分g
133	主菜	中国風刺し身	134	0.5
141	副菜	クレソンとしいたけのにんにくいため	35	0.6
124	汁物	酸辣湯	79	0.9
	主食	ごはん（140g）	235	0

合計 1598kcal（5.5g）

火曜日

朝食 461kcal（1.3g）

ページ	区分	料理名	kcal	塩分g
119	主菜	白身魚の梅蒸し	88	0.6
62	副菜	かぶとクレソンのごまがらしあえ	37	0.3
123	副菜	ブロッコリーと豆腐のいため物	101	0.4
	主食	ごはん（140g）	235	0

昼食 525kcal（1.9g）

ページ	区分	料理名	kcal	塩分g
73	主菜&主食	ビーフンのごま酢だれ	340	1.0
114	副菜	セロリのいため物	68	0.9
29	副菜	蒸しかぼちゃ	73	0
	くだもの	すいか（120g）	44	0

夕食 605kcal（1.6g）

ページ	区分	料理名	kcal	塩分g
89	主菜	ビーフストロガノフ	231	0.9
76	副菜	トマトときゅうりのサラダ	84	0.6
90	主食	パセリライス	184	0
155	デザート	ヨーグルトゼリーのオレンジソース	106	0.1

合計 1591kcal（4.8g）

水

朝食 473kcal (1.7g)

ページ			kcal	塩分g
26	主菜	卵とキャベツの和風ココット	115	0.7
100	副菜	さやいんげんのおかか煮	27	0.5
92	副菜	れんこんのきんぴら	96	0.5
	主食	ごはん (140g)	235	0

昼食 550kcal (2.5g)

ページ			kcal	塩分g
75	主菜&主食	あえそば	357	1.6
136	主菜	中国風冷ややっこ	193	0.9

夕食 577kcal (1.9g)

ページ			kcal	塩分g
107	主菜	鶏肉のチーズ焼きからし風味	247	1.3
41	副菜	きゅうりのサラダ	72	0.6
	主食	ごはん (110g)	185	0
89	デザート	ぶどうのゼリー	73	0

合計 1600kcal (6.1g)

木

朝食 485kcal (1.8g)

ページ			kcal	塩分g
48	主菜	ツナとキャベツのソテー	155	1.1
53	副菜	洋風トマトサラダ	86	0.9
38	主食	ぶどうパン	161	0.6
36	飲み物	ミルクティー	83	0.1

昼食 484kcal (1.9g)

ページ			kcal	塩分g
100	主菜&主食	親子丼	414	1.2
28	副菜	にんじんとさやえんどうのいため物	70	0.7

夕食 562kcal (2.5g)

ページ			kcal	塩分g
109	主菜	牛肉とじゃが芋のいため物	191	1.2
33	副菜	キャベツのピーナッツあえ	115	0.7
88	副菜	甘酢大根	21	0.6
	主食	ごはん (140g)	235	0

合計 1531kcal (6.2g)

金

朝食 537kcal (2.2g)

ページ			kcal	塩分g
111	主菜	肉団子のスープ煮	232	1.3
65	副菜	なすのあえ物	70	0.9
	主食	ごはん (140g)	235	0

昼食 530kcal (2.3g)

ページ			kcal	塩分g
74	主菜&主食	野菜のスパゲティ	421	1.6
90	副菜	白菜と卵のサラダ	107	0.7
	飲み物	アイスティー	2	0

夕食 467kcal (1.5g)

ページ			kcal	塩分g
112	主菜	アジのたたき	95	0.6
93	副菜	くず豆腐	102	0.7
125	副菜	モロヘイヤのごまがらしあえ	35	0.2
	主食	ごはん (140g)	235	0

合計 1534kcal (6.0g)

土

朝食 525kcal (1.9g)

ページ			kcal	塩分g
135	主菜	いり卵のおろしのせ	122	0.5
50	副菜	焼きアスパラののり酢かけ	58	0.2
61	汁物	ターツァイのミルクスープ	110	1.2
	主食	ごはん (140g)	235	0

昼食 557kcal (2.1g)

ページ			kcal	塩分g
65	主菜	鶏肉の衣揚げ	294	0.4
141	副菜	さやいんげんとカニ風味かまぼこのごまあえ	45	0.5
30	副菜	キャベツの甘酢漬け	33	1.2
	主食	ごはん (110g)	185	0

夕食 501kcal (2.2g)

ページ			kcal	塩分g
110	主菜	ピーマンの肉詰め	173	1.1
122	副菜	焼きなすのサラダ	87	0.4
43	主食	バターロール	190	0.7
	くだもの	パイナップル (100g)	51	0

合計 1583kcal (6.2g)

水

朝食 485kcal (1.7g)

ページ			kcal	塩分g
99	主菜	鶏肉のホイル焼き	142	0.8
54	汁物	即席コーンスープ	158	0.9
	主食	ごはん (110g)	185	0

昼食 566kcal (1.8g)

ページ			kcal	塩分g
63	主菜&主食	焼き肉丼	492	1.1
147	副菜	三色ナムル	74	0.7

夕食 555kcal (2.4g)

ページ			kcal	塩分g
130	主菜	サバのムニエル	340	1.1
102	副菜	サラダ菜のサラダ	103	0.7
127	主食	フランスパン	112	0.6

合計 1606kcal (5.9g)

木

朝食 544kcal (2.0g)

ページ			kcal	塩分g
49	主菜	卵ともやしのいため物	184	0.9
54	汁物	モロヘイヤのスープ	125	1.1
	主食	ごはん (140g)	235	0

昼食 513kcal (2.3g)

ページ			kcal	塩分g
71	主菜&主食	スパゲティボンゴレ	346	2.0
40	副菜	野菜のケチャップいため	86	0.2
42	飲み物	ミルクコーヒー (冷)	81	0.1

夕食 480kcal (1.9g)

ページ			kcal	塩分g
98	主菜	鶏肉と野菜のオーブン焼き	157	1.2
148	副菜	大根のゆかりサラダ	19	0.6
	主食	ごはん (140g)	235	0
155	デザート	小豆ミルクかん	69	0.1

合計 1537kcal (6.2g)

金

朝食 495kcal (1.6g)

ページ			kcal	塩分g
29	主菜	和風オムレツ	173	0.9
99	副菜	オクラの納豆あえ	65	0.4
52	副菜	きゅうりもみ	22	0.3
	主食	ごはん (140g)	235	0

昼食 460kcal (2.3g)

ページ			kcal	塩分g
73	主菜&主食	ビーフンのごま酢だれ	340	1.0
72	副菜	枝豆のいため物	41	0.4
124	汁物	酸辣湯	79	0.9

夕食 596kcal (1.1g)

ページ			kcal	塩分g
132	主菜	イカのトマト煮	226	0.4
121	副菜	にんじんとアボカドのサラダ	91	0.6
90	主食	パセリライス	184	0
155	デザート	いちごヨーグルトアイスクリーム	95	0.1

合計 1551kcal (5.0g)

土

朝食 529kcal (1.8g)

ページ			kcal	塩分g
47	主菜	牛肉とかぼちゃのサラダ	243	0.4
55	汁物	ふわふわ卵スープ	96	0.7
43	主食	バターロール	190	0.7

昼食 524kcal (2.8g)

ページ			kcal	塩分g
46	主菜	豆腐ステーキ	170	0.7
68	主菜&主食	大根そば	203	1.9
51	副菜	プチトマトのサラダ	48	0
156	デザート	グレープフルーツかん	103	0

夕食 514kcal (1.6g)

ページ			kcal	塩分g
114	主菜	カツオのごまソースサラダ	105	0.7
150	副菜	アスパラガスの白あえ	111	0.3
101	副菜	とうがんの煮物	63	0.3
	主食	ごはん (140g)	235	0

合計 1567kcal (6.2g)

夏の1か月献立

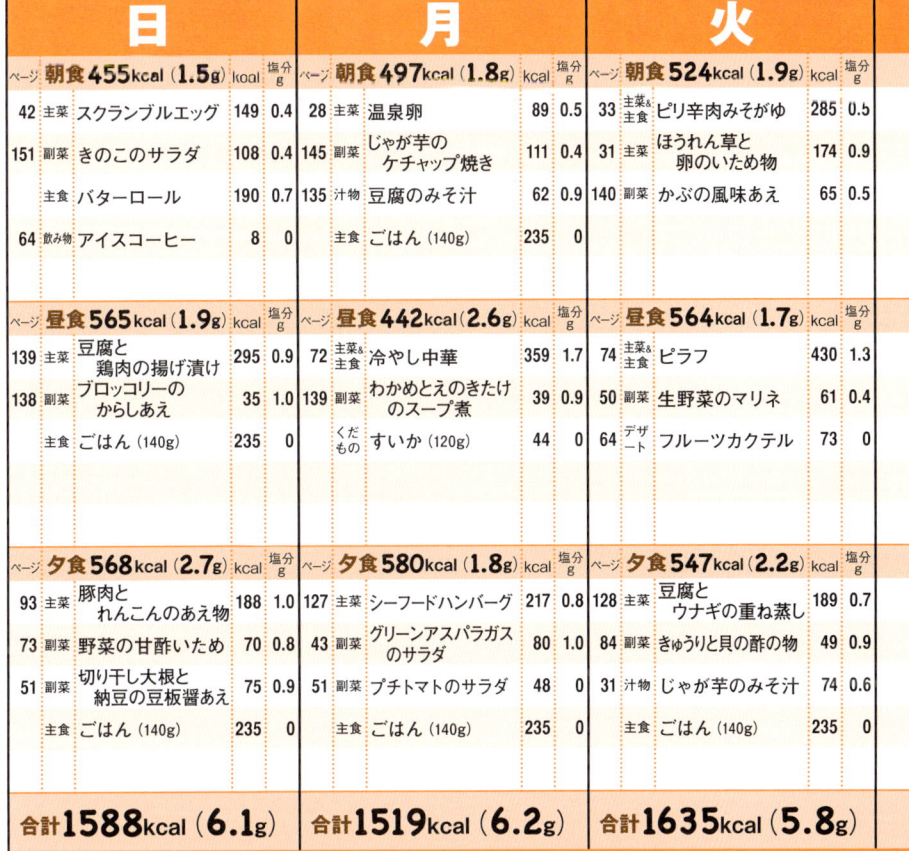

3週目

日曜日

朝食 455kcal（1.5g）

ページ			kcal	塩分g
42	主菜	スクランブルエッグ	149	0.4
151	副菜	きのこのサラダ	108	0.4
	主食	バターロール	190	0.7
64	飲み物	アイスコーヒー	8	0

昼食 565kcal（1.9g）

ページ			kcal	塩分g
139	主菜	豆腐と鶏肉の揚げ漬け	295	0.9
138	副菜	ブロッコリーのからしあえ	35	1.0
	主食	ごはん（140g）	235	0

夕食 568kcal（2.7g）

ページ			kcal	塩分g
93	主菜	豚肉とれんこんのあえ物	188	1.0
73	副菜	野菜の甘酢いため	70	0.8
51	副菜	切り干し大根と納豆の豆板醤あえ	75	0.9
	主食	ごはん（140g）	235	0

合計 1588kcal（6.1g）

月曜日

朝食 497kcal（1.8g）

ページ			kcal	塩分g
28	主菜	温泉卵	89	0.5
145	副菜	じゃが芋のケチャップ焼き	111	0.4
135	汁物	豆腐のみそ汁	62	0.9
	主食	ごはん（140g）	235	0

昼食 442kcal（2.6g）

ページ			kcal	塩分g
72	主菜&主食	冷やし中華	359	1.7
139	副菜	わかめとえのきたけのスープ煮	39	0.9
	くだもの	すいか（120g）	44	0

夕食 580kcal（1.8g）

ページ			kcal	塩分g
127	主菜	シーフードハンバーグ	217	0.8
43	副菜	グリーンアスパラガスのサラダ	80	1.0
51	副菜	プチトマトのサラダ	48	0
	主食	ごはん（140g）	235	0

合計 1519kcal（6.2g）

火曜日

朝食 524kcal（1.9g）

ページ			kcal	塩分g
33	主菜&主食	ピリ辛肉みそがゆ	285	0.5
31	主菜	ほうれん草と卵のいため物	174	0.9
140	副菜	かぶの風味あえ	65	0.5

昼食 564kcal（1.7g）

ページ			kcal	塩分g
74	主菜&主食	ピラフ	430	1.3
50	副菜	生野菜のマリネ	61	0.4
64	デザート	フルーツカクテル	73	0

夕食 547kcal（2.2g）

ページ			kcal	塩分g
128	主菜	豆腐とウナギの重ね蒸し	189	0.7
84	副菜	きゅうりと貝の酢の物	49	0.9
31	汁物	じゃが芋のみそ汁	74	0.6
	主食	ごはん（140g）	235	0

合計 1635kcal（5.8g）

4週目

日曜日

朝食 495kcal（1.5g）

ページ			kcal	塩分g
129	主菜	サケの菜種焼き	136	0.7
119	副菜	キャベツとわかめのお浸し	34	0.6
104	副菜	たたき山芋	90	0.2
	主食	ごはん（140g）	235	0

昼食 502kcal（1.6g）

ページ			kcal	塩分g
75	副菜&主食	エスニック風焼きそば	333	1.5
124	副菜	きゅうりとセロリのサラダ	56	0.1
156	デザート	マンゴーゼリー	113	0

夕食 619kcal（2.7g）

ページ			kcal	塩分g
108	主菜	豚肉と野菜のロベール風	382	1.9
89	副菜	さやいんげんのサラダ	79	0.1
89	主食	黒パン	158	0.7

合計 1616kcal（5.8g）

月曜日

朝食 429kcal（2.3g）

ページ			kcal	塩分g
30	主菜	トマトと卵のいため物	154	0.8
51	副菜	アスパラガスのオイスターソース風味	18	0.7
148	副菜	野菜の浸し漬け	22	0.8
	主食	ごはん（140g）	235	0

昼食 612kcal（1.4g）

ページ			kcal	塩分g
58	主菜&主食	ベジタブルカレー	504	0.6
146	副菜	りんごとセロリのサラダ	108	0.8

夕食 565kcal（1.9g）

ページ			kcal	塩分g
123	主菜	魚介のくずゆで	206	1.2
26	副菜	ブロッコリーのごま酢かけ	51	0.7
29	副菜	蒸しかぼちゃ	73	0
	主食	ごはん（140g）	235	0

合計 1606kcal（5.6g）

火曜日

朝食 531kcal（1.9g）

ページ			kcal	塩分g
47	主菜	ツナサラダ	162	0.5
152	汁物	かぼちゃのポタージュ	198	0.7
42	主食	トースト（バター、ジャム）	171	0.7

昼食 502kcal（2.3g）

ページ			kcal	塩分g
68	主菜	野菜の卵とじ	140	0.8
26	副菜	さつま芋の甘煮	93	0
66	主食	梅そうめん	269	1.5

夕食 491kcal（2.0g）

ページ			kcal	塩分g
126	主菜	青梗菜のカニあんかけ	86	0.9
94	副菜	福袋煮	111	0.5
24	副菜	オクラとかぶのサラダ	59	0.6
	主食	ごはん（140g）	235	0

合計 1524kcal（6.2g）

水

朝食 458kcal (1.4g)

ページ			kcal	塩分g
32	主菜&主食	タイ風おかゆ	378	1.1
62	副菜	かぶとクレソンのごまがらしあえ	37	0.3
	くだもの	梨 (100g)	43	0

昼食 492kcal (2.1g)

ページ			kcal	塩分g
114	主菜	カツオのごまソースサラダ	105	0.7
63	副菜	ナムル	67	0.9
84	汁物	ワンタン入りスープ	85	0.5
	主食	ごはん (140g)	235	0

夕食 603kcal (2.0g)

ページ			kcal	塩分g
108	主菜	ミートローフ	352	1.0
35	副菜	コールスローサラダ	61	0.3
43	主食	バターロール	190	0.7

合計 1553kcal (5.5g)

木

朝食 415kcal (2.5g)

ページ			kcal	塩分g
24	主菜	卵のせ丼	306	0.8
51	副菜	アスパラガスのオイスターソース風味	18	0.7
77	副菜	玉ねぎと油揚げの土佐煮	91	1.0

昼食 560kcal (2.4g)

ページ			kcal	塩分g
74	副菜&主食	野菜のスパゲティ	421	1.6
50	副菜	カリフラワーのピクルス	139	0.8

夕食 549kcal (0.9g)

ページ			kcal	塩分g
125	主菜	ホタテと豆腐の鉢蒸し	180	0.3
98	副菜	かぶのとろろ昆布あえ	41	0.3
26	副菜	さつま芋の甘煮	93	0
	主食	ごはん (140g)	235	0

合計 1524kcal (5.8g)

金

朝食 455kcal (2.3g)

ページ			kcal	塩分g
34	主菜&副菜	鶏ささ身のサラダ	112	0.8
105	副菜	アサリのチャウダー	185	0.7
44	主食	トースト(6枚切り1枚)	158	0.8

昼食 564kcal (1.3g)

ページ			kcal	塩分g
61	主菜&主食	和風チャーハン	337	0.6
33	副菜	キャベツのピーナッツあえ	115	0.7
29	副菜	蒸しかぼちゃ	73	0
	くだもの	柿 (65g)	39	0

夕食 560kcal (2.5g)

ページ			kcal	塩分g
86	主菜	青椒肉絲	176	1.0
151	副菜	なすのごまあえ	68	0.6
112	汁物	ひき肉入りコーンスープ	81	0.9
	主食	ごはん (140g)	235	0

合計 1579kcal (6.1g)

土

朝食 503kcal (2.2g)

ページ			kcal	塩分g
29	主菜	和風オムレツ	173	0.9
144	副菜	さやいんげんの梅おかかあえ	33	0.4
135	汁物	豆腐のみそ汁	62	0.9
	主食	ごはん (140g)	235	0

昼食 501kcal (1.2g)

ページ			kcal	塩分g
65	主菜	鶏肉の衣揚げ	294	0.4
148	副菜	野菜の浸し漬け	22	0.8
	主食	ごはん (110g)	185	0

夕食 595kcal (1.8g)

ページ			kcal	塩分g
130	主菜	タイのグラタン	399	0.6
76	副菜	トマトときゅうりのサラダ	84	0.6
127	主食	フランスパン	112	0.6

合計 1599kcal (5.2g)

水

朝食 485kcal (1.2g)

ページ			kcal	塩分g
30	主菜	トマトと卵のいため物	154	0.8
146	副菜	きゅうりとはるさめの酢の物	96	0.4
	主食	ごはん (140g)	235	0

昼食 616kcal (1.4g)

ページ			kcal	塩分g
58	副菜&主食	ベジタブルカレー	504	0.6
34	主菜&副菜	鶏ささ身のサラダ	112	0.8
58	飲み物	ウーロン茶	0	0

夕食 520kcal (2.5g)

ページ			kcal	塩分g
107	主菜	蒸し豚のねぎだれ添え	165	0.4
147	副菜	長芋の含め煮	85	1.1
138	副菜	ブロッコリーのからしあえ	35	1.0
	主食	ごはん (140g)	235	0

合計 1621kcal (5.1g)

木

朝食 497kcal (1.5g)

ページ			kcal	塩分g
47	主菜	ツナサラダ	162	0.5
145	副菜	じゃが芋のケチャップ焼き	111	0.4
40	主食	クロワッサン	224	0.6

昼食 532kcal (1.5g)

ページ			kcal	塩分g
62	主菜&主食	三色どんぶり	353	1.3
126	副菜	ひじき入りサラダ	63	0.2
155	デザート	さつま芋の茶きん	116	0

夕食 474kcal (2.6g)

ページ			kcal	塩分g
133	主菜	アジの酢煮	108	1.3
101	副菜	とうがんの煮物	63	0.3
77	副菜	野菜いため	68	1.0
	主食	ごはん (140g)	235	0

合計 1503kcal (5.6g)

金

朝食 441kcal (1.2g)

ページ			kcal	塩分g
46	主菜	半月卵の甘酢あんかけ	126	0.8
93	副菜	かぼちゃとこんにゃくのごま風味あえ	80	0.4
	主食	ごはん (140g)	235	0

昼食 471kcal (2.7g)

ページ			kcal	塩分g
75	主菜&主食	あえそば	357	1.6
124	汁物	酸辣湯	79	0.9
125	副菜	モロヘイヤのごまがらしあえ	35	0.2

夕食 604kcal (1.6g)

ページ			kcal	塩分g
89	主菜	ビーフストロガノフ	231	0.9
151	副菜	ポテトサラダ	189	0.7
90	主食	パセリライス	184	0

合計 1516kcal (5.5g)

土

朝食 465kcal (2.3g)

ページ			kcal	塩分g
138	主菜	カニ豆腐	135	1.5
94	副菜	ほうれん草となめこのあえ物	30	0.4
149	副菜	きんぴらごぼう	65	0.4
71	主食	ごはん (140g)	235	0

昼食 518kcal (1.5g)

ページ			kcal	塩分g
74	主菜&主食	ピラフ	430	1.3
40	副菜	野菜のケチャップいため	86	0.2
71	飲み物	紅茶	2	0

夕食 568kcal (2.2g)

ページ			kcal	塩分g
92	主菜	薄切りゆで豚のにんにくソース	179	0.6
112	副菜	里芋の煮物	115	0.6
95	汁物	かきたま汁	39	1.0
	主食	ごはん (140g)	235	0

合計 1551kcal (6.0g)

秋の1か月献立

1週目

日曜日

朝食 484kcal (1.8g)

ページ			kcal	塩分g
28	主菜	温泉卵	89	0.5
146	副菜	ピーマンとセロリのおかか煮	64	0.5
55	汁物	さつま芋のみそ汁	96	0.8
	主食	ごはん (140g)	235	0

昼食 479kcal (1.7g)

ページ			kcal	塩分g
141	主菜	生揚げの野菜あんかけ	221	1.1
77	副菜	中国風ピクルス	23	0.6
	主食	ごはん (140g)	235	0

夕食 568kcal (2.4g)

ページ			kcal	塩分g
102	主菜	鶏肉のクリーム煮	369	1.4
122	副菜	焼きなすのサラダ	87	0.4
127	主食	フランスパン	112	0.6

合計 1531kcal (5.9g)

月曜日

朝食 529kcal (2.3g)

ページ			kcal	塩分g
101	主菜	コーンのいため物	187	1.2
149	副菜	小松菜のごま酢あえ	37	0.6
140	副菜	長芋の煮物	70	0.5
	主食	ごはん (140g)	235	0

昼食 516kcal (1.5g)

ページ			kcal	塩分g
110	主菜	ピーマンの肉詰め	173	1.1
151	副菜	きのこのサラダ	108	0.4
	主食	ごはん (140g)	235	0

夕食 563kcal (2.1g)

ページ			kcal	塩分g
134	主菜	具だくさんの茶わん蒸し	210	1.3
92	副菜	れんこんのきんぴら	96	0.5
52	副菜	きゅうりもみ	22	0.3
	主食	ごはん (140g)	235	0

合計 1608kcal (5.9g)

火曜日

朝食 451kcal (1.6g)

ページ			kcal	塩分g
36	主菜	ポーチドエッグ	93	0.5
48	副菜	グリーンアスパラガスとハムのソテー	53	0.4
40	主食	クロワッサン	224	0.6
42	飲み物	ミルクコーヒー	81	0.1

昼食 502kcal (1.8g)

ページ			kcal	塩分g
95	主菜	なすとひき肉のみそいため	187	0.6
30	副菜	キャベツの甘酢漬け	33	1.2
	主食	ごはん (140g)	235	0
	くだもの	ぶどう (80g)	47	0

夕食 638kcal (2.5g)

ページ			kcal	塩分g
120	主菜	ギンダラの野菜あんかけ	286	0.6
148	副菜	わかめのいため物	70	1.2
118	副菜	豆腐と春菊のあえ物	47	0.7
	主食	ごはん (140g)	235	0

合計 1591kcal (5.9g)

2週目

日曜日

朝食 438kcal (1.8g)

ページ			kcal	塩分g
33	主菜&主食	ピリ辛肉みそがゆ	285	0.5
24	副菜	砂肝の五香粉風味	79	0.6
147	副菜	三色ナムル	74	0.7

昼食 581kcal (2.2g)

ページ			kcal	塩分g
70	主菜&主食	ほうれん草のフェットチーネ	474	1.5
90	副菜	白菜と卵のサラダ	107	0.7

夕食 551kcal (1.8g)

ページ			kcal	塩分g
91	主菜	豚ヒレ肉と野菜の網焼き	160	0.9
119	副菜	じゃが芋のいため煮	121	0.7
125	副菜	モロヘイヤのごまがらしあえ	35	0.2
	主食	ごはん (140g)	235	0

合計 1570kcal (5.8g)

月曜日

朝食 452kcal (1.8g)

ページ			kcal	塩分g
42	主菜	スクランブルエッグ	149	0.4
38	副菜	なすのトマト煮	118	0.7
36	主食	トースト (バター、マーマレード)	185	0.7

昼食 558kcal (2.2g)

ページ			kcal	塩分g
129	主菜	イカのすり身揚げ	255	1.5
28	副菜	にんじんとさやえんどうのいため物	70	0.7
51	副菜	プチトマトのサラダ	48	0
	主食	ごはん (110g)	185	0

夕食 569kcal (2.0g)

ページ			kcal	塩分g
140	主菜	豆腐のチゲ煮	223	1.3
139	副菜	長芋と三つ葉の和風サラダ	55	0.3
103	副菜	大根のいため物	56	0.4
	主食	ごはん (140g)	235	0

合計 1579kcal (6.0g)

火曜日

朝食 424kcal (1.3g)

ページ			kcal	塩分g
119	主菜	白身魚の梅蒸し	88	0.6
104	副菜	ほうれん草とツナのいため物	80	0.1
88	副菜	甘酢大根	21	0.6
	主食	ごはん (140g)	235	0

昼食 572kcal (1.9g)

ページ			kcal	塩分g
63	主菜&主食	焼き肉丼	492	1.1
32	副菜	セロリとにんじんのピリ辛あえ	57	0.6
120	汁物	中国風スープ	23	0.2

夕食 590kcal (2.6g)

ページ			kcal	塩分g
96	主菜	ロールキャベツ	223	1.1
102	副菜	サラダ菜のサラダ	103	0.7
89	主食	黒パン	158	0.7
155	デザート	ヨーグルトゼリーのオレンジソース	106	0.1

合計 1586kcal (5.8g)

水

朝食 491kcal (1.3g)
ページ			kcal	塩分g
38	主菜	目玉焼き	102	0.8
36	副菜	ブロッコリーのバターソテー	68	0.5
53	副菜	洋風トマトサラダ	86	0
	主食	ごはん（140g）	235	0

昼食 505kcal (2.5g)
ページ			kcal	塩分g
68	副菜&主食	大根そば	203	1.9
94	副菜	福袋煮	111	0.5
104	副菜	ほうれん草とツナのいため物	80	0.1
154	デザート	かんてんと干しあんずの黒みつかけ	111	0

夕食 570kcal (1.7g)
ページ			kcal	塩分g
109	主菜	鶏肉の蒸し焼き	191	0.7
66	副菜	なすといんげんのさっと煮	29	0.3
33	副菜	キャベツのピーナッツあえ	115	0.7
	主食	ごはん（140g）	235	0

合計 1566kcal (5.5g)

木

朝食 537kcal (1.7g)
ページ			kcal	塩分g
46	主菜	豆腐ステーキ	170	0.9
50	副菜	焼きアスパラののり酢かけ	58	0.2
31	汁物	じゃが芋のみそ汁	74	0.6
	主食	ごはん（140g）	235	0

昼食 552kcal (1.4g)
ページ			kcal	塩分g
111	主菜	鶏ささ身の五香粉揚げ	129	0.4
86	副菜	なすのにんにく風味	58	0.4
98	汁物	ねぎのミルクスープ	130	0.6
	主食	ごはん（140g）	235	0

夕食 476kcal (1.9g)
ページ			kcal	塩分g
127	主菜	シーフードハンバーグ	217	0.8
70	副菜	きのこと海藻のサラダ	23	0.5
97	副菜	かぼちゃのシナモン風味ソテー	124	0
127	主食	フランスパン	112	0.6

合計 1565kcal (5.0g)

金

朝食 484kcal (1.8g)
ページ			kcal	塩分g
31	主菜	ほうれん草と卵のいため物	174	0.9
51	副菜	切り干し大根と納豆の豆板醤あえ	75	0.9
	主食	ごはん（140g）	235	0

昼食 548kcal (2.4g)
ページ			kcal	塩分g
60	主菜&主食	レタスチャーハン	450	1.7
26	副菜	ブロッコリーのごま酢かけ	51	0.7
	くだもの	ぶどう（80g）	47	0

夕食 571kcal (1.8g)
ページ			kcal	塩分g
84	主菜	牛肉のロールソテー	239	1.0
116	副菜	角切り野菜のくず煮	97	0.8
	主食	ごはん（140g）	235	0

合計 1603kcal (6.0g)

土

朝食 576kcal (1.5g)
ページ			kcal	塩分g
64	主菜&主食	ホットサンド	307	1.3
89	副菜	さやいんげんのサラダ	79	0.1
71	副菜	さつま芋とオレンジの煮物	109	0
42	飲み物	ミルクコーヒー	81	0.1

昼食 458kcal (1.9g)
ページ			kcal	塩分g
69	主菜&主食	焼きうどん	368	1.7
104	副菜	たたき山芋	90	0.2

夕食 541kcal (2.4g)
ページ			kcal	塩分g
103	主菜&汁物	鶏肉団子と春菊のスープ煮	236	1.6
73	副菜	野菜の甘酢いため	70	0.8
	主食	ごはん（140g）	235	0

合計 1575kcal (5.8g)

水

朝食 470kcal (1.8g)
ページ			kcal	塩分g
26	主菜	卵とキャベツの和風ココット	115	0.7
136	副菜	とうがんのそぼろあんかけ	120	1.1
	主食	ごはん（140g）	235	0

昼食 578kcal (2.2g)
ページ			kcal	塩分g
93	主菜	豚肉とれんこんのあえ物	188	1.0
153	汁物	豆腐と小松菜のスープ	155	1.2
	主食	ごはん（140g）	235	0

夕食 487kcal (1.6g)
ページ			kcal	塩分g
131	主菜	サンマのブイヤベース	314	0.6
50	副菜	生野菜のマリネ	61	0.4
127	主食	フランスパン	112	0.6

合計 1535kcal (5.6g)

木

朝食 496kcal (1.6g)
ページ			kcal	塩分g
135	主菜	いり卵のおろしのせ	122	0.5
140	副菜	かぶの風味あえ	65	0.5
31	汁物	じゃが芋のみそ汁	74	0.6
	主食	ごはん（140g）	235	0

昼食 523kcal (2.1g)
ページ			kcal	塩分g
71	主菜&主食	スパゲティボンゴレ	346	2.0
53	副菜	細切り野菜	21	0
36	飲み物	ミルクティー	83	0.1
89	デザート	ぶどうのゼリー	73	0

夕食 472kcal (2.0g)
ページ			kcal	塩分g
106	主菜	白菜と豚肉の重ね蒸し	153	1.0
125	副菜	根菜の含め煮	134	1.0
	主食	ごはん（110g）	185	0

合計 1491kcal (5.7g)

金

朝食 484kcal (2.3g)
ページ			kcal	塩分g
43	主菜	野菜入りスクランブルエッグ	134	0.8
64	副菜	ゆでポテトのハーブ風味トースト（バター、ジャム）	73	0.7
42	主食		171	0.7
38	飲み物	牛乳	106	0.2

昼食 531kcal (1.1g)
ページ			kcal	塩分g
128	主菜	豆腐とウナギの重ね蒸し	189	0.7
100	副菜	トマトときゅうりのおろしあえ	42	0
149	副菜	きんぴらごぼう	65	0.4
	主食	ごはん（140g）	235	0

夕食 565kcal (2.1g)
ページ			kcal	塩分g
110	主菜	鶏ささ身の春巻き	312	1.2
114	副菜	セロリのいため物	68	0.9
	主食	ごはん（110g）	185	0

合計 1580kcal (5.5g)

土

朝食 490kcal (1.6g)
ページ			kcal	塩分g
143	主菜	焼き豆腐の黄身みそ田楽	187	0.6
52	副菜	青梗菜の煮物	28	0.4
149	副菜	長芋のあえ物	40	0.6
	主食	ごはん（140g）	235	0

昼食 460kcal (2.1g)
ページ			kcal	塩分g
75	主菜&主食	エスニック風焼きそば	333	1.5
33	副菜	きくらげのさんしょういため	88	0.6
	くだもの	柿（65g）	39	0

夕食 599kcal (2.1g)
ページ			kcal	塩分g
108	主菜	豚肉と野菜のロベール風	382	1.9
52	副菜	クレソンのサラダ	32	0.2
	主食	ごはん（110g）	185	0

合計 1549kcal (5.8g)

秋の1か月献立

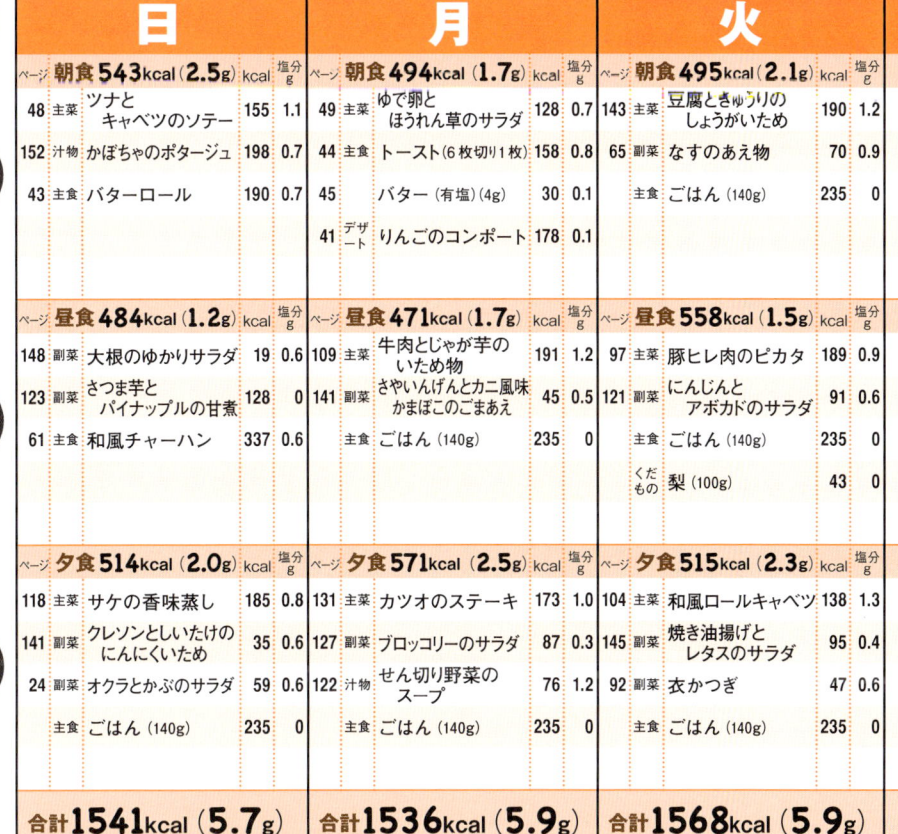

3週目

日曜日

朝食 543kcal（2.5g）

ページ			kcal	塩分g
48	主菜	ツナとキャベツのソテー	155	1.1
152	汁物	かぼちゃのポタージュ	198	0.7
43	主食	バターロール	190	0.7

昼食 484kcal（1.2g）

ページ			kcal	塩分g
148	副菜	大根のゆかりサラダ	19	0.6
123	副菜	さつま芋とパイナップルの甘煮	128	0
61	主食	和風チャーハン	337	0.6

夕食 514kcal（2.0g）

ページ			kcal	塩分g
118	主菜	サケの香味蒸し	185	0.8
141	副菜	クレソンとしいたけのにんにくいため	35	0.6
24	副菜	オクラとかぶのサラダ	59	0.6
	主食	ごはん（140g）	235	0

合計 1541kcal（5.7g）

月曜日

朝食 494kcal（1.7g）

ページ			kcal	塩分g
49	主菜	ゆで卵とほうれん草のサラダ	128	0.7
44	主食	トースト（6枚切り1枚）	158	0.8
45		バター（有塩）（4g）	30	0.1
41	デザート	りんごのコンポート	178	0.1

昼食 471kcal（1.7g）

ページ			kcal	塩分g
109	主菜	牛肉とじゃが芋のいため物	191	1.2
141	副菜	さやいんげんとカニ風味かまぼこのごまあえ	45	0.5
	主食	ごはん（140g）	235	0

夕食 571kcal（2.5g）

ページ			kcal	塩分g
131	主菜	カツオのステーキ	173	1.0
127	副菜	ブロッコリーのサラダ	87	0.3
122	汁物	せん切り野菜のスープ	76	1.2
	主食	ごはん（140g）	235	0

合計 1536kcal（5.9g）

火曜日

朝食 495kcal（2.1g）

ページ			kcal	塩分g
143	主菜	豆腐ときゅうりのしょうがいため	190	1.2
65	副菜	なすのあえ物	70	0.9
	主食	ごはん（140g）	235	0

昼食 558kcal（1.5g）

ページ			kcal	塩分g
97	主菜	豚ヒレ肉のピカタ	189	0.9
121	副菜	にんじんとアボカドのサラダ	91	0.6
	主食	ごはん（140g）	235	0
	くだもの	梨（100g）	43	0

夕食 515kcal（2.3g）

ページ			kcal	塩分g
104	主菜	和風ロールキャベツ	138	1.3
145	副菜	焼き油揚げとレタスのサラダ	95	0.4
92	副菜	衣かつぎ	47	0.6
	主食	ごはん（140g）	235	0

合計 1568kcal（5.9g）

4週目

日曜日

朝食 444kcal（1.8g）

ページ			kcal	塩分g
35	主菜	生揚げの焼き物	170	0.9
139	副菜	わかめとえのきたけのスープ煮	39	0.9
	主食	ごはん（140g）	235	0

昼食 524kcal（1.7g）

ページ			kcal	塩分g
142	主菜	いり卵の甘酢あんかけ	190	0.8
76	副菜	さやいんげんのいため物	56	0.9
	主食	ごはん（140g）	235	0
	くだもの	梨（100g）	43	0

夕食 638kcal（2.4g）

ページ			kcal	塩分g
90	主菜	ビーフシチュー	410	1.4
58	副菜	ピクルス風サラダ	43	1.0
	主食	ごはん（110g）	185	0

合計 1606kcal（5.9g）

月曜日

朝食 484kcal（1.3g）

ページ			kcal	塩分g
49	主菜	卵ともやしのいため物	184	0.9
99	副菜	オクラの納豆あえ	65	0.4
	主食	ごはん（140g）	235	0

昼食 581kcal（2.1g）

ページ			kcal	塩分g
147	副菜	ラタトゥイユ	111	0.6
105	汁物	アサリのチャウダー	185	0.7
43	主食	バターロール	190	0.7
155	デザート	いちごヨーグルトアイスクリーム	95	0.1

夕食 526kcal（2.4g）

ページ			kcal	塩分g
98	主菜	鶏肉と野菜のオーブン焼き	157	1.2
61	副菜	刻み昆布の酢の物	32	0.5
93	副菜	くず豆腐	102	0.7
	主食	ごはん（140g）	235	0

合計 1591kcal（5.8g）

火曜日

朝食 423kcal（1.3g）

ページ			kcal	塩分g
151	副菜	ポテトサラダ	189	0.7
38	主食	ぶどうパン	161	0.6
64	デザート	フルーツカクテル	73	0

昼食 550kcal（2.2g）

ページ			kcal	塩分g
100	主菜&主食	親子丼	414	1.2
97	副菜	豆腐と野菜のサラダ	136	1.0

夕食 563kcal（2.8g）

ページ			kcal	塩分g
88	主菜	青梗菜の牛肉いためのせ	249	1.9
124	汁物	酸辣湯	79	0.9
	主食	ごはん（140g）	235	0

合計 1536kcal（6.3g）

水曜日

ページ		朝食 500kcal (1.8g)	kcal	塩分g
143	主菜	豆腐ときゅうりのしょうがいため	190	1.2
118	副菜	子芋のいため煮	75	0.6
	主食	ごはん (140g)	235	0

ページ		昼食 493kcal (2.2g)	kcal	塩分g
93	主菜	豚肉とれんこんのあえ物	188	1.0
55	汁物	白菜のスープ	70	1.2
	主食	ごはん (140g)	235	0

ページ		夕食 585kcal (2.1g)	kcal	塩分g
116	主菜	白身魚のカレーじょうゆ焼き	271	0.7
28	副菜	にんじんとさやえんどうのいため物	70	0.7
35	汁物	とろろ昆布のすまし汁	9	0.7
	主食	ごはん (140g)	235	0

合計 1578kcal (6.1g)

木曜日

ページ		朝食 479kcal (1.7g)	kcal	塩分g
43	主菜	野菜入りスクランブルエッグ	134	0.8
89	副菜	さやいんげんのサラダ	79	0.1
36	主食	トースト (バター、マーマレード)	185	0.7
42	飲み物	ミルクコーヒー	81	0.1

ページ		昼食 478kcal (2.1g)	kcal	塩分g
69	主菜&主食	焼きうどん	368	1.7
98	副菜	かぶのとろろ昆布あえ	41	0.3
155	デザート	小豆ミルクかん	69	0.1

ページ		夕食 577kcal (2.3g)	kcal	塩分g
94	主菜	なすと豚肉のいため物	221	1.1
26	副菜	ブロッコリーのごま酢かけ	51	0.7
140	副菜	長芋の煮物	70	0.5
	主食	ごはん (140g)	235	0

合計 1534kcal (6.1g)

金曜日

ページ		朝食 480kcal (1.7g)	kcal	塩分g
119	主菜	白身魚の梅蒸し	88	0.6
35	副菜	コールスローサラダ	61	0.3
55	汁物	さつま芋のみそ汁	96	0.8
	主食	ごはん (140g)	235	0

ページ		昼食 553kcal (1.3g)	kcal	塩分g
106	主菜	ひき肉と野菜のまとめ焼き	201	0.7
116	副菜	湯通しレタスのサラダ	63	0.6
	主食	ごはん (140g)	235	0
	くだもの	りんご (100g)	54	0

ページ		夕食 564kcal (2.7g)	kcal	塩分g
102	主菜	鶏肉のクリーム煮	369	1.4
96	副菜	きゅうりのサラダ	37	0.6
89	主食	黒パン	158	0.7

合計 1597kcal (5.7g)

土曜日

ページ		朝食 456kcal (1.7g)	kcal	塩分g
135	主菜	いり卵のおろしのせ	122	0.5
62	副菜	かぶとクレソンのごまがらしあえ	37	0.3
135	汁物	豆腐のみそ汁	62	0.9
	主食	ごはん (140g)	235	0

ページ		昼食 542kcal (2.2g)	kcal	塩分g
74	副菜&主食	野菜のスパゲティ	421	1.6
76	副菜	かぼちゃサラダ	121	0.6

ページ		夕食 546kcal (2.0g)	kcal	塩分g
106	主菜	白菜と豚肉の重ね蒸し	153	1.0
123	副菜	ブロッコリーと豆腐のいため物	101	0.4
32	副菜	セロリとにんじんのピリ辛あえ	57	0.6
	主食	ごはん (140g)	235	0

合計 1544kcal (5.9g)

水曜日

ページ		朝食 431kcal (1.3g)	kcal	塩分g
38	主菜	目玉焼き	102	0.8
53	副菜	キャベツとベーコンのサラダ	94	0.5
	主食	ごはん (140g)	235	0

ページ		昼食 556kcal (1.8g)	kcal	塩分g
99	主菜	鶏肉のホイル焼き	142	0.8
77	副菜	野菜いため	68	1.0
	主食	ごはん (140g)	235	0
154	デザート	かんてんと干しあんずの黒みつかけ	111	0

ページ		夕食 560kcal (2.8g)	kcal	塩分g
103	主菜&汁物	鶏肉団子と春菊のスープ煮	236	1.6
151	副菜	なすのごまあえ	68	0.6
88	副菜	甘酢大根	21	0.6
	主食	ごはん (140g)	235	0

合計 1547kcal (5.9g)

木曜日

ページ		朝食 468kcal (2.6g)	kcal	塩分g
143	主菜	焼き豆腐の黄身みそ田楽	187	0.6
30	副菜	キャベツの甘酢漬け	33	1.2
100	汁物	わかめのすまし汁	13	0.8
	主食	ごはん (140g)	235	0

ページ		昼食 569kcal (1.7g)	kcal	塩分g
63	主菜&主食	焼き肉丼	492	1.1
77	副菜	中国風ピクルス	23	0.6
	くだもの	りんご (100g)	54	0

ページ		夕食 507kcal (1.7g)	kcal	塩分g
132	主菜	イカのトマト煮	226	1.1
121	副菜	にんじんとアボカドのサラダ	91	0.6
43	主食	バターロール	190	0.7

合計 1544kcal (6.0g)

金曜日

ページ		朝食 454kcal (1.9g)	kcal	塩分g
49	主菜	卵ともやしのいため物	184	0.9
138	副菜	ブロッコリーのからしあえ	35	1.0
	主食	ごはん (140g)	235	0

ページ		昼食 615kcal (2.0g)	kcal	塩分g
74	主菜&主食	ピラフ	430	1.3
105	汁物	アサリのチャウダー	185	0.7

ページ		夕食 528kcal (2.2g)	kcal	塩分g
98	主菜	鶏肉と野菜のオーブン焼き	157	1.2
97	副菜	豆腐と野菜のサラダ	136	1.0
	主食	ごはん (140g)	235	0

合計 1597kcal (6.1g)

土曜日

ページ		朝食 476kcal (1.9g)	kcal	塩分g
36	主菜	ポーチドエッグ	93	0.5
152	汁物	かぼちゃのポタージュ	198	0.7
36	主食	トースト (バター、マーマレード)	185	0.7

ページ		昼食 511kcal (1.5g)	kcal	塩分g
107	主菜	蒸し豚のねぎだれ添え	165	0.4
92	副菜	衣かつぎ	47	0.6
146	副菜	ピーマンとセロリのおかか煮	64	0.5
	主食	ごはん (140g)	235	0

ページ		夕食 523kcal (2.5g)	kcal	塩分g
124	主菜	カキのチリソース風煮	141	1.3
94	副菜	福袋煮	111	0.5
101	副菜	もやしのからしあえ	36	0.7
	主食	ごはん (140g)	235	0

合計 1510kcal (5.9g)

冬の1か月献立

1週目

日

朝食 472kcal (2.2g)

ページ			kcal	塩分g
32	主菜&主食	タイ風おかゆ	378	1.1
114	副菜	榨菜豆腐	70	0.5
134	副菜	セロリとわかめのいり煮	24	0.6

昼食 501kcal (2.3g)

ページ			kcal	塩分g
71	主菜&主食	スパゲティボンゴレ	346	2.0
127	副菜	ブロッコリーのサラダ	87	0.3
102	デザート	洋梨の赤ワイン漬け	68	0

夕食 548kcal (1.6g)

ページ			kcal	塩分g
92	主菜	薄切りゆで豚のにんにくソース	179	0.6
125	副菜	根菜の含め煮	134	1.0
	主食	ごはん (140g)	235	0

合計 1521kcal (6.1g)

月

朝食 487kcal (1.1g)

ページ			kcal	塩分g
47	主菜	牛肉とかぼちゃのサラダ	243	0.4
38	主食	ぶどうパン	161	0.6
36	飲み物	ミルクティー	83	0.1

昼食 492kcal (2.3g)

ページ			kcal	塩分g
62	主菜&主食	三色どんぶり	353	1.3
52	副菜	青梗菜の煮物	28	0.4
31	汁物	じゃが芋のみそ汁	74	0.6
	くだもの	みかん (80g)	37	0

夕食 575kcal (2.6g)

ページ			kcal	塩分g
133	主菜	アジの酢煮	108	1.3
31	主菜	ほうれん草と卵のいため物	174	0.9
86	副菜	なすのにんにく風味	58	0.4
	主食	ごはん (140g)	235	0

合計 1554kcal (6.0g)

火

朝食 471kcal (1.4g)

ページ			kcal	塩分g
26	主菜	卵とキャベツの和風ココット	115	0.7
119	副菜	じゃが芋のいため煮	121	0.7
	主食	ごはん (140g)	235	0

昼食 545kcal (1.9g)

ページ			kcal	塩分g
141	主菜	生揚げの野菜あんかけ	221	1.1
144	副菜	さやいんげんの梅おかかあえ	33	0.4
103	副菜	大根のいため物	56	0.4
	主食	ごはん (140g)	235	0

夕食 545kcal (2.5g)

ページ			kcal	塩分g
90	主菜	ビーフシチュー	410	1.4
70	副菜	きのこと海藻のサラダ	23	0.5
127	主食	フランスパン	112	0.6

合計 1561kcal (5.8g)

2週目

日

朝食 489kcal (1.5g)

ページ			kcal	塩分g
48	主菜	ツナとキャベツのソテー	155	1.1
34	主食	牛乳がゆ	300	0.4
	くだもの	いちご (100g)	34	0

昼食 518kcal (1.6g)

ページ			kcal	塩分g
61	主食	和風チャーハン	337	0.6
84	汁物	ワンタン入りスープ	85	0.5
92	副菜	れんこんのきんぴら	96	0.5

夕食 497kcal (2.3g)

ページ			kcal	塩分g
126	主菜	青梗菜のカニあんかけ	86	0.9
93	副菜	くず豆腐	102	0.7
147	副菜	三色ナムル	74	0.7
	主食	ごはん (140g)	235	0

合計 1504kcal (5.4g)

月

朝食 455kcal (1.7g)

ページ			kcal	塩分g
28	主菜	温泉卵	89	0.5
66	副菜	なすといんげんのさっと煮	29	0.3
28	汁物	ミルク入りみそ汁	102	0.9
	主食	ごはん (140g)	235	0

昼食 495kcal (2.5g)

ページ			kcal	塩分g
75	主菜&主食	あえそば	357	1.6
33	副菜	キャベツのピーナッツあえ	115	0.7
120	汁物	中国風スープ	23	0.2

夕食 538kcal (2.1g)

ページ			kcal	塩分g
108	主菜	ミートローフ	352	1.0
90	副菜	白菜と卵のサラダ	107	0.7
121	主食	小型食パン	79	0.4

合計 1488kcal (6.3g)

火

朝食 513kcal (2.2g)

ページ			kcal	塩分g
101	主菜	コーンのいため物	187	1.2
77	副菜	玉ねぎと油揚げの土佐煮	91	1.0
	主食	ごはん (140g)	235	0

昼食 537kcal (1.9g)

ページ			kcal	塩分g
70	主菜&主食	ほうれん草のフェットチーネ	474	1.5
50	副菜	生野菜のマリネ	61	0.4
71	飲み物	紅茶	2	0

夕食 575kcal (1.9g)

ページ			kcal	塩分g
134	主菜	具だくさんの茶わん蒸し	210	1.3
149	副菜	小松菜のごま酢あえ	37	0.6
26	副菜	さつま芋の甘煮	93	0
	主食	ごはん (140g)	235	0

合計 1625kcal (6.0g)

	水	kcal	塩分g		木	kcal	塩分g		金	kcal	塩分g		土	kcal	塩分g
ページ	朝食 504kcal (1.6g)			ページ	朝食 431kcal (1.6g)			ページ	朝食 450kcal (2.5g)			ページ	朝食 506kcal (1.9g)		
41 主菜	半熟卵	76	0.8	151 副菜	ポテトサラダ	189	0.7	142 主菜	中国風卵蒸し	75	0.8	49 主菜	ゆで卵とほうれん草のサラダ	128	0.7
126 副菜	ひじき入りサラダ	63	0.2	45 主食	トースト(6枚切り1枚)	158	0.8	73 副菜	野菜の甘酢いため	70	0.7	145 副菜	じゃが芋のケチャップ焼き	111	0.4
98 汁物	ねぎのミルクスープ	130	0.6	45	バター(有塩)(4g)	30	0.1	65 副菜	なすのあえ物	70	0.9	38 主食	ぶどうパン	161	0.6
主食	ごはん(140g)	235	0	くだもの	りんご(100g)	54	0	主食	ごはん(140g)	235	0	38 飲み物	牛乳	106	0.2
ページ	昼食 473kcal (1.9g)			ページ	昼食 594kcal (2.4g)			ページ	昼食 570kcal (1.5g)			ページ	昼食 511kcal (1.8g)		
109 主菜	牛肉とじゃが芋のいため物	191	1.2	75 副菜&主食	エスニック風焼きそば	333	1.5	139 主菜	豆腐と鶏肉の揚げ漬け	295	0.9	110 主菜	ピーマンの肉詰め	173	1.1
118 副菜	豆腐と春菊のあえ物	47	0.7	124 汁物	酸辣湯	79	0.9	149 副菜	長芋のあえ物	40	0.6	102 副菜	サラダ菜のサラダ	103	0.7
主食	ごはん(140g)	235	0	96 デザート	揚げ芋のはちみつがらめ	182	0	主食	ごはん(140g)	235	0	主食	ごはん(140g)	235	0
ページ	夕食 552kcal (2.1g)			ページ	夕食 532kcal (1.7g)			ページ	夕食 579kcal (1.6g)			ページ	夕食 582kcal (1.9g)		
96 主菜	ロールキャベツ	223	1.1	91 主菜	豚ヒレ肉と野菜の網焼き	160	0.9	131 主菜	サンマのブイヤベース	314	0.6	140 主菜	豆腐のチゲ煮	223	1.3
151 副菜	きのこのサラダ	108	0.4	98 副菜	かぶのとろろ昆布あえ	41	0.3	43 副菜	グリーンアスパラガスのサラダ	80	1.0	88 副菜	甘酢大根	21	0.6
71 副菜	さつま芋とオレンジの煮物	109	0	92 副菜	れんこんのきんぴら	96	0.5	主食	ごはん(110g)	185	0	主食	ごはん(140g)	235	0
127 主食	フランスパン	112	0.6	主食	ごはん(140g)	235	0					156 デザート	グレープフルーツかん	103	0
	合計 1529kcal (5.6g)				合計 1557kcal (5.7g)				合計 1599kcal (5.6g)				合計 1599kcal (5.6g)		

	水	kcal	塩分g		木	kcal	塩分g		金	kcal	塩分g		土	kcal	塩分g
ページ	朝食 458kcal (1.6g)			ページ	朝食 503kcal (1.3g)			ページ	朝食 546kcal (1.9g)			ページ	朝食 406kcal (1.7g)		
46 主菜	半月卵の甘酢あんかけ	126	0.8	29 主菜	和風オムレツ	173	0.9	47 主菜	ツナサラダ	162	0.5	33 主菜	ピリ辛肉みそがゆ	285	0.5
116 副菜	角切り野菜のくず煮	97	0.8	145 副菜	焼き油揚げとレタスのサラダ	95	0.4	152 汁物	マラコフスープ	226	0.6	149 副菜	きんぴらごぼう	65	0.4
主食	ごはん(140g)	235	0	主食	ごはん(140g)	235	0	44 主食	トースト(6枚切り1枚)	158	0.8	148 副菜	野菜の浸し漬け	22	0.8
												くだもの	いちご(100g)	34	0
ページ	昼食 577kcal (1.8g)			ページ	昼食 517kcal (2.6g)			ページ	昼食 532kcal (1.7g)			ページ	昼食 550kcal (2.0g)		
95 主菜	なすとひき肉のみそいため	187	0.6	60 主菜&主食	レタスチャーハン	450	1.7	97 主菜	豚ヒレ肉のピカタ	189	0.9	109 主菜	鶏肉の蒸し焼き	191	0.7
153 副菜	豆腐と小松菜のスープ	155	1.2	63 副菜	ナムル	67	0.9	146 副菜	りんごとセロリのサラダ	108	0.8	135 副菜	青梗菜とじゃこのいため煮	75	0.6
主食	ごはん(140g)	235	0					主食	ごはん(140g)	235	0	153 副菜	中国風卵スープ	49	0.7
												主食	ごはん(140g)	235	0
ページ	夕食 538kcal (2.8g)			ページ	夕食 591kcal (1.8g)			ページ	夕食 539kcal (1.5g)			ページ	夕食 626kcal (1.6g)		
107 主菜	鶏肉のチーズ焼きからし風味	247	1.3	120 主菜	ギンダラの野菜あんかけ	286	0.6	125 主菜	ホタテと豆腐の鉢蒸し	180	0.6	90 主菜	ビーフシチュー	410	1.4
53 副菜	細切り野菜	21	0	148 副菜	わかめのいため物	70	1.2	31 副菜	ほうれん草と卵のいため物	174	0.9	52 副菜	クレソンのサラダ	32	0.2
54 汁物	即席コーンスープ	158	0.9	主食	ごはん(140g)	235	0	主食	ごはん(110g)	185	0	90 主食	パセリライス	184	0
127 主食	フランスパン	112	0.6												
	合計 1573kcal (6.2g)				合計 1611kcal (5.7g)				合計 1617kcal (5.1g)				合計 1582kcal (5.3g)		

冬の1か月献立

3週目

日曜日

朝食 470kcal (1.4g)

ページ			kcal	塩分g
35	主菜	生揚げの焼き物	170	0.9
140	副菜	かぶの風味あえ	65	0.5
	主食	ごはん (140g)	235	0

昼食 556kcal (2.6g)

ページ			kcal	塩分g
142	主菜	いり卵の甘酢あんかけ	190	0.8
76	副菜	さやいんげんのいため物	56	0.9
51	副菜	切り干し大根と納豆の豆板醤あえ	75	0.9
	主食	ごはん (140g)	235	0

夕食 575kcal (1.8g)

ページ			kcal	塩分g
89	主菜	ビーフストロガノフ	231	0.9
42	副菜	グレープフルーツのサラダ	109	0.9
	主食	ごはん (140g)	235	0

合計 1601kcal (5.8g)

月曜日

朝食 458kcal (2.4g)

ページ			kcal	塩分g
24	主菜&主食	卵のせ丼	306	0.8
136	副菜	とうがんのそぼろあんかけ	120	1.1
61	副菜	刻み昆布の酢の物	32	0.5

昼食 564kcal (1.1g)

ページ			kcal	塩分g
58	主菜&主食	ベジタブルカレー	504	0.6
70	副菜	きのこと海藻のサラダ	23	0.5
	くだもの	みかん (80g)	37	0

夕食 555kcal (2.1g)

ページ			kcal	塩分g
129	主菜	イカのすり身揚げ	255	1.5
112	副菜	里芋の煮物	115	0.6
	主食	ごはん (110g)	185	0

合計 1577kcal (5.6g)

火曜日

朝食 425kcal (1.3g)

ページ			kcal	塩分g
42	主菜	スクランブルエッグ	149	0.4
40	副菜	野菜のケチャップいため	86	0.2
43	主食	バターロール	190	0.7

昼食 555kcal (1.5g)

ページ			kcal	塩分g
128	主菜	豆腐とウナギの重ね蒸し	189	0.7
29	副菜	蒸しかぼちゃ	73	0
91	副菜	大根とわかめのサラダ	58	0.8
	主食	ごはん (140g)	235	0

夕食 564kcal (2.7g)

ページ			kcal	塩分g
88	主菜	青梗菜の牛肉いためのせ	249	1.9
32	副菜	セロリとにんじんのピリ辛あえ	57	0.6
120	汁物	中国風スープ	23	0.2
	主食	ごはん (140g)	235	0

合計 1544kcal (5.5g)

4週目

日曜日

朝食 468kcal (2.4g)

ページ			kcal	塩分g
138	主菜	カニ豆腐	135	1.5
141	副菜	クレソンとしいたけのにんにくいため	35	0.6
101	副菜	とうがんの煮物	63	0.3
	主食	ごはん (140g)	235	0

昼食 549kcal (2.1g)

ページ			kcal	塩分g
100	主菜&主食	親子丼	414	1.2
150	副菜	キャベツの梅干しあえ	42	0.9
26	副菜	さつま芋の甘煮	93	0

夕食 597kcal (1.2g)

ページ			kcal	塩分g
130	主菜	タイのグラタン	399	0.6
53	副菜	洋風トマトサラダ	86	0
127	主食	フランスパン	112	0.6

合計 1614kcal (5.7g)

月曜日

朝食 581kcal (2.1g)

ページ			kcal	塩分g
64	主菜&主食	ホットサンド	307	1.3
55	汁物	ふわふわ卵スープ	96	0.7
41	デザート	りんごのコンポート	178	0.1

昼食 500kcal (1.2g)

ページ			kcal	塩分g
118	主菜	サケの香味蒸し	185	0.8
93	副菜	かぼちゃとこんにゃくのごま風味あえ	80	0.4
	主食	ごはん (140g)	235	0

夕食 538kcal (2.0g)

ページ			kcal	塩分g
84	主菜	牛肉のロールソテー	239	1.0
139	副菜	長芋と三つ葉の和風サラダ	55	0.3
35	汁物	とろろ昆布のすまし汁	9	0.7
	主食	ごはん (140g)	235	0

合計 1619kcal (5.3g)

火曜日

朝食 424kcal (1.5g)

ページ			kcal	塩分g
46	主菜	豆腐ステーキ	170	0.9
148	副菜	大根のゆかりサラダ	19	0.6
	主食	ごはん (140g)	235	0

昼食 519kcal (2.8g)

ページ			kcal	塩分g
71	主菜&主食	スパゲティボンゴレ	346	2.0
50	副菜	カリフラワーのピクルス	139	0.8
	くだもの	いちご (100g)	34	0

夕食 497kcal (1.5g)

ページ			kcal	塩分g
86	主菜	青椒肉絲	176	1.0
94	副菜	ほうれん草となめこのあえ物	30	0.4
124	副菜	きゅうりとセロリのサラダ	56	0.1
	主食	ごはん (140g)	235	0

合計 1440kcal (5.8g)

掲載料理索引と栄養価一覧

- ここに掲載した数値は『日本食品標準成分表2010』の数値に基づいて計算したものです。ビタミンAはレチノール当量の数値を、ビタミンEはα-トコフェロールの数値をそれぞれ用いました。
- 調味料などは、実際に口に入る量を考慮して算出してあります。
- ページ数の記載にないものは、161ページからの「春夏秋冬の1か月献立カレンダー」に登場しているものです。

主菜／肉とその加工品

ページ	単品料理名	エネルギー kcal	食塩相当量 g	たんぱく質 g	脂質 g	炭水化物 g	ナトリウム mg	カリウム mg	カルシウム mg	リン mg	鉄 mg	ビタミンA μg	ビタミンE mg	ビタミンK μg	ビタミンB1 mg	ビタミンB2 mg	ビタミンC mg	コレステロール mg	食物繊維 g
34	鶏ささ身のサラダ（主菜＆副菜）	112	0.8	10.1	6.5	3.3	414	295	20	110	0.4	21	1.5	48	0.07	0.07	18	27	1.5
47	牛肉とかぼちゃのサラダ	243	0.4	7.4	14.6	19.1	142	517	41	110	1.0	281	6.2	59	0.10	0.17	38	36	3.3
48	グリーンアスパラガスとハムのソテー	53	0.4	4.8	2.8	3.2	167	242	16	96	0.6	23	1.5	35	0.24	0.15	19	7	1.4
65	鶏肉の衣揚げ	294	0.4	24.7	17.0	8.3	175	482	26	243	0.9	35	3.2	52	0.12	0.17	8	123	0.9
84	牛肉のロールソテー	239	1.0	21.9	13.1	7.5	390	662	17	273	2.3	20	2.1	36	0.28	0.37	10	60	3.0
86	青椒肉絲	176	1.0	12.1	11.1	6.5	417	437	15	131	1.1	21	2.2	25	0.07	0.15	49	34	2.4
88	青梗菜の牛肉いためのせ	249	1.9	17.4	12.1	17.7	779	941	234	243	3.5	342	2.1	177	0.16	0.33	57	48	4.1
89	ビーフストロガノフ	231	0.9	13.7	12.1	13.6	350	468	36	172	1.1	14	1.8	13	0.10	0.22	6	39	1.7
90	ビーフシチュー	410	1.4	17.6	21.8	34.8	549	922	48	218	1.8	344	2.9	57	0.22	0.25	49	57	4.4
91	豚ヒレ肉と野菜の網焼き	160	0.9	26.6	2.5	8.0	369	867	24	352	1.8	10	0.6	10	1.21	0.66	8	65	4.1
92	薄切りゆで豚のにんにくソース	179	0.6	21.7	5.8	9.8	254	676	78	193	1.4	154	1.5	152	0.63	0.27	32	62	3.2
93	豚肉とれんこんのあえ物	188	1.0	16.5	6.3	16.0	384	655	43	222	1.7	17	1.1	13	0.62	0.16	35	33	3.0
94	なすと豚肉のいため物	221	1.1	8.2	17.0	8.6	435	390	25	108	0.9	13	3.1	34	0.34	0.14	6	21	2.7
95	なすとひき肉のみそいため	187	0.6	10.6	10.8	10.9	241	489	28	129	0.9	19	2.2	31	0.44	0.15	27	28	3.1
96	ロールキャベツ	223	1.1	14.3	8.6	24.6	435	1015	110	188	1.8	53	1.6	163	0.47	0.24	95	38	5.5
97	豚ヒレ肉のピカタ	189	0.9	17.2	10.7	5.8	337	349	16	221	1.2	68	1.7	31	0.55	0.33	7	140	1.3
98	鶏肉と野菜のオーブン焼き	157	1.2	14.8	2.9	17.3	474	562	19	171	1.0	29	0.6	35	0.12	0.19	63	64	1.8
99	鶏肉のホイル焼き	142	0.8	19.5	4.3	6.0	330	538	83	263	0.6	62	0.6	26	0.12	0.14	36	55	2.0
101	コーンのいため物	187	1.2	13.4	5.9	20.9	474	479	10	194	0.9	19	1.3	18	0.17	0.15	30	27	3.5
102	鶏肉のクリーム煮	369	1.4	21.3	22.1	16.9	575	728	129	294	0.8	183	2.1	64	0.19	0.38	24	111	1.8
103	鶏肉団子と春菊のスープ煮（主菜＆汁物）	236	1.6	22.3	7.5	17.3	670	875	140	182	4.1	412	1.9	263	0.24	0.39	20	60	3.7
104	和風ロールキャベツ	138	1.3	21.4	1.2	10.2	516	688	105	243	0.9	8	0.9	124	0.14	0.18	62	87	3.1
105	レバーソテー	250	0.3	15.1	15.4	13.1	116	373	32	273	8.8	8487	1.7	21	0.26	2.36	22	174	1.7
106	白菜と豚肉の重ね蒸し	153	1.0	19.3	5.0	7.6	395	752	91	244	1.3	18	0.6	120	0.82	0.21	39	53	2.6
106	ひき肉と野菜のまとめ焼き	201	0.7	20.6	6.0	12.9	279	456	21	221	0.6	159	1.2	18	0.10	0.15	4	106	0.8
107	蒸し豚のねぎだれ添え	165	0.4	24.5	3.0	8.0	160	683	60	288	1.7	30	0.6	36	1.03	0.32	18	65	2.0
107	鶏肉のチーズ焼き からし風味	247	1.3	21.0	15.0	5.9	509	491	87	292	2.5	91	2.5	62	0.16	0.30	32	121	1.6
108	豚肉と野菜のロベール風	382	1.7	20.7	16.8	34.9	639	680	33	235	1.4	56	2.5	14	0.67	0.24	28	53	3.5
108	ミートローフ	352	1.2	21.4	20.2	19.1	413	479	63	266	2.7	255	1.8	17	0.40	0.42	11	204	3.1
109	牛肉とじゃが芋のいため物	191	1.2	12.4	7.2	19.1	473	634	23	158	1.3	37	1.4	7	0.15	0.15	33	34	2.3

ページ	単品料理名	エネルギー kcal	食塩相当量 g	たんぱく質 g	脂質 g	炭水化物 g	ナトリウム mg	カリウム mg	カルシウム mg	リン mg	鉄 mg	ビタミンA μg	ビタミンE mg	ビタミンK μg	ビタミンB₁ mg	ビタミンB₂ mg	ビタミンC mg	コレステロール mg	食物繊維 g
109	鶏肉の蒸し焼き	191	0.7	13.7	11.4	5.8	311	433	34	149	0.6	32	0.4	42	0.08	0.17	27	78	1.8
110	鶏ささ身の春巻き	312	1.2	22.4	13.9	21.6	469	435	32	216	0.8	51	2.9	70	0.12	0.13	6	54	1.6
110	ピーマンの肉詰め	173	1.1	9.8	10.1	10.3	416	384	24	116	1.1	52	1.6	22	0.27	0.17	35	79	1.9
111	肉団子のスープ煮	232	1.3	19.2	13.2	7.0	582	617	54	236	2.6	59	1.1	32	0.57	0.48	11	110	2.2
111	鶏ささ身の五香粉揚げ	129	0.4	16.7	4.9	3.7	167	396	16	172	0.4	8	1.0	23	0.08	0.09	4	47	0.6

主菜／魚介類とその加工品

ページ	単品料理名	エネルギー	食塩相当量	たんぱく質	脂質	炭水化物	ナトリウム	カリウム	カルシウム	リン	鉄	ビタミンA	ビタミンE	ビタミンK	ビタミンB₁	ビタミンB₂	ビタミンC	コレステロール	食物繊維
47	ツナサラダ	162	0.5	6.7	13.1	4.9	191	354	35	95	0.5	27	2.9	53	0.05	0.05	12	23	1.5
48	ツナとキャベツのソテー	155	1.1	8.9	11.1	6.6	435	381	40	114	0.6	146	2.1	78	0.08	0.08	33	29	2.7
112	アジのたたき	95	0.6	15.2	2.5	2.1	256	355	45	176	0.8	63	0.6	38	0.09	0.18	12	54	0.7
114	カツオのごまソースサラダ	105	0.7	19.0	0.8	4.5	265	431	36	224	1.6	103	0.6	36	0.12	0.16	8	42	1.1
116	白身魚のカレーじょうゆ焼き	271	0.7	18.6	16.9	7.7	279	525	29	219	0.6	15	3.6	21	0.30	0.09	8	58	1.1
118	サケの香味蒸し	185	0.8	23.7	6.2	5.4	316	528	18	286	0.9	37	2.6	2	0.24	0.31	52	59	1.7
119	白身魚の梅蒸し	88	0.6	15.9	0.4	5.6	247	474	35	231	0.4	7	0.7	0	0.14	0.18	7	47	2.3
120	ギンダラの野菜あんかけ	286	0.6	14.4	17.7	12.7	255	567	35	207	0.9	1170	3.6	2	0.11	0.13	12	45	1.2
121	イワシのソテー	344	1.1	18.2	18.4	22.4	451	708	77	247	2.0	56	2.1	11	0.13	0.33	33	53	2.4
122	サケのフリッター	315	1.0	19.5	17.0	18.7	377	413	36	236	1.3	74	3.7	38	0.20	0.32	7	159	1.3
123	魚介のくずゆで	206	1.2	23.8	5.8	13.8	488	706	76	314	1.3	13	2.3	84	0.24	0.12	43	116	2.4
124	カキのチリソース風煮	141	1.3	7.9	6.4	12.3	530	620	177	140	2.7	325	2.7	202	0.17	0.26	21	41	3.3
125	ホタテと豆腐の鉢蒸し	180	0.6	17.5	6.8	11.2	265	570	183	252	1.8	19	1.8	20	0.13	0.17	6	72	2.6
126	青梗菜のカニあんかけ	86	0.9	6.6	4.3	5.2	338	383	150	79	1.5	204	1.7	103	0.05	0.13	32	22	2.1
127	シーフードハンバーグ	217	0.8	21.8	7.3	10.6	322	398	44	277	0.7	28	2.6	16	0.08	0.14	4	198	1.3
128	ハマグリと青梗菜のいため蒸し	77	0.8	3.1	4.3	5.2	320	384	168	72	2.1	207	1.1	108	0.07	0.14	29	9	1.6
128	豆腐とウナギの重ね蒸し	189	0.7	15.0	11.4	6.2	295	268	190	227	1.4	450	1.2	16	0.31	0.26	0	69	0.5
129	サケの菜種焼き	136	0.7	16.7	5.0	2.7	251	254	22	193	0.8	45	1.0	4	0.11	0.24	1	140	0
129	イカのすり身揚げ	255	1.5	22.2	11.3	14.5	559	370	33	306	0.9	32	3.9	15	0.09	0.11	4	323	1.0
130	タイのグラタン	399	0.6	24.7	24.0	18.4	256	1238	281	414	1.9	368	5.1	234	0.43	0.56	33	76	2.8
130	サバのムニエル	340	1.1	20.0	23.1	11.2	413	499	26	243	1.3	34	3.0	22	0.18	0.27	21	58	1.7
131	サンマのブイヤベース	314	0.6	11.0	17.4	26.8	232	730	39	159	1.3	29	1.6	6	0.15	0.17	49	31	3.1
131	カツオのステーキ	173	1.0	21.7	6.5	5.5	399	582	31	254	1.9	9	1.2	12	0.13	0.16	15	48	1.3
132	イカのトマト煮	226	0.4	19.3	10.3	12.3	174	557	25	332	0.5	48	3.9	22	0.11	0.09	18	320	1.7
132	キスのエスカベーシュ	246	0.8	15.4	16.2	7.9	326	401	43	191	0.4	23	3.7	41	0.09	0.05	11	75	0.7
133	アジの酢煮	108	1.3	16.2	2.6	3.9	510	440	33	206	1.0	27	1.0	48	0.13	0.16	36	50	1.7
133	中国風刺し身	134	0.5	11.4	6.1	7.4	213	387	26	152	1.1	150	1.1	11	0.09	0.18	9	39	1.2

主菜／卵

ページ	単品料理名	エネルギー	食塩相当量	たんぱく質	脂質	炭水化物	ナトリウム	カリウム	カルシウム	リン	鉄	ビタミンA	ビタミンE	ビタミンK	ビタミンB₁	ビタミンB₂	ビタミンC	コレステロール	食物繊維
26	卵とキャベツの和風ココット	115	0.7	8.5	7.3	3.1	253	193	49	122	1.3	77	1.0	49	0.06	0.25	21	214	0.9
28	温泉卵	89	0.5	6.8	5.3	2.4	188	101	38	108	1.1	110	1.0	47	0.05	0.25	10	210	0.4
29	和風オムレツ	173	0.9	6.8	13.2	5.4	374	236	44	114	1.1	238	2.2	40	0.05	0.25	4	211	1.2
30	トマトと卵のいため物	154	0.8	6.7	12.2	3.7	306	223	31	110	1.1	109	2.6	21	0.07	0.25	11	210	0.8
31	ほうれん草と卵のいため物	174	0.9	8.5	13.6	4.5	379	792	79	142	3.0	425	4.2	291	0.15	0.42	36	210	3.2
36	ポーチドエッグ	93	0.5	7.1	5.7	2.5	196	177	32	112	1.1	105	1.1	9	0.06	0.25	8	231	0.5
38	目玉焼き	102	0.8	6.8	7.7	0.2	304	72	28	90	1.0	83	1.0	11	0.03	0.24	0	231	0
40	ココット	91	0.8	6.2	6.8	0.2	304	66	26	90	0.9	91	0.6	7	0.03	0.22	0	214	0
41	半熟卵	76	0.8	6.2	5.2	0.2	304	66	26	90	0.9	75	1.0	7	0.03	0.22	0	210	0
42	スクランブルエッグ	149	0.4	7.8	11.7	1.8	134	127	65	129	1.0	129	1.8	12	0.05	0.29	1	247	0.1
43	野菜入りスクランブルエッグ	134	0.7	7.4	10.0	2.8	315	181	40	118	1.1	105	1.8	18	0.06	0.26	15	232	1.1
46	半月卵の甘酢あんかけ	126	0.8	7.5	7.3	7.9	312	267	43	137	1.4	230	1.2	23	0.11	0.29	5	210	1.7
49	ゆで卵とほうれん草のサラダ	128	0.7	10.1	8.4	2.6	262	517	70	164	2.3	287	2.9	171	0.17	0.38	24	245	1.8
49	卵ともやしのいため物	184	0.8	7.8	15.7	1.8	327	118	34	116	1.2	82	2.5	21	0.05	0.27	6	231	0.4
66	ひき肉と切り干し大根入り卵焼き	89	0.7	6.5	5.5	2.2	285	183	30	68	0.7	38	0.7	6	0.17	0.15	0	115	0.2
68	野菜の卵とじ	140	0.8	9.4	9.5	4.9	307	279	40	133	1.6	333	3.3	207	0.20	0.41	54	210	2.3

ページ	単品料理名	エネルギー kcal	食塩相当量 g	たんぱく質 g	脂質 g	炭水化物 g	ナトリウム mg	カリウム mg	カルシウム mg	リン mg	鉄 mg	ビタミンA μg	ビタミンE mg	ビタミンK μg	ビタミンB1 mg	ビタミンB2 mg	ビタミンC mg	コレステロール mg	食物繊維 g
134	具だくさんの茶わん蒸し	210	1.3	23.5	9.3	9.9	497	857	141	416	1.7	136	1.2	34	0.27	0.57	10	283	3.9
135	いり卵のおろしのせ	122	0.5	6.4	9.2	2.3	205	184	37	100	1.0	75	1.3	13	0.04	0.22	6	210	0.7
142	いり卵の甘酢あんかけ	190	0.8	8.3	13.9	7.2	327	267	36	131	1.4	76	2.4	23	0.07	0.32	3	210	2.0
142	中国風卵蒸し	75	0.8	5.8	4.8	0.5	322	107	21	78	0.9	39	0.5	5	0.03	0.18	0	111	0

主菜／豆・豆製品

ページ	単品料理名	エネルギー	食塩相当量	たんぱく質	脂質	炭水化物	ナトリウム	カリウム	カルシウム	リン	鉄	ビタミンA	ビタミンE	ビタミンK	ビタミンB1	ビタミンB2	ビタミンC	コレステロール	食物繊維
35	生揚げの焼き物	170	0.9	12.2	11.5	5.5	346	325	252	199	2.9	0	1.4	27	0.13	0.10	6	1	2.6
46	豆腐ステーキ	170	0.9	11.4	10.4	6.6	363	322	196	195	1.7	0	1.7	30	0.14	0.09	7	1	1.9
136	中国風冷ややっこ	193	0.9	11.7	11.5	10.9	366	533	204	219	1.8	54	2.2	48	0.18	0.11	19	1	2.9
138	カニ豆腐	135	1.5	10.8	7.3	4.2	579	240	77	137	1.4	23	1.8	33	0.12	0.08	5	21	0.6
139	豆腐と鶏肉の揚げ漬け	295	0.9	20.4	17.3	12.1	378	499	151	266	1.5	19	3.5	53	0.15	0.12	12	34	1.5
140	豆腐のチゲ煮	223	1.3	23.5	10.3	8.8	475	812	242	377	2.6	198	2.4	141	0.25	0.26	14	89	3.9
141	生揚げの野菜あんかけ	221	1.1	9.2	15.0	10.6	465	408	181	163	2.7	138	1.1	58	0.10	0.10	19	0	3.5
143	焼き豆腐の黄身みそ田楽	187	0.6	13.5	10.6	7.6	225	171	243	207	3.0	24	1.1	24	0.07	0.08	0	70	1.3
143	豆腐ときゅうりのしょうがいため	190	1.2	7.5	12.3	12.1	485	318	143	145	1.3	18	1.2	36	0.10	0.07	11	0	1.5

主菜＆主食

ページ	単品料理名	エネルギー	食塩相当量	たんぱく質	脂質	炭水化物	ナトリウム	カリウム	カルシウム	リン	鉄	ビタミンA	ビタミンE	ビタミンK	ビタミンB1	ビタミンB2	ビタミンC	コレステロール	食物繊維
24	卵のせ丼	306	0.8	9.5	9.5	42.8	300	214	40	145	1.2	85	0.9	21	0.08	0.25	3	210	0.9
32	タイ風おかゆ	378	1.1	21.5	6.0	54.6	436	379	41	259	1.2	78	0.7	16	0.12	0.30	4	244	1.1
33	ピリ辛肉みそがゆ	285	0.5	13.5	6.2	39.8	284	455	85	205	3.2	1	0.6	4	0.32	0.16	0	19	0.3
60	レタスチャーハン	450	1.7	16.8	11.6	68.3	661	552	61	284	1.5	47	2.6	31	0.17	0.26	10	174	3.7
62	三色どんぶり	353	1.3	17.2	3.9	58.0	516	292	26	206	1.8	52	0.5	14	0.10	0.21	7	153	0.7
63	焼き肉丼	492	1.1	19.8	15.3	64.4	555	309	80	258	2.1	100	1.6	42	0.13	0.35	8	237	1.3
64	ホットサンド	307	1.3	14.4	12.0	36.0	489	277	49	140	1.1	6	2.4	57	0.08	0.06	21	13	2.9
69	焼きうどん	368	1.7	21.3	9.6	47.7	650	608	98	296	3.5	219	1.3	93	0.13	0.11	47	187	4.7
70	ほうれん草のフェットチーネ	474	1.5	12.3	25.0	47.5	610	743	70	160	2.9	399	3.0	227	0.28	0.25	34	44	4.0
71	スパゲティボンゴレ	346	2.0	12.2	10.8	46.5	795	359	59	151	3.2	31	1.4	16	0.18	0.19	7	22	3.2
72	冷やし中華	359	1.7	25.9	5.0	49.5	666	974	89	311	1.6	62	1.5	42	0.24	0.28	12	173	3.5
73	ビーフンのごま酢だれ	340	1.0	12.7	5.6	56.1	408	287	108	177	1.8	69	1.3	31	0.13	0.18	13	100	2.0
74	ピラフ	430	1.3	20.9	7.0	68.9	523	428	60	359	1.8	104	2.2	3	0.26	0.13	5	140	2.8
75	あえそば	357	1.6	17.1	8.6	49.9	746	549	48	174	1.0	50	1.4	65	0.44	0.12	18	27	3.0
100	親子丼	414	1.2	22.5	6.5	62.0	453	554	49	297	1.5	106	0.9	38	0.17	0.37	8	246	2.4

副菜／サラダ、マリネ

ページ	単品料理名	エネルギー	食塩相当量	たんぱく質	脂質	炭水化物	ナトリウム	カリウム	カルシウム	リン	鉄	ビタミンA	ビタミンE	ビタミンK	ビタミンB1	ビタミンB2	ビタミンC	コレステロール	食物繊維
24	オクラとかぶのサラダ	59	0.6	1.2	4.1	4.8	227	221	41	36	0.3	20	0.6	22	0.05	0.05	13	0	2.3
35	コールスローサラダ	61	0.3	1.7	3.0	7.7	126	256	61	41	0.5	207	0.6	67	0.05	0.04	34	0	2.4
41	きゅうりのサラダ	72	0.6	1.0	6.1	3.6	238	229	29	35	0.4	36	1.5	51	0.05	0.04	11	0	1.3
42	グレープフルーツのサラダ	109	0.9	1.5	6.2	13.2	354	298	33	34	0.3	21	0.7	40	0.11	0.06	46	0	1.5
43	グリーンアスパラガスのサラダ	80	1.0	1.7	6.2	4.9	392	225	20	44	0.5	21	2.0	39	0.09	0.09	11	0	1.6
50	生野菜のマリネ	61	1.0	1.0	4.3	4.9	176	189	32	27	0.3	58	0.9	51	0.03	0.03	24	0	1.4
51	プチトマトのサラダ	48	0	0.9	2.1	7.6	3	242	10	24	0.3	64	1.2	8	0.06	0.04	31	0	1.1
52	クレソンのサラダ	32	0.2	2.0	1.1	1.4	90	143	55	47	0.5	99	1.8	76	0.05	0.08	10	12	1.0
53	キャベツとベーコンのサラダ	94	0.5	2.6	6.8	6.3	204	224	44	52	0.4	5	0.9	83	0.09	0.05	45	5	1.8
53	洋風トマトサラダ	86	0	1.0	6.1	7.3	4	250	14	35	0.3	48	2.1	13	0.06	0.02	17	0	1.4
53	細切り野菜	21	0	0.8	1	5.0	12	263	23	28	0.5	131	1.6	10	0.04	0.03	16	0	1.4
58	ピクルス風サラダ	43	1.0	1.1	1.8	6.0	400	178	25	36	0.3	14	0.5	20	0.03	0.03	11	1	1.4
60	中国風トマトサラダ	43	0.6	1.4	1.2	7.9	233	341	15	47	0.4	76	1.4	13	0.08	0.03	23	0	1.6
70	きのこと海藻のサラダ	23	0.5	2.3	0.3	5.8	192	280	19	73	1.0	39	0.5	37	0.12	0.11	5	0	2.8
76	かぼちゃサラダ	121	0.6	4.2	4.5	16.2	250	399	91	120	0.6	281	4.1	37	0.07	0.08	33	12	2.8
76	トマトときゅうりのサラダ	84	0.6	1.6	6.2	6.6	238	312	21	45	0.4	60	2.2	29	0.07	0.06	22	0	1.6
89	さやいんげんのサラダ	79	0.1	1.2	6.3	4.6	26	157	29	30	0.4	25	1.3	40	0.04	0.06	5	0	1.4
90	白菜と卵のサラダ	107	0.7	3.8	8.6	3.0	272	199	45	71	0.7	41	1.6	57	0.04	0.12	14	105	1.0

ページ	単品料理名	エネルギー kcal	食塩相当量 g	たんぱく質 g	脂質 g	炭水化物 g	ナトリウム mg	カリウム mg	カルシウム mg	リン mg	鉄 mg	ビタミンA µg	ビタミンE mg	ビタミンK µg	ビタミンB1 mg	ビタミンB2 mg	ビタミンC mg	コレステロール mg	食物繊維 g
91	大根とわかめのサラダ	58	0.8	3.6	2.8	6.5	322	339	151	80	0.6	50	0.7	63	0.05	0.06	9	21	3.9
95	トマトサラダ	63	0.6	1.0	4.2	6.7	238	301	16	36	0.3	53	1.8	22	0.07	0.03	22	0	1.4
96	きゅうりのサラダ	37	0.6	1.9	1.8	3.9	250	213	35	66	0.6	54	0.5	38	0.04	0.06	14	70	1.1
97	豆腐と野菜のサラダ	136	1.0	8.8	7.6	8.5	420	407	121	165	1.3	61	1.9	59	0.13	0.09	22	0	2.2
102	サラダ菜のサラダ	103	0.7	1.7	9.8	2.9	281	243	34	41	1.4	90	2.1	66	0.05	0.08	11	0	1.3
105	うどとラディッシュのサラダ	72	0.6	0.8	6.1	3.5	237	216	17	28	0.5	36	1.5	33	0.02	0.03	6	0	1.2
116	湯通しレタスのサラダ	63	0.6	1.2	5.0	4.0	221	226	41	37	0.5	20	0.5	29	0.06	0.04	8	0	1.3
121	にんじんとアボカドのサラダ	91	0.6	0.8	7.8	5.5	246	260	13	21	0.2	273	1.6	8	0.04	0.06	4	0	2.1
122	焼きなすのサラダ	87	0.4	1.8	6.5	5.9	103	294	38	49	0.5	39	1.9	51	0.07	0.06	6	3	2.4
124	きゅうりとセロリのサラダ	56	0.1	1.1	4.1	3.8	51	267	31	41	0.3	33	1.1	37	0.03	0.03	13	0	1.3
126	ひじき入りサラダ	63	0.2	2.4	2.2	12.3	199	567	156	42	5.9	54	1.4	51	0.10	0.17	45	0	5.8
127	ブロッコリーのサラダ	87	0.3	2.5	6.3	6.1	129	264	9	59	0.6	45	2.6	91	0.09	0.11	65	0	2.8
134	タコのハーブソースかけ	186	0.5	13.9	4.8	23.0	201	823	36	183	1.0	67	2.7	25	0.16	0.12	55	105	2.7
139	長芋と三つ葉の和風サラダ	55	0.3	3.3	0.3	10.1	128	509	37	58	0.7	136	0.6	111	0.08	0.05	11	4	1.9
145	焼き油揚げとレタスのサラダ	95	0.4	4.2	7.1	4.1	172	172	76	80	1.1	42	1.3	67	0.07	0.05	16	0	1.2
146	りんごとセロリのサラダ	108	0.8	5.3	5.6	10.4	297	397	58	119	0.5	54	1.4	52	0.23	0.14	21	20	2.0
148	大根のゆかりサラダ	19	0.6	0.4	0.1	3.9	251	201	24	18	0.2	4	0.1	17	0.02	0.02	9	0	1.2
151	ポテトサラダ	189	0.7	5.0	11.1	18.3	260	532	27	119	1.2	53	2.1	46	0.20	0.08	42	24	2.2
151	きのこのサラダ	108	0.4	2.8	8.4	7.5	175	417	17	94	0.8	15	1.7	35	0.16	0.16	8	0	3.6

副菜／あえ物、お浸し

ページ	単品料理名	エネルギー kcal	食塩相当量 g	たんぱく質 g	脂質 g	炭水化物 g	ナトリウム mg	カリウム mg	カルシウム mg	リン mg	鉄 mg	ビタミンA µg	ビタミンE mg	ビタミンK µg	ビタミンB1 mg	ビタミンB2 mg	ビタミンC mg	コレステロール mg	食物繊維 g
24	砂肝の五香粉風味	79	0.6	9.7	3.0	2.6	257	202	12	84	1.5	10	0.4	15	0.04	0.15	4	100	0.8
26	ブロッコリーのごま酢かけ	51	0.7	4.2	0.9	8.4	266	321	42	87	1.0	54	2.0	128	0.12	0.17	96	0	4.0
31	オクラ納豆	71	0.7	5.6	3.2	5.5	265	255	62	74	1.2	8	0.5	191	0.04	0.19	2	0	2.8
32	セロリとにんじんのピリ辛あえ	57	0.6	1.4	1.8	7.4	210	501	48	50	0.3	412	0.6	10	0.05	0.05	8	0	2.3
33	キャベツのピーナッツあえ	115	0.7	5.4	7.6	9.1	262	295	43	88	0.7	1	1.8	62	0.07	0.05	33	0	2.5
50	焼きアスパラののり酢かけ	58	0.2	5.7	0.4	13.9	93	630	21	178	1.9	43	1.5	45	0.39	0.34	17	0	5.9
51	アスパラガスのオイスターソース風味	18	0.7	1.8	0.2	3.0	292	155	11	39	0.4	18	0.7	22	0.08	0.10	8	0	0.9
51	切り干し大根と納豆の豆板醤あえ	75	0.9	5.5	3.1	6.9	356	345	50	73	1.5	2	0.4	180	0.04	0.19	0	0	2.9
52	きゅうりもみ	22	0.3	1.0	0.1	4.9	119	202	26	37	0.3	28	0.3	34	0.03	0.03	14	0	1.1
61	刻み昆布の酢の物	32	0.5	1.6	0.1	8.7	547	894	103	48	1.1	9	0.1	19	0.03	0.05	4	0	4.3
62	かぶとクレソンのごまがらしあえ	37	0.3	1.3	1.2	5.4	134	183	55	36	0.4	47	0.4	38	0.04	0.04	12	0	1.4
63	ナムル	67	0.9	3.1	4.3	4.6	344	205	37	55	0.7	17	0.7	39	0.07	0.09	41	0	2.5
65	なすのあえ物	70	0.9	2.8	3.3	8.8	347	306	60	48	0.6	10	0.4	13	0.08	0.06	5	1	2.7
84	きゅうりと貝の酢の物	49	0.9	5.1	0.4	8.6	361	357	96	95	1.4	68	0.6	77	0.11	0.08	20	36	3.8
86	なすのにんにく風味	58	0.4	1.0	4.2	4.7	156	197	19	27	0.4	14	1.2	16	0.04	0.05	6	0	2.1
93	かぼちゃとこんにゃくのごま風味あえ	80	0.4	2.4	1.5	15.8	175	386	53	59	0.8	208	3.4	21	0.07	0.09	50	0	4.1
94	ほうれん草となめこのあえ物	30	0.4	2.3	0.4	5.4	160	593	39	58	1.7	263	1.6	203	0.10	0.19	26	0	3.1
98	かぶのとろろ昆布あえ	41	0.3	1.4	0.2	10.4	117	597	71	53	0.5	221	0.3	25	0.07	0.08	22	0	3.7
99	オクラの納豆あえ	65	0.4	5.8	2.2	7.0	179	342	78	102	1.6	10	1.2	236	0.10	0.19	8	2	4.7
100	トマトときゅうりのおろしあえ	42	0	1.1	0.2	9.7	26	411	35	43	0.4	31	0.5	12	0.06	0.04	23	0	2.1
101	もやしのからしあえ	36	0.7	1.9	1.9	2.5	288	87	12	31	0.3	0	0.3	23	0.05	0.04	2	0	0.9
104	たたき山芋	90	0.2	3.8	0.5	18.7	103	483	11	56	0.5	3	0.2	1	0.12	0.05	6	0	1.2
114	搾菜豆腐	70	0.5	5.9	4.0	2.9	196	258	135	110	1.3	6	0.4	20	0.07	0.04	3	0	1.4
118	豆腐と春菊のあえ物	47	0.7	3.9	2.0	3.5	263	282	80	70	1.2	152	0.8	106	0.10	0.10	8	0	1.5
119	キャベツとわかめのお浸し	34	0.6	3.1	0.4	6.6	258	279	85	66	0.5	31	0.4	102	0.06	0.06	42	12	3.0
120	なすのくずし豆腐かけ	90	0.9	6.4	4.2	7.0	352	323	109	118	1.1	8	0.4	22	0.10	0.08	6	1	2.3
125	モロヘイヤのごまがらしあえ	35	0.2	3.4	1.3	4.4	88	338	177	80	1.9	504	4.0	384	0.12	0.26	39	0	3.8
138	ブロッコリーのからしあえ	35	1.0	4.0	0.6	6.1	396	317	23	83	0.9	54	2.1	128	0.12	0.14	96	0	3.5
140	かぶの風味あえ	65	0.5	0.6	3.4	9.2	192	221	29	23	0.2	9	0	0.03	0.02	29	0	1.9
141	さやいんげんとカニ風味かまぼこのごまあえ	45	0.5	3.1	1.7	6.1	198	108	69	44	0.6	35	0.4	18	0.04	0.05	3	3	1.1
144	さやいんげんの梅おかかあえ	33	0.4	3.0	0.1	5.6	168	233	41	47	0.8	40	0.2	48	0.06	0.10	6	4	2.0

ページ	単品料理名	エネルギー kcal	食塩相当量 g	たんぱく質 g	脂質 g	炭水化物 g	ナトリウム mg	カリウム mg	カルシウム mg	リン mg	鉄 mg	ビタミンA µg	ビタミンE mg	ビタミンK µg	ビタミンB1 mg	ビタミンB2 mg	ビタミンC mg	コレステロール mg	食物繊維 g
146	きゅうりとはるさめの酢の物	96	0.4	3.4	2.1	15.5	160	79	19	47	0.3	8	0.9	14	0.01	0.02	4	9	0.9
147	三色ナムル	74	0.7	3.0	3.2	8.6	279	384	41	53	0.6	427	1.8	88	0.09	0.10	10	0	3.2
149	長芋のあえ物	40	0.6	1.5	0.2	8.6	248	284	15	30	0.3	6	0.2	7	0.06	0.03	6	0	1.1
149	小松菜のごま酢あえ	37	0.6	1.9	1.8	4.3	239	330	139	52	2.1	156	0.6	126	0.07	0.09	23	0	1.5
150	キャベツの梅干しあえ	42	0.9	1.2	0.2	8.6	367	191	40	26	0.3	4	0.1	70	0.04	0.03	37	0	1.7
150	アスパラガスの白あえ	111	0.6	10.1	5.1	7.0	230	301	148	180	1.6	16	1.6	30	0.14	0.12	8	34	1.7
151	なすのごまあえ	68	0.6	2.1	4.6	5.5	233	205	52	59	0.6	7	0.4	8	0.06	0.05	3	1	1.8

副菜／ゆで物、蒸し物、レンジ調理

ページ	単品料理名	エネルギー	食塩相当量	たんぱく質	脂質	炭水化物	ナトリウム	カリウム	カルシウム	リン	鉄	ビタミンA	ビタミンE	ビタミンK	ビタミンB1	ビタミンB2	ビタミンC	コレステロール	食物繊維
29	蒸しかぼちゃ	73	0	1.5	0.2	16.5	1	360	12	34	0.4	264	4.1	20	0.06	0.07	34	0	2.8
64	ゆでポテトのハーブ風味	73	0.6	1.5	0.1	16.8	235	341	2	25	0.4	0	0.1	0	0.06	0.03	21	0	1.6
69	蒸しなす	35	0.3	1.5	0.1	8.0	118	297	25	40	0.4	11	0.4	14	0.07	0.07	5	1	3.0
86	ハマグリの蒸し物	34	0.8	3.2	1.1	2.3	434	102	67	52	1.1	7	0.3	2	0.04	0.08	1	13	0.1
92	衣かつぎ	47	0.6	1.2	0.1	10.5	234	513	9	44	0.5	0	0.5	0	0.06	0.02	5	0	1.8
121	洋風ミルク蒸し	101	0.4	7.5	5.9	4.4	151	228	102	159	0.6	71	0.4	9	0.12	0.29	5	118	0.3

副菜／煮物

ページ	単品料理名	エネルギー	食塩相当量	たんぱく質	脂質	炭水化物	ナトリウム	カリウム	カルシウム	リン	鉄	ビタミンA	ビタミンE	ビタミンK	ビタミンB1	ビタミンB2	ビタミンC	コレステロール	食物繊維
26	さつま芋の甘煮	93	0	0.8	0.1	22.3	33	352	26	31	0.4	1	1.0	0	0.07	0.02	17	0	1.4
38	なすのトマト煮	118	0.7	4.2	6.9	10.2	296	357	92	100	0.9	41	1.5	18	0.09	0.09	15	8	2.9
52	青梗菜の煮物	28	0.4	2.7	0.2	3.6	155	281	142	67	1.0	136	0.8	67	0.03	0.07	19	21	1.0
66	なすといんげんのさっと煮	29	0.3	0.9	1.4	3.0	128	147	14	25	0.4	8	0.4	12	0.03	0.04	2	0	1.1
71	さつま芋とオレンジの煮物	109	0	1.1	0.2	26.4	3	348	32	37	0.5	4	1.1	0	0.10	0.03	31	0	1.9
77	玉ねぎと油揚げの土佐煮	91	1.0	4.9	2.4	12.2	375	220	48	91	0.8	0	0.1	5	0.06	0.04	8	5	1.7
91	せりと油揚げの煮浸し	50	0.3	3.3	2.6	3.4	147	372	52	68	1.6	128	0.8	133	0.04	0.11	16	0	2.1
94	福袋煮	111	0.6	6.5	7.0	5.5	186	215	92	104	1.2	44	0.7	15	0.07	0.07	2	26	0.8
100	さやいんげんのおかか煮	27	0.3	3.2	0.1	4.1	207	257	38	57	0.7	35	0.4	42	0.06	0.10	6	4	1.7
101	とうがんの煮物	63	0.3	2.4	4.3	2.5	129	200	156	52	0.6	0	0.5	9	0.03	0.03	23	0	0.8
112	里芋の煮物	115	0.6	4.9	0.5	26.1	247	974	54	121	1.3	14	0.8	14	0.17	0.21	24	0	8.8
116	角切り野菜のくず煮	97	0.8	2.5	0.2	20.5	310	379	24	71	0.9	209	0.6	7	0.08	0.05	19	0	3.5
118	子芋のいため煮	75	0.6	2.0	2.1	11.2	257	605	20	75	0.5	19	0.7	12	0.08	0.05	9	0	2.1
119	じゃが芋のいため煮	121	0.7	2.3	2.1	22.6	282	540	14	61	0.9	204	0.5	1	0.11	0.05	36	0	2.1
123	さつま芋とパイナップルの甘煮	128	0	1.0	0.2	30.7	3	342	28	32	0.5	2	1.0	0	0.10	0.03	28	0	2.0
125	根菜の含め煮	134	1.0	7.6	0.9	29.1	380	911	181	193	2.0	352	0.8	15	0.16	0.22	23	28	10.2
126	煮やっこ	125	1.1	12.4	6.4	4.0	427	429	196	214	1.9	54	1.1	64	0.14	0.11	3	4	1.1
127	さつま芋の牛乳煮	157	0.4	2.5	4.2	27.5	160	385	84	79	0.5	34	1.1	1	0.09	0.10	19	12	1.5
134	セロリとわかめのいり煮	24	0.6	1.8	0.7	4.7	232	419	71	56	0.6	60	0.4	65	0.05	0.07	9	0	3.1
135	青梗菜とじゃこのいため煮	75	0.6	2.6	6.3	2.0	240	285	126	70	1.2	182	1.1	84	0.06	0.07	24	20	1.2
139	わかめとえのきたけのスープ煮	39	0.9	1.9	2.1	5.6	360	213	14	73	0.6	0	0.1	17	0.18	0.09	2	0	2.1
140	長芋の煮物	70	0.5	2.2	0.3	15.1	177	368	16	37	0.3	0	0.1	0	0.09	0.02	5	0	0.8
146	ピーマンとセロリのおかか煮	64	0.5	2.7	2.2	6.1	196	329	27	50	0.5	19	0.6	15	0.04	0.05	42	4	1.9
147	長芋の含め煮	85	1.1	2.5	0.3	16.9	443	474	20	37	0.6	0	0.1	0	0.11	0.03	6	0	1.0
147	ラタトゥイユ	111	0.6	2.1	6.3	13.2	251	516	37	66	0.6	51	2.5	26	0.10	0.06	38	1	3.6
150	そら豆とエビのくず煮	79	0.7	8.4	0.3	10.4	256	261	20	162	1.4	9	0.3	9	0.12	0.14	9	26	1.9

副菜／焼き物、いため物、揚げ物

ページ	単品料理名	エネルギー	食塩相当量	たんぱく質	脂質	炭水化物	ナトリウム	カリウム	カルシウム	リン	鉄	ビタミンA	ビタミンE	ビタミンK	ビタミンB1	ビタミンB2	ビタミンC	コレステロール	食物繊維
28	にんじんとさやえんどうのいため物	70	0.7	1.3	4.1	7.7	249	223	27	33	0.4	422	1.3	23	0.07	0.06	20	0	2.4
33	きくらげのさんしょういため	88	0.6	1.3	6.3	8.1	235	148	32	33	3.2	9	1.3	11	0.02	0.09	1	0	5.4
36	ブロッコリーのバターソテー	68	0.5	3.5	4.5	5.4	171	303	34	73	0.9	79	2.1	129	0.12	0.17	104	11	3.6
40	野菜のケチャップいため	86	0.2	1.6	4.2	10.4	99	279	23	45	0.4	16	1.3	16	0.06	0.05	26	1	2.7
72	枝豆のいため物	41	0.4	2.2	2.0	3.4	178	146	16	38	0.6	12	0.4	10	0.05	0.03	22	0	1.4
73	野菜の甘酢いため	70	0.8	1.0	4.2	8.0	322	261	43	39	0.7	121	0.8	49	0.04	0.04	17	0	2.3
76	さやいんげんのいため物	56	0.9	1.3	4.1	3.9	364	137	21	28	0.4	20	0.8	29	0.03	0.05	3	0	1.1

ページ	単品料理名	エネルギー kcal	食塩相当量 g	たんぱく質 g	脂質 g	炭水化物 g	ナトリウム mg	カリウム mg	カルシウム mg	リン mg	鉄 mg	ビタミンA μg	ビタミンE mg	ビタミンK μg	ビタミンB$_1$ mg	ビタミンB$_2$ mg	ビタミンC mg	コレステロール mg	食物繊維 g
77	野菜いため	68	1.0	3.8	2.0	10.5	408	405	35	72	0.9	147	1.7	95	0.11	0.15	19	0	3.5
92	れんこんのきんぴら	96	0.5	1.4	4.1	12.9	191	313	19	49	0.4	204	1.2	8	0.06	0.02	25	0	1.8
97	かぼちゃのシナモン風味ソテー	124	0	1.4	6.2	15.5	1	338	12	32	0.4	248	5.0	29	0.05	0.07	32	0	2.6
103	大根のいため物	56	0.4	0.8	4.1	4.3	179	264	71	24	0.8	66	1.0	54	0.03	0.04	19	0	1.8
104	ほうれん草とツナのいため物	80	0.1	5.7	4.6	5.4	59	774	55	87	2.2	352	3.0	277	0.12	0.21	37	7	3.2
114	セロリのいため物	68	0.9	0.8	6.1	2.2	347	224	21	27	0.2	4	1.3	15	0.02	0.02	4	0	0.8
123	ブロッコリーと豆腐のいため物	101	0.4	6.5	5.5	7.6	146	318	84	119	1.2	41	2.4	108	0.13	0.15	72	0	3.5
141	クレソンとしいたけのにんにくいため	35	0.6	2.0	2.3	3.4	244	244	46	50	0.6	100	0.9	76	0.08	0.15	14	0	2.4
144	ブロッコリーのガーリックソース	63	0.1	3.2	4.4	4.3	73	265	27	66	0.7	47	2.5	119	0.10	0.14	84	0	3.2
145	じゃが芋のケチャップ焼き	111	0.4	4.4	2.9	17.5	179	458	59	123	0.6	32	0.3	55	0.10	0.08	54	8	2.3
148	わかめのいため物	70	1.2	2.1	4.4	7.5	471	265	36	46	0.5	160	0.9	44	0.04	0.06	5	1	3.6
149	きんぴらごぼう	65	0.4	1.1	2.7	9.3	182	175	34	34	0.4	72	0.9	5	0.03	0.03	2	0	2.6

副菜／あんかけ

ページ	単品料理名	エネルギー	食塩相当量	たんぱく質	脂質	炭水化物	ナトリウム	カリウム	カルシウム	リン	鉄	ビタミンA	ビタミンE	ビタミンK	ビタミンB$_1$	ビタミンB$_2$	ビタミンC	コレステロール	食物繊維
93	くず豆腐	102	0.7	7.3	2.6	10.1	278	176	88	122	0.8	18	0.7	22	0.05	0.04	1	26	0.4
136	とうがんのそぼろあんかけ	120	1.1	9.6	3.4	11.5	404	421	30	81	0.7	16	0.2	7	0.07	0.11	39	30	1.3

副菜／漬け物、その他

ページ	単品料理名	エネルギー	食塩相当量	たんぱく質	脂質	炭水化物	ナトリウム	カリウム	カルシウム	リン	鉄	ビタミンA	ビタミンE	ビタミンK	ビタミンB$_1$	ビタミンB$_2$	ビタミンC	コレステロール	食物繊維
30	キャベツの甘酢漬け	33	1.2	1.5	0.2	7.4	461	243	49	36	0.4	10	0.2	85	0.05	0.04	44	0	2.0
50	カリフラワーのピクルス	139	0.8	8.5	6.7	10.3	314	389	50	164	2.1	177	0.6	20	0.12	0.44	57	235	2.2
77	中国風ピクルス	23	0.6	0.8	0.7	4.1	218	202	19	28	0.2	108	0.1	8	0.03	0.04	9	0	1.4
88	甘酢大根	21	0.6	0.4	0.1	4.7	247	148	13	13	0.1	136	0.1	1	0.02	0.1	5	0	1.0
148	野菜の浸し漬け	22	0.8	1.6	0.1	3.8	329	181	20	33	0.2	79	0.2	14	0.03	0.03	8	2	1.0

副菜＆主食

ページ	単品料理名	エネルギー	食塩相当量	たんぱく質	脂質	炭水化物	ナトリウム	カリウム	カルシウム	リン	鉄	ビタミンA	ビタミンE	ビタミンK	ビタミンB$_1$	ビタミンB$_2$	ビタミンC	コレステロール	食物繊維
58	ベジタブルカレー	504	0.6	9.0	11.9	90.1	227	847	100	232	2.2	227	4.1	65	0.30	0.14	29	2	8.6
68	大根そば	203	1.9	7.6	1.0	39.2	783	345	47	136	1.6	0	0.3	1	0.14	0.07	13	0	3.4
74	野菜のスパゲティ	421	1.6	13.0	14.2	59.5	639	669	52	206	1.6	56	3.7	30	0.36	0.15	32	9	5.7
75	エスニック風焼きそば	333	1.5	15.7	12.0	39.3	618	736	151	237	3.0	362	3.5	168	0.40	0.32	98	125	4.6

汁物／和風

ページ	単品料理名	エネルギー	食塩相当量	たんぱく質	脂質	炭水化物	ナトリウム	カリウム	カルシウム	リン	鉄	ビタミンA	ビタミンE	ビタミンK	ビタミンB$_1$	ビタミンB$_2$	ビタミンC	コレステロール	食物繊維
28	ミルク入りみそ汁	102	0.9	4.4	2.5	16.5	343	491	97	107	0.7	23	0.2	56	0.10	0.13	47	6	2.2
29	アサリのみそ汁	29	1.2	2.5	0.4	4.1	489	130	36	43	1.3	1	0.2	3	0.02	0.1	5	12	1.1
31	じゃが芋のみそ汁	74	0.6	3.2	1.8	11.6	229	352	31	65	0.7	3	0.5	10	0.07	0.05	20	0	1.3
35	とろろ昆布のすまし汁	9	0.7	0.7	0.1	3.0	276	257	36	17	0.3	11	0.2	18	0.02	0.04	3	0	1.5
54	アサリのうしお汁	26	0.9	2.1	0.1	0.9	357	71	24	32	1.2	2	0.6	6	0.01	0.07	1	13	0.1
55	さつま芋のみそ汁	96	0.8	2.0	0.5	21.7	330	429	48	62	0.7	2	0.5	9	0.09	0.06	21	1	2.8
62	豆腐と菜の花のすまし汁	42	0.9	4.2	2.1	1.8	362	178	80	79	1.4	18	0.6	32	0.06	0.08	13	0	0.6
95	かきたま汁	39	1.0	2.8	1.4	4.5	377	170	21	58	0.4	42	0.2	6	0.04	0.08	5	53	1.0
99	野菜たっぷりのみそ汁	60	0.9	3.0	2.1	8.0	345	325	51	63	0.8	213	0.5	14	0.07	0.08	19	0	2.3
100	わかめのすまし汁	13	0.8	1.3	0.1	2.7	295	154	40	30	0.3	39	0.2	36	0.03	0.04	5	0	1.4
135	豆腐のみそ汁	62	0.9	4.4	2.7	5.1	386	212	42	77	1.1	0	0.4	8	0.05	0.05	1	0	1.1
153	じゃが芋のミルクスープ	87	0.9	3.6	2.4	12.9	350	370	68	92	0.1	20	0.1	2	0.08	0.11	18	6	0.9

汁物／洋風

ページ	単品料理名	エネルギー	食塩相当量	たんぱく質	脂質	炭水化物	ナトリウム	カリウム	カルシウム	リン	鉄	ビタミンA	ビタミンE	ビタミンK	ビタミンB$_1$	ビタミンB$_2$	ビタミンC	コレステロール	食物繊維
54	即席コーンスープ	158	0.9	6.4	6.3	19.2	371	349	180	178	0.5	62	0.2	3	0.08	0.26	5	19	1.3
55	ふわふわ卵スープ	96	0.7	7.3	5.3	4.0	289	51	112	117	0.9	56	0.5	3	0.03	0.16	0	112	0.2
98	ねぎのミルクスープ	130	0.6	6.1	6.7	13.3	240	511	166	189	0.7	59	0.2	8	0.11	0.37	11	21	2.8
105	アサリのチャウダー	185	0.7	7.9	8.3	19.2	262	478	167	176	2.3	145	1.2	10	0.10	0.25	17	33	1.9
122	せん切り野菜のスープ	76	1.2	1.0	5.0	7.3	457	184	26	27	0.4	202	1.5	25	0.03	0.05	16	1	1.7
152	マラコフスープ	226	0.6	2.1	17.4	15.5	244	391	29	59	0.6	120	1.8	16	0.09	0.05	28	31	1.8
152	かぼちゃのポタージュ	198	0.7	5.4	8.3	25.7	297	609	131	141	0.5	383	5.6	31	0.11	0.25	44	18	3.5

ページ	単品料理名	エネルギー kcal	食塩相当量 g	たんぱく質 g	脂質 g	炭水化物 g	ナトリウム mg	カリウム mg	カルシウム mg	リン mg	鉄 mg	ビタミンA mg	ビタミンE mg	ビタミンK μg	ビタミンB1 mg	ビタミンB2 mg	ビタミンC mg	コレステロール mg	食物繊維 g
汁物／中国風																			
54	モロヘイヤのスープ	125	1.1	9.5	7.1	4.6	475	506	140	146	1.8	423	3.9	326	0.29	0.45	34	19	3.3
55	白菜のスープ	70	1.2	10.3	0.7	5.6	455	386	58	131	1.4	6	0.6	47	0.06	0.19	15	25	1.0
61	ターツァイのミルクスープ	110	1.2	6.1	5.0	11.8	478	538	180	194	0.8	113	0.6	58	0.12	0.37	24	15	1.8
84	ワンタン入りスープ	85	0.5	4.0	1.4	14.2	211	461	199	74	1.0	262	1.0	38	0.07	0.10	22	10	3.4
92	卵スープ	31	0.3	1.9	1.4	1.7	155	85	14	49	0.5	19	0.2	3	0.03	0.07	2	53	0.4
112	ひき肉入りコーンスープ	81	0.9	5.7	0.4	12.7	365	214	11	78	0.3	3	0.1	5	0.04	0.06	5	14	1.6
120	中国風スープ	23	0.2	4.2	0.4	1.5	117	258	25	67	1.1	34	0.3	18	0.06	0.08	7	5	0.9
124	酸辣湯	79	0.9	7.7	2.8	5.4	381	285	51	118	2.0	33	0.5	17	0.07	0.14	2	59	1.7
153	豆腐と小松菜のスープ	155	1.2	7.9	7.7	11.9	521	608	232	152	3.8	208	1.9	185	0.15	0.26	31	0	2.2
153	中国風卵スープ	49	0.7	4.6	2.9	0.4	296	136	21	75	1.2	47	0.5	9	0.05	0.14	2	105	0.1
飲み物																			
36	ミルクティー（砂糖入り）	83	0.1	3.6	4.0	8.1	44	166	117	100	0	40	0.1	8	0.04	0.17	1	13	0
38	牛乳（¾カップ）	106	0.2	5.2	6.0	7.6	65	236	173	146	0	60	0.2	3	0.06	0.24	2	19	0
43	牛乳（1カップ）	141	0.2	6.9	8.0	10.1	86	315	231	195	0	80	0.2	4	0.08	0.32	2	25	0
40	ミルクコーヒー（砂糖入り）	51	0.1	1.9	2.0	6.2	23	144	60	56	0	20	0.1	1	0.02	0.09	1	6	0
42	ミルクコーヒー	81	0.1	4.0	4.4	6.2	48	232	129	114	0	44	0.1	2	0.05	0.18	1	14	0
58	ウーロン茶	0	0	0	0	0.2	2	26	4	2	0	0	0	0	0	0.06	0	0	0
64	アイスコーヒー	8	0	0.4	0	1.4	2	130	4	14	0	0	0	0	0	0.02	0	0	0
70	コーヒー	8	0	0.4	0	1.4	2	130	4	14	0	0	0	0	0	0.02	0	0	0
71	紅茶・アイスティー	2	0	0.2	0	0.2	2	16	2	4	0	0	0	12	0	0.02	0	0	0
主食／ごはん																			
31	ごはん（110g）	185	0	2.8	0.3	40.8	1	32	3	37	0.1	0	0	0	0.02	0.01	0	0	0.3
26	ごはん（140g）	235	0	3.5	0.4	51.9	1	41	4	48	0.1	0	0	0	0.03	0.01	0	0	0.4
88	ごはん（165g）	277	0	4.1	0.5	61.2	2	48	5	56	0.2	0	0	0	0.03	0.02	0	0	0.5
122	胚芽精米ごはん（110g）	184	0	3.0	0.7	40	1	56	6	75	0.2	0	0.4	0	0.09	0.01	0	0	0.9
96	胚芽精米ごはん（140g）	234	0	3.8	0.8	51.0	1	71	7	95	0.3	0	0.6	0	0.11	0.01	0	0	1.1
30	中国風おかゆ	196	0	5.8	1.0	38.6	51	207	8	100	1.7	0	0	0.1	0.09	0.06	0	0	0.3
34	牛乳がゆ	300	0.4	14.4	13.4	28.4	157	406	259	319	1.0	155	1.0	11	0.15	0.54	2	235	0.4
61	和風チャーハン	337	0.6	10.3	11.8	45.5	249	384	149	165	1.5	143	2.8	91	0.12	0.22	25	128	2.3
66	梅そうめん	269	1.5	17.6	1.1	42.7	747	368	31	183	0.7	51	0.1	67	0.12	0.12	15	34	1.9
90	パセリライス	184	0	3.0	0.7	40.2	1	71	10	76	0.2	9	0	13	0.09	0.01	2	0	1.0
97	ナッツライス	214	0	3.9	3.4	41.0	1	95	17	100	0.5	0	2.0	0	0.10	0.06	0	0	1.4
主食／パン																			
36	トースト（バター、マーマレード）	185	0.7	4.3	6.0	28.2	264	52	17	39	0.3	26	0.4	1	0.03	0.02	1	11	1.2
42	トースト（バター、ジャム）	171	0.7	4.3	6.0	24.7	263	51	15	39	0.3	26	0.4	1	0.03	0.02	1	11	1.1
44	トースト（6枚切り1枚）	158	0.8	5.6	2.6	28.0	300	58	17	50	0.4	微量	0.3	0	0.04	0.02	0	0	1.4
102	トースト（無塩の小型パン30g）	79	0	2.8	1.3	14.0	1	29	9	25	0.2	0	0.2	0	0.02	0.01	0	0	0.7
38	ぶどうパン	161	0.6	4.9	2.1	30.7	240	126	19	52	0.5	0	0.1	0	0.07	0.02	0	0	1.3
40	クロワッサン	224	0.6	4.0	13.4	22.0	235	45	11	34	0.3	3	1.3	0	0.04	0.02	0	0	0.9
41	ミルクロールパン	190	0.7	6.1	5.4	29.2	294	66	26	58	0.4	0	0.3	1	0.06	0.04	0	0	1.2
43	バターロール	190	0.7	6.1	5.4	29.2	294	66	26	58	0.4	1	0.3	微量	0.06	0.04	0	微量	1.2
65	花捲	210	0.2	5.3	2.3	39.9	80	58	11	42	0.5	0	0	2	0.11	0.05	0	0	1.5
89	黒パン	158	0.7	5.0	1.3	31.6	282	114	10	78	0.8	0	0.2	0	0.10	0.06	0	0	3.4
105	ミニロールパン	158	0.6	5.1	4.5	24.3	245	55	22	49	0.4	0	0.2	1	0.05	0.03	0	0	1.0
121	小型食パン	79	0.4	2.8	1.3	14.0	150	29	9	25	0.2	0	0.2	0	0.02	0.01	0	0	0.7
127	フランスパン	112	0.6	3.8	0.5	23.0	248	44	6	29	0.4	0	0	0	0.03	0.02	0	0	1.1

ページ	単品料理名	エネルギー kcal	食塩相当量 g	たんぱく質 g	脂質 g	炭水化物 g	ナトリウム mg	カリウム mg	カルシウム mg	リン mg	鉄 mg	ビタミンA μg	ビタミンE mg	ビタミンK μg	ビタミンB1 mg	ビタミンB2 mg	ビタミンC mg	コレステロール mg	食物繊維 g
\multicolumn{20}{l}{**デザート／お菓子**}
41	りんごのコンポート	178	0.1	4.2	3.3	35.0	51	338	133	120	0.1	48	0.5	1	0.07	0.16	6	13	2.2
64	フルーツカクテル	73	0	0.9	0.2	17.7	0	253	10	24	0.2	5	0.4	0	0.05	0.03	23	0	1.2
89	ぶどうのゼリー	73	0	1.5	0.1	17.7	5	19	2	4	0.1	0	0	0	0.01	0.01	1	0	0.1
96	揚げ芋のはちみつがらめ	182	0	0.9	2.4	40.4	4	356	31	35	0.7	2	1.6	4	0.08	0.02	22	0	1.7
102	洋梨の赤ワイン漬け	68	0	0.1	0.1	15.5	1	41	3	4	0.1	0	0.1	0	0.01	0.01	0	0	0.6
154	かんてんと干しあんずの黒みつかけ（¼量）	111	0	2.0	0.1	28.0	7	371	45	27	1.0	82	0.3	0	0.01	0.01	0	0	2.7
155	ヨーグルトゼリーのオレンジソース	106	0.1	5.0	3.1	15.4	52	241	131	112	0.2	38	0.3	1	0.09	0.16	21	12	0.4
155	さつま芋の茶きん	116	0	1.4	2.9	21.0	21	293	34	50	0.6	28	1.1	2	0.07	0.04	18	47	1.4
155	小豆ミルクかん（⅙量）	69	0.1	1.8	0.9	13.6	32	72	29	40	0.3	8	0	1	0.01	0.04	0	3	1.1
155	いちごヨーグルトアイスクリーム	95	0.1	3.2	3.9	12.0	57	193	107	95	0.1	34	0.2	1	0.05	0.14	19	22	0.4
156	スノーカステラ（1/10 個分）	102	0.1	2.4	2.6	16.2	27	34	3	9	0.1	0	0.5	4	0.01	0.06	0	70	0.3
156	ブラマンジェ いちごソース	186	0.1	4.9	9.8	18.5	42	176	100	89	0.1	89	0.3	4	0.04	0.14	18	27	0.4
156	グレープフルーツかん	103	0	2.0	0.1	24.4	6	70	5	5	0.1	2	0.1	2	0.02	0.01	16	0	0.1
156	マンゴーゼリー	113	0	4.7	0.1	25.0	14	103	10	8	0.2	31	1.1	0	0.02	0.04	12	0	0.8
\multicolumn{20}{l}{**デザート／フルーツ**}
	オレンジ（60g）	23	0	0.6	0.1	5.9	1	84	13	14	0.2	6	0.2	0	0.06	0.02	24	0	0.5
32	オレンジ（110g）	43	0	1.0	0.1	13.0	1	198	26	24	0.2	12	0.3	0	0.08	0.04	66	0	1.1
34	いちご（100g）	34	0	0.9	0.1	8.5	0	170	17	31	0.3	1	0.4	0	0.03	0.02	62	0	1.4
60	りんご（80g）	43	0	0.2	0.1	11.7	0	88	2	8	0	2	0.2	0	0.02	0.01	3	0	1.2
	りんご（100g）	54	0	0.2	0.1	14.6	微量	110	3	10	0	2	0.2	0	0.02	0.01	4	0	1.5
68	グレープフルーツ（60g）	23	0	0.5	0.1	5.8	1	84	9	10	0	0	0.2	0	0.04	0.02	22	0	0.4
	すいか（120g）	44	0	0.7	0.1	11.4	1	144	5	10	0.2	83	0.1	0	0.04	0.02	12	0	0.4
72	すいか（130g）	48	0	0.8	0.1	12.4	1	156	5	10	0.2	90	0.1	0	0.04	0.03	13	0	0.4
103	梨（100g）	43	0	0.3	0.1	11.3	0	140	2	11	0	0	0.1	0	0.02	0	3	0	0.9
136	マンゴー（60g）	38	0	0.4	0.1	10.1	1	102	9	7	0.1	31	1.1	0	0.02	0.04	12	0	0.8
	みかん（70g）	32	0	0.5	0.1	8.1	1	105	11	11	0.1	64	0.3	0	0.06	0.02	23	0	0.3
	みかん（80g）	37	0	0.6	0.1	9.6	1	120	17	12	0.2	67	0.3	0	0.08	0.02	26	0	0.8
	キウイフルーツ（40g）	21	0	0.4	0	5.4	1	116	13	13	0.1	2	0.5	0	0	0.01	28	0	1.0
	キウイフルーツ（50g）	27	0	0.5	0.1	6.8	1	145	17	16	0.2	3	0.7	0	0.01	0.01	35	0	1.3
	パイナップル（100g）	51	0	0.6	0.1	13.4	微量	150	10	9	0.2	3	0	0	0.08	0.02	27	0	1.5
	ぶどう（80g）	47	0	0.3	0.1	12.6	1	104	5	12	0.1	2	0.8	0	0.03	0.01	2	0	0.4
	柿（65g）	39	0	0.3	0.1	10.3	0	111	6	9	0.1	23	0.7	0	0.02	0.01	46	0	1.0
	桃（100g）	40	0	0.6	0.1	10.2	1	180	4	18	0.1	0	0.7	0	0.01	0.01	8	0	1.3

「塩分一日6gの健康献立」を成功させるためのポイント

材料をきちんと計る

　「塩分一日6gの健康献立」の塩分とエネルギーと栄養バランスを守るには、材料表どおりの材料を必要量そろえることがたいせつです。そのために分量どおりに計量することが大きなポイントになります。

　目分量では、塩分もエネルギーも差が出てしまいますし、味も変わってしまいます。特に、食塩やしょうゆなどの塩分を含む調味料は、きちんと計量しないと、少量の差でも一日分の献立となると、塩分の誤差が大きくなってしまいます。料理をするときは、材料をきちんと計量するように習慣づけましょう。

容量を計る

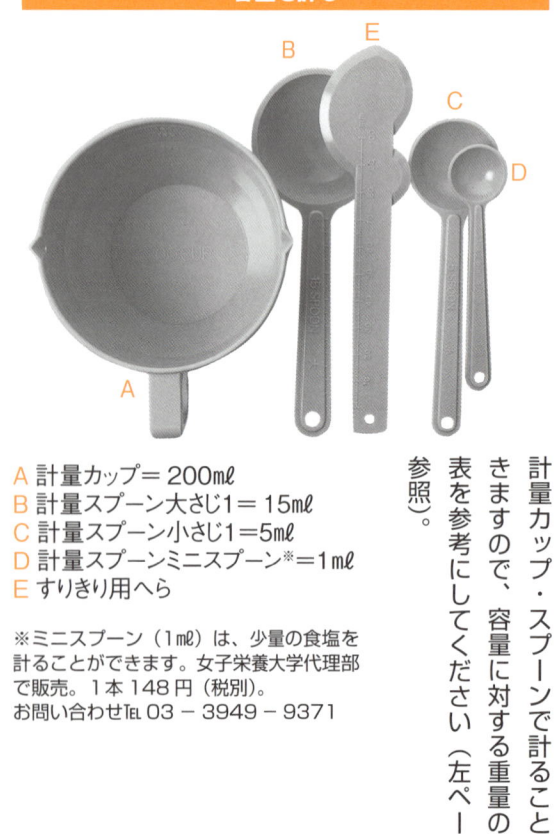

A 計量カップ＝200mℓ
B 計量スプーン大さじ1＝15mℓ
C 計量スプーン小さじ1＝5mℓ
D 計量スプーンミニスプーン※＝1mℓ
E すりきり用へら

※ミニスプーン（1mℓ）は、少量の食塩を計ることができます。女子栄養大学代理部で販売。1本148円（税別）。
お問い合わせTEL 03－3949－9371

重量を計る

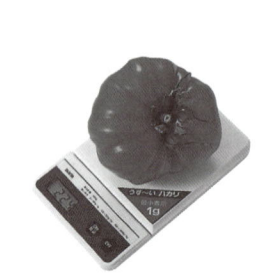

デジタルスケール 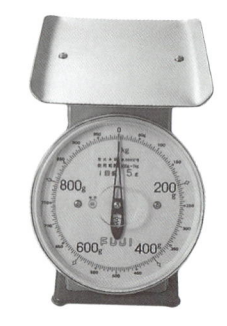　　上皿自動ばかり

● 食品の計り方
　食品は、はかりを使って計量します。この本の材料表の分量は、実際に料理をするときの重量です。皮をむいたり種を除いたりといった下処理がすんだ状態で計量しましょう。また、一尾魚や殻つきの貝など、骨や殻つきで調理するものは、調理をする状態の重量を示しています。その正味重量は（　）内に明記してあります。

● 調味料の計り方
　調味料は、重量で表記してある場合ははかりを使い、容量で表記している場合は、計量カップ・スプーンを使います。また、重量で表記してあっても計量カップ・スプーンで計ることができますので、容量に対する重量の一覧表を参考にしてください（左ページ表参照）。

計量カップ・スプーンの使い方

液体の計り方 ｜ ¼杯の計り方 ｜ ½杯の計り方 ｜ 1杯の計り方

カップ1杯を計る

粉状の材料は、かたまりがあればかならずつぶして盛り込み、へらの柄でスーッと水平に引いて表面を平らにすりきる。底をトントンとたたいたり、押し込むのは厳禁。

スプーン1杯（大さじ1または小さじ1）を計る

すき間がないようにへらで詰め込み、盛り上げてからへらの柄で水平にすりきる。

スプーン½杯あるいは¼杯（たとえば大さじ½、小さじ¼）を計る

½杯の場合は、まずスプーン1杯計ってからへらの曲線部分（大さじなら長いほうのカーブ、小さじなら短いほうのカーブ）を中央に直角に底まで当て、半量をスプーンのカーブに沿わせてはらう。¼杯の場合は、½杯をさらにへらで半分きってスプーンのカーブに沿わせて、はらう。

油、しょうゆなど、液体を計る

スプーンまたはカップの内径いっぱい満たすように計る。このとき、多少、表面張力で液体が盛り上がる状態となる。1杯強を計量するときは、盛り上がりを大きくする。

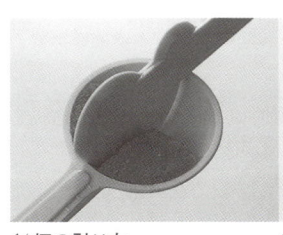

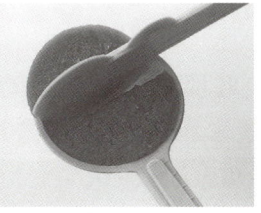

標準計量カップ・スプーンによる重量一覧（g）実測値

食品名	小さじ（5ml）	大さじ（15ml）	カップ（200ml）	ミニスプーン（1ml）
食塩・精製塩	6 g	18 g	240 g	1.2 g
あら塩（並塩）	5 g	15 g	180 g	1.0 g
しょうゆ	6 g	18 g	230 g	
みそ	6 g	18 g	230 g	
みりん	6 g	18 g	230 g	
水・酢・酒・だし	5 g	15 g	200 g	
牛乳	5 g	15 g	210 g	
砂糖	3 g	9 g	130 g	
ジャム	7 g	21 g	250 g	
はちみつ	7 g	21 g	280 g	
小麦粉（薄力粉）	3 g	9 g	110 g	
かたくり粉	3 g	9 g	130 g	
パン粉	1 g	3 g	40 g	
カレー粉	2 g	6 g	80 g	
こしょう	2 g	6 g	100 g	
粉ゼラチン	3 g	9 g	130 g	
トマトケチャップ	5 g	15 g	230 g	
トマトピュレ	5 g	15 g	210 g	
ウスターソース	6 g	18 g	240 g	
マヨネーズ	4 g	12 g	190 g	
粉チーズ	2 g	6 g	90 g	
ごま	3 g	9 g	120 g	
練りごま	5 g	15 g	210 g	
油	4 g	12 g	180 g	
バター・マーガリン	4 g	12 g	180 g	
胚芽精米・精白米	1カップ（200ml）＝170 g	1合（180ml）＝150 g		

＊本書では、材料の計量は標準計量カップ・スプーンを用いました。
＊本書では、小さじ1＝6gの塩を使いました。

調味料の塩分を知る

　一日の塩分摂取量を6gにするには、調味料の塩分を知ることが大きなポイントになります。調味料に含まれる塩分の量がわかると、材料表の調味料から料理の塩分がだいたいわかるようになりますし、調味をするときに塩分の調整がきちんとできるようになります。基本の調味料である、塩、しょうゆ、みそについて、塩分1g分の目安量を比較すると覚えやすいでしょう。

　また、本書で使う調味料等について、計量スプーンの重量とその塩分量を一覧にしました。参考にしてください。

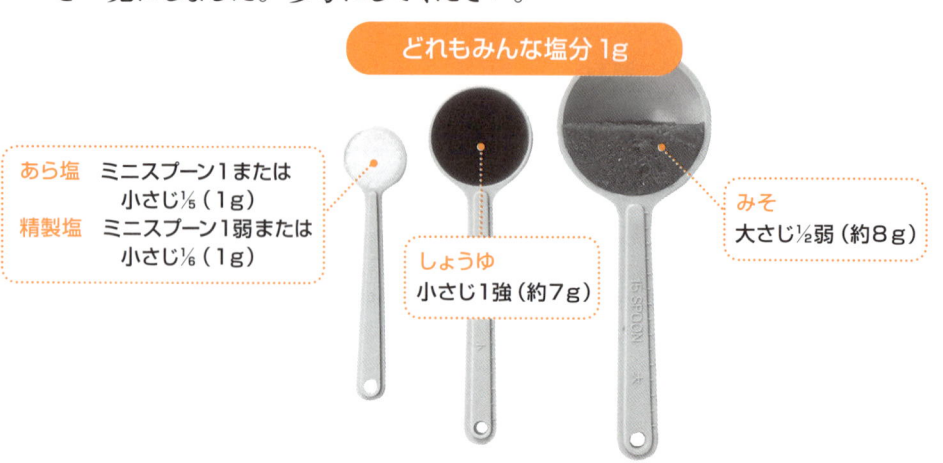

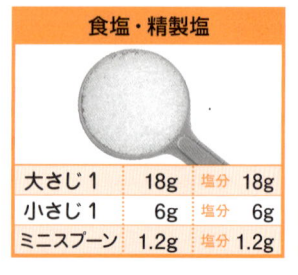

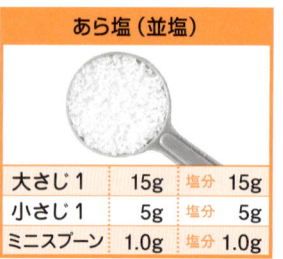

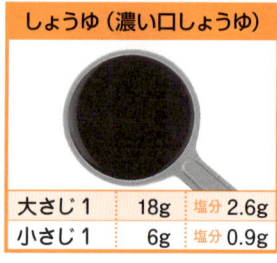

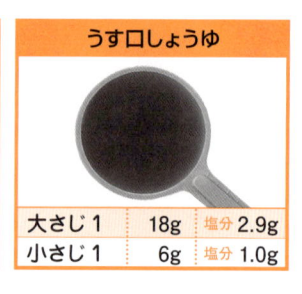

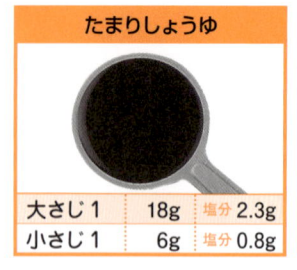

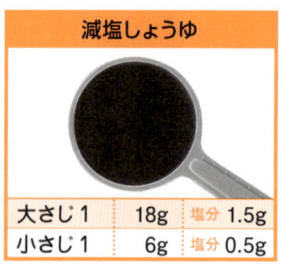

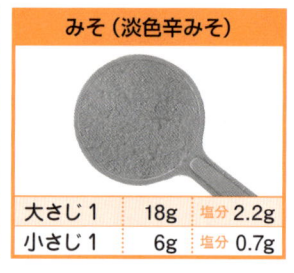

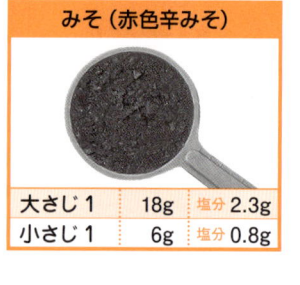

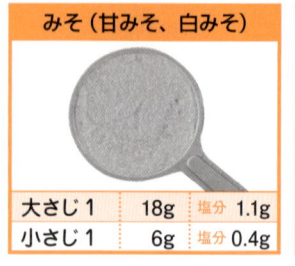

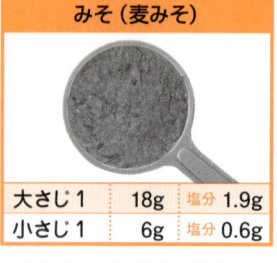

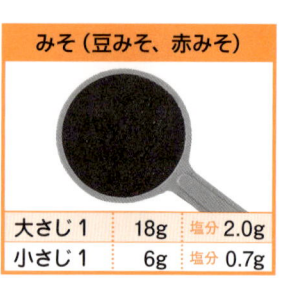

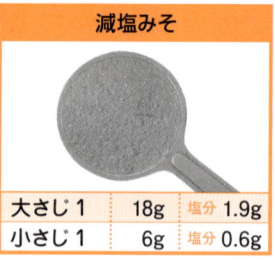

どれもみんな塩分1g

- **あら塩**　ミニスプーン1または小さじ1/6（1g）
- **精製塩**　ミニスプーン1弱または小さじ1/6（1g）
- **しょうゆ**　小さじ1強（約7g）
- **みそ**　大さじ1/2弱（約8g）

標準計量カップ・スプーンによる調味料の重量と塩分一覧（g）　実測値

食塩・精製塩
	重量	塩分
大さじ1	18g	18g
小さじ1	6g	6g
ミニスプーン	1.2g	1.2g

あら塩（並塩）
	重量	塩分
大さじ1	15g	15g
小さじ1	5g	5g
ミニスプーン	1.0g	1.0g

しょうゆ（濃い口しょうゆ）
	重量	塩分
大さじ1	18g	2.6g
小さじ1	6g	0.9g

うす口しょうゆ
	重量	塩分
大さじ1	18g	2.9g
小さじ1	6g	1.0g

たまりしょうゆ
	重量	塩分
大さじ1	18g	2.3g
小さじ1	6g	0.8g

減塩しょうゆ
	重量	塩分
大さじ1	18g	1.5g
小さじ1	6g	0.5g

みそ（淡色辛みそ）
	重量	塩分
大さじ1	18g	2.2g
小さじ1	6g	0.7g

みそ（赤色辛みそ）
	重量	塩分
大さじ1	18g	2.3g
小さじ1	6g	0.8g

みそ（甘みそ、白みそ）
	重量	塩分
大さじ1	18g	1.1g
小さじ1	6g	0.4g

みそ（麦みそ）
	重量	塩分
大さじ1	18g	1.9g
小さじ1	6g	0.6g

みそ（豆みそ、赤みそ）
	重量	塩分
大さじ1	18g	2.0g
小さじ1	6g	0.7g

減塩みそ
	重量	塩分
大さじ1	18g	1.9g
小さじ1	6g	0.6g

※参考文献／「日本食品標準成分表2015年版（七訂）」、『食品の栄養とカロリー事典』（女子栄養大学出版部）

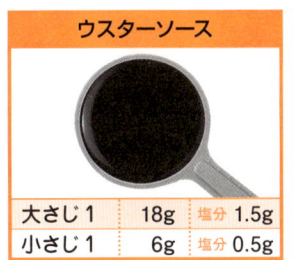

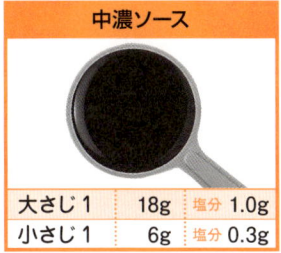

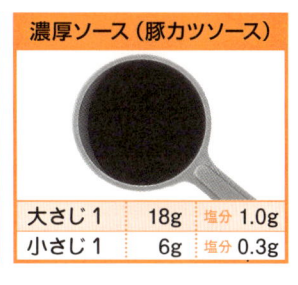

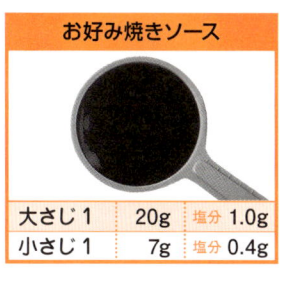

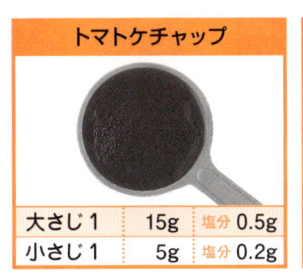

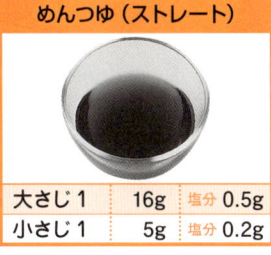

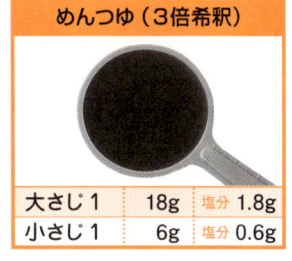

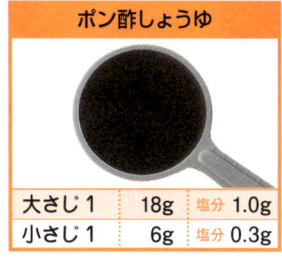

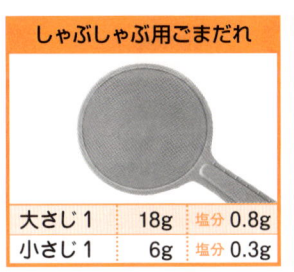

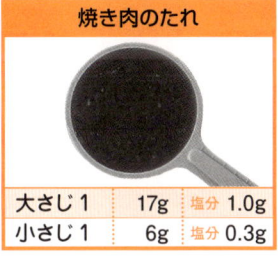

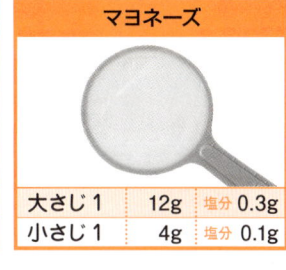

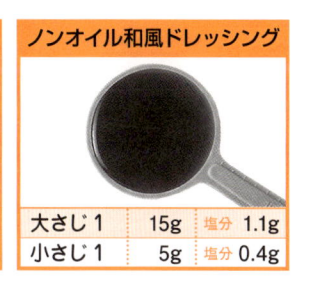

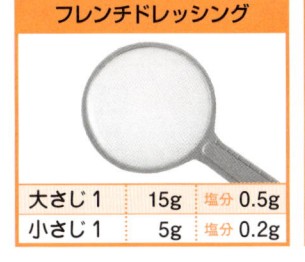

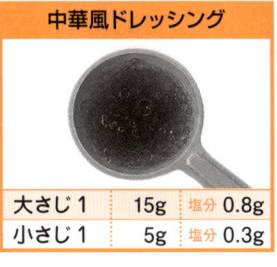

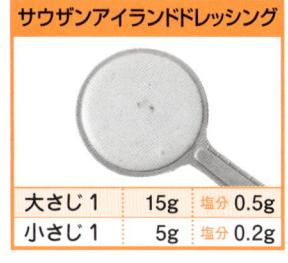

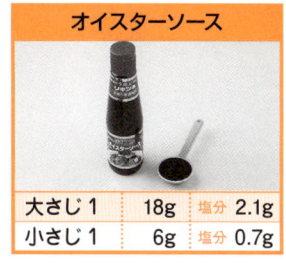

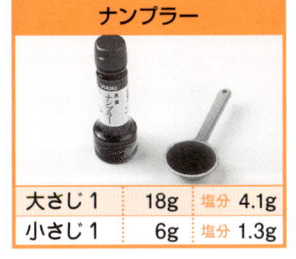

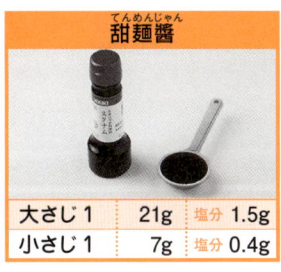

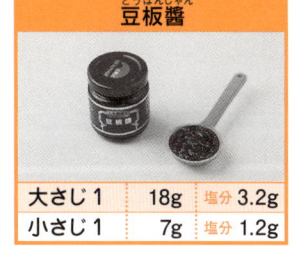

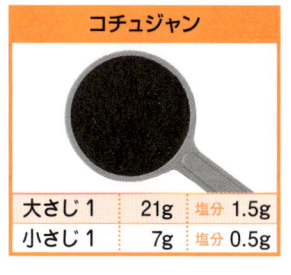

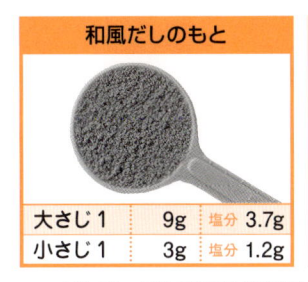

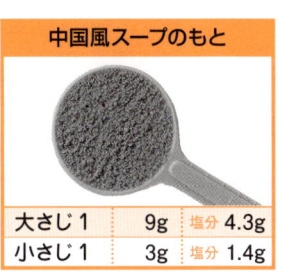

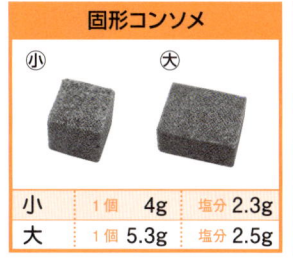

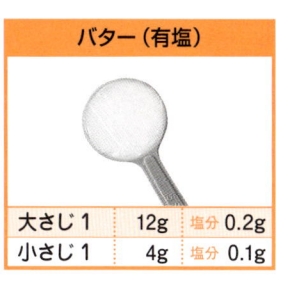

調味料	大さじ1	塩分	小さじ1	塩分
ウスターソース	18g	1.5g	6g	0.5g
中濃ソース	18g	1.0g	6g	0.3g
濃厚ソース（豚カツソース）	18g	1.0g	6g	0.3g
お好み焼きソース	20g	1.0g	7g	0.4g
トマトケチャップ	15g	0.5g	5g	0.2g
めんつゆ（ストレート）	16g	0.5g	5g	0.2g
めんつゆ（3倍希釈）	18g	1.8g	6g	0.6g
ポン酢しょうゆ	18g	1.0g	6g	0.3g
しゃぶしゃぶ用ごまだれ	18g	0.8g	6g	0.3g
焼き肉のたれ	17g	1.0g	6g	0.3g
マヨネーズ	12g	0.3g	4g	0.1g
ノンオイル和風ドレッシング	15g	1.1g	5g	0.4g
フレンチドレッシング	15g	0.5g	5g	0.2g
中華風ドレッシング	15g	0.8g	5g	0.3g
サウザンアイランドドレッシング	15g	0.5g	5g	0.2g
オイスターソース	18g	2.1g	6g	0.7g
ナンプラー	18g	4.1g	6g	1.3g
甜麺醤	21g	1.5g	7g	0.4g
豆板醤	18g	3.2g	7g	1.2g
コチュジャン	21g	1.5g	7g	0.5g
和風だしのもと	9g	3.7g	3g	1.2g
中国風スープのもと	9g	4.3g	3g	1.4g
固形コンソメ 小	1個 4g	2.3g		
固形コンソメ 大	1個 5.3g	2.5g		
バター（有塩）	12g	0.2g	4g	0.1g

*本書では、材料の計量は標準計量カップ・スプーンを用いました。

口に入る塩分の量を知る

塩は、調味したり、下処理をしたりと料理にさまざまに使われます。その塩が、どれだけ食材に吸塩するか、あるいは料理によってどれだけ口に入るのかを紹介します。

参考文献／『調理のためのベーシックデータ 第4版』

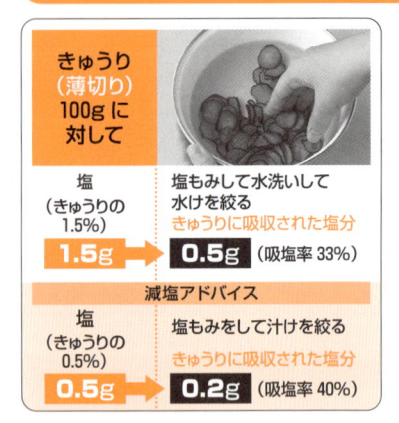

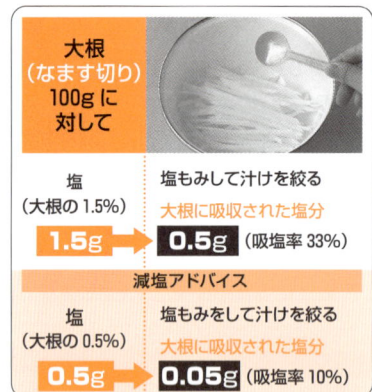

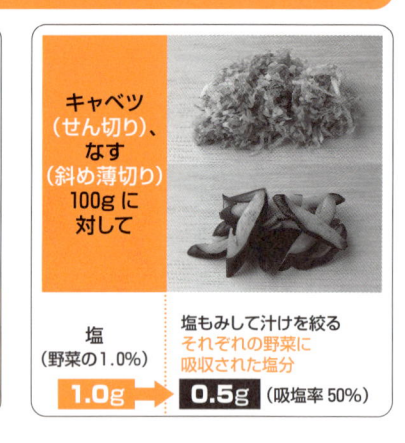

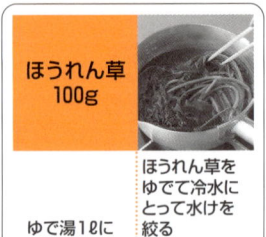

塩もみ

きゅうり（薄切り）100gに対して
- 塩（きゅうりの1.5%）: 1.5g → 塩もみして水洗いして水けを絞る きゅうりに吸収された塩分: 0.5g（吸塩率33%）
- 減塩アドバイス: 塩（きゅうりの0.5%）: 0.5g → 塩もみをして汁けを絞る きゅうりに吸収された塩分: 0.2g（吸塩率40%）

大根（なます切り）100gに対して 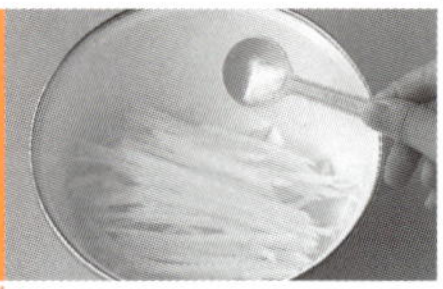
- 塩（大根の1.5%）: 1.5g → 塩もみして汁けを絞る 大根に吸収された塩分: 0.5g（吸塩率33%）
- 減塩アドバイス: 塩（大根の0.5%）: 0.5g → 塩もみをして汁けを絞る 大根に吸収された塩分: 0.05g（吸塩率10%）

キャベツ（せん切り）、なす（斜め薄切り）100gに対して
- 塩（野菜の1.0%）: 1.0g → 塩もみして汁けを絞る それぞれの野菜に吸収された塩分: 0.5g（吸塩率50%）

塩ゆで

ほうれん草 100g
- ゆで湯1ℓに対して使った塩（ゆで湯の0.5%）: 5.0g → ほうれん草をゆでて冷水にとって水けを絞る ほうれん草に吸収された塩分: 0.1g
- 減塩アドバイス: ゆで湯に塩を入れずにゆでる。

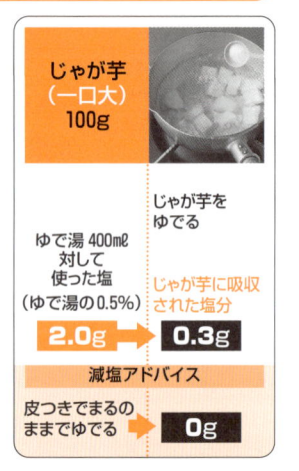

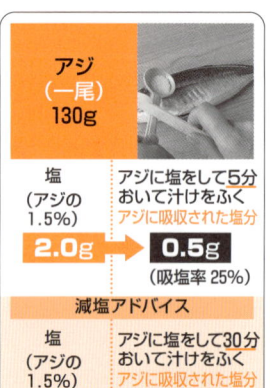

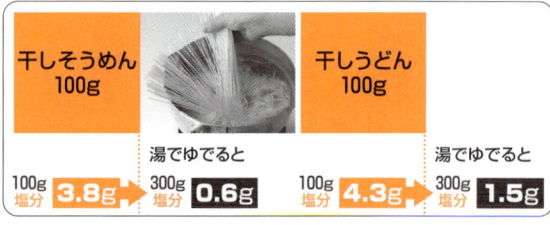

じゃが芋（一口大）100g
- ゆで湯400mℓに対して使った塩（ゆで湯の0.5%）: 2.0g → じゃが芋をゆでる じゃが芋に吸収された塩分: 0.3g
- 減塩アドバイス: 皮つきでまるのままでゆでる → 0g

下塩

アジ（一尾）130g
- 塩（アジの1.5%）: 2.0g → アジに塩をして5分おいて汁けをふく アジに吸収された塩分: 0.5g（吸塩率25%）
- 減塩アドバイス: 塩（アジの1.5%）: 2.0g → アジに塩をして30分おいて汁けをふく アジに吸収された塩分: 0.2g（吸塩率10%）

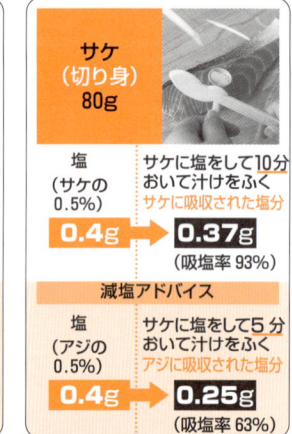

サケ（切り身）80g
- 塩（サケの0.5%）: 0.4g → サケに塩をして10分おいて汁けをふく サケに吸収された塩分: 0.37g（吸塩率93%）
- 減塩アドバイス: 塩（アジの0.5%）: 0.4g → サケに塩をして5分おいて汁けをふく アジに吸収された塩分: 0.25g（吸塩率63%）

塩抜き

長ひじき 6g
- 6g 塩分 0.2g → 水に30分浸してもどすと → 40g 塩分 0.1g

高菜漬け 40g
- 40g 塩分 1.3g → 水に20分浸してもどすと → 40g 塩分 0.7g

カットわかめ 1g
- 1g 塩分 0.2g → 水に5分浸してもどすと → 13g 塩分 0.06g

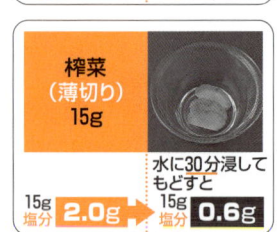

榨菜（薄切り）15g
- 15g 塩分 2.0g → 水に30分浸してもどすと → 15g 塩分 0.6g

ゆでる

パスタ 100g
- 100g 塩分 0g → 1.5%塩分の湯でゆでると → 250g 塩分 1.0g

干しそうめん 100g
- 100g 塩分 3.8g → 湯でゆでると → 300g 塩分 0.6g

干しうどん 100g
- 100g 塩分 4.3g → 湯でゆでると → 300g 塩分 1.5g

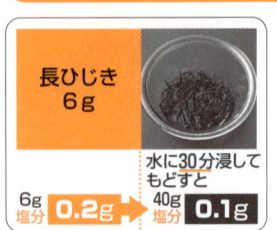

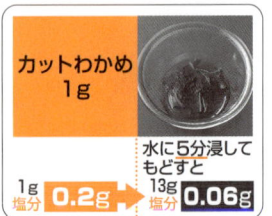

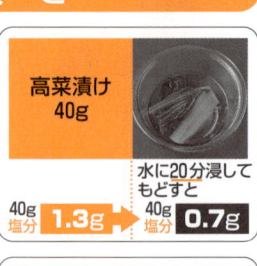

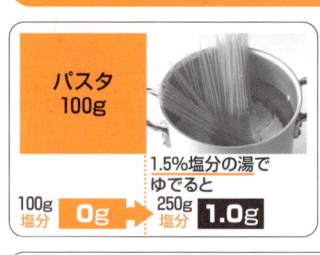

しょうゆ、たれ、つゆをつける

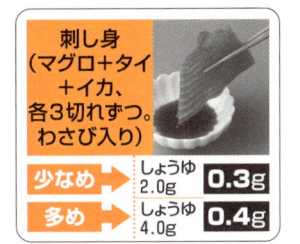

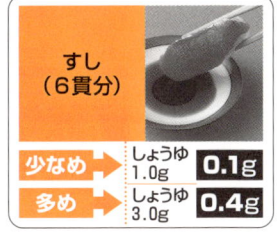

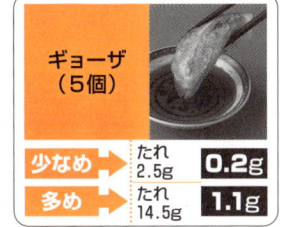

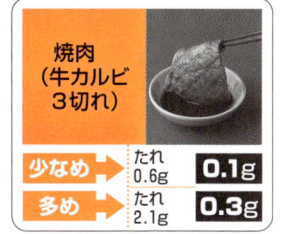

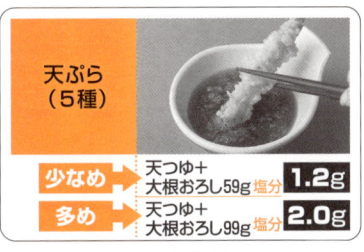

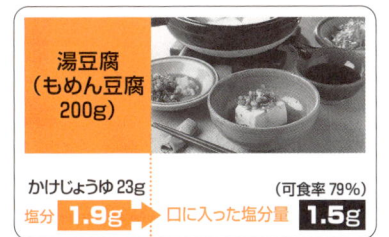

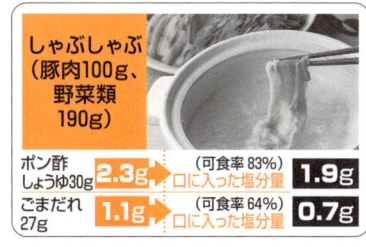

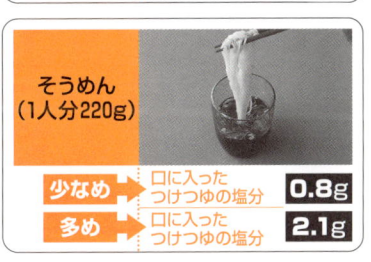

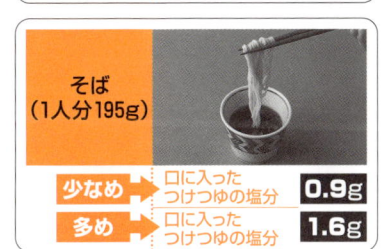

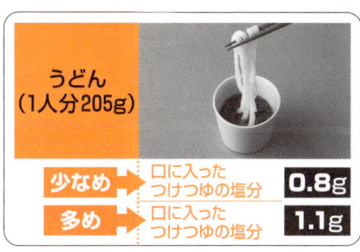

刺し身（マグロ+タイ+イカ、各3切れずつ。わさび入り）
- 少なめ → しょうゆ 2.0g : **0.3g**
- 多め → しょうゆ 4.0g : **0.4g**

すし（6貫分）
- 少なめ → しょうゆ 1.0g : **0.1g**
- 多め → しょうゆ 3.0g : **0.4g**

ギョーザ（5個）
- 少なめ → たれ 2.5g : **0.2g**
- 多め → たれ 14.5g : **1.1g**

焼肉（牛カルビ3切れ）
- 少なめ → たれ 0.6g : **0.1g**
- 多め → たれ 2.1g : **0.3g**

天ぷら（5種）
- 少なめ → 天つゆ+大根おろし 59g 塩分 **1.2g**
- 多め → 天つゆ+大根おろし 99g 塩分 **2.0g**

湯豆腐（もめん豆腐 200g）
- かけじょうゆ 23g 塩分 **1.9g** → （可食率 79%）口に入った塩分量 **1.5g**

しゃぶしゃぶ（豚肉100g、野菜類190g）
- ポン酢しょうゆ 30g **2.3g** → （可食率 83%）口に入った塩分量 **1.9g**
- ごまだれ 27g **1.1g** → （可食率 64%）口に入った塩分量 **0.7g**

そうめん（1人分 220g）
- 少なめ → 口に入ったつけつゆの塩分 **0.8g**
- 多め → 口に入ったつけつゆの塩分 **2.1g**

そば（1人分 195g）
- 少なめ → 口に入ったつけつゆの塩分 **0.9g**
- 多め → 口に入ったつけつゆの塩分 **1.6g**

うどん（1人分 205g）
- 少なめ → 口に入ったつけつゆの塩分 **0.8g**
- 多め → 口に入ったつけつゆの塩分 **1.1g**

しょうゆ、ソースなどをかける

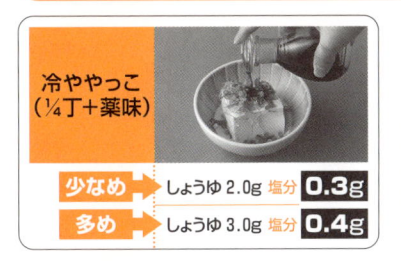

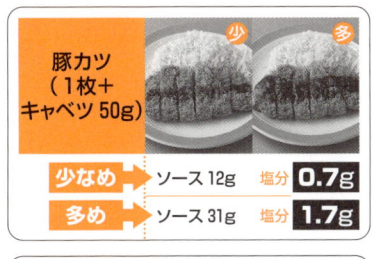

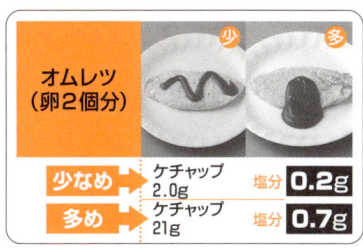

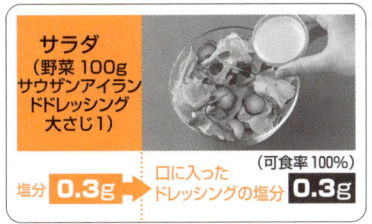

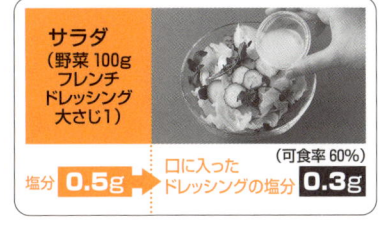

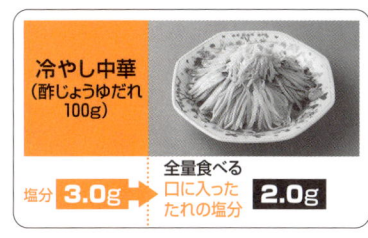

冷ややっこ（¼丁+薬味）
- 少なめ → しょうゆ 2.0g 塩分 **0.3g**
- 多め → しょうゆ 3.0g 塩分 **0.4g**

豚カツ（1枚+キャベツ 50g）
- 少なめ → ソース 12g 塩分 **0.7g**
- 多め → ソース 31g 塩分 **1.7g**

オムレツ（卵2個分）
- 少なめ → ケチャップ 2.0g 塩分 **0.2g**
- 多め → ケチャップ 21g 塩分 **0.7g**

サラダ（野菜 100g サウザンアイランドドレッシング 大さじ1）
- 塩分 **0.3g** → （可食率 100%）口に入ったドレッシングの塩分 **0.3g**

サラダ（野菜 100g フレンチドレッシング 大さじ1）
- 塩分 **0.5g** → （可食率 60%）口に入ったドレッシングの塩分 **0.3g**

冷やし中華（酢じょうゆだれ 100g）
- 塩分 **3.0g** → 全量食べる 口に入ったたれの塩分 **2.0g**

めん料理を食べる

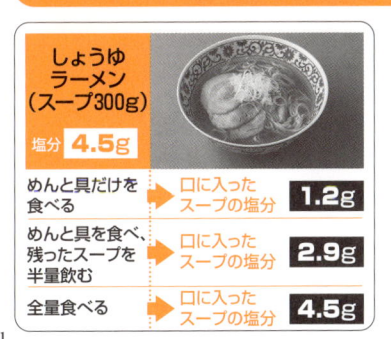

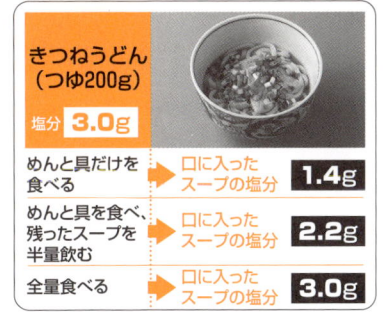

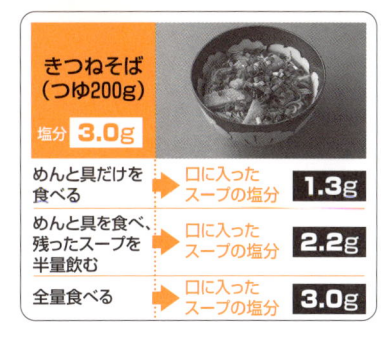

しょうゆラーメン（スープ 300g）塩分 **4.5g**
- めんと具だけを食べる → 口に入ったスープの塩分 **1.2g**
- めんと具を食べ、残ったスープを半量飲む → 口に入ったスープの塩分 **2.9g**
- 全量食べる → 口に入ったスープの塩分 **4.5g**

きつねうどん（つゆ 200g）塩分 **3.0g**
- めんと具だけを食べる → 口に入ったスープの塩分 **1.4g**
- めんと具を食べ、残ったスープを半量飲む → 口に入ったスープの塩分 **2.2g**
- 全量食べる → 口に入ったスープの塩分 **3.0g**

きつねそば（つゆ 200g）塩分 **3.0g**
- めんと具だけを食べる → 口に入ったスープの塩分 **1.3g**
- めんと具を食べ、残ったスープを半量飲む → 口に入ったスープの塩分 **2.2g**
- 全量食べる → 口に入ったスープの塩分 **3.0g**

監修	女子栄養大学栄養クリニック 田中 明（元女子栄養大学教授） 蒲池桂子（女子栄養大学栄養クリニック教授）
料理	小川聖子 斉藤君江 髙城順子 （五十音順）
撮影	多賀谷敏雄 南郷敏彦 吉田和行 相木博 川上隆二
スタイリング	井上かおる 片上敦子 槻谷順子
献立作成	女子栄養大学栄養クリニック（p.161〜177） 八田真奈
栄養価計算	女子栄養大学栄養クリニック 八田真奈
デザイン	横田洋子
校正	くすのき舎

減塩するならこの一冊
塩分一日6gの健康献立

2013年2月20日　初版第1刷発行
2025年3月30日　初版第9刷発行

発行者　香川明夫

発行所　女子栄養大学出版部
〒170-8481　東京都豊島区駒込3-24-3
電話　03-3918-5411（営業）
　　　03-3918-5301（編集）
ホームページ　http://www.eiyo21.com

振替　00160-3-84647

印刷・製本　シナノ印刷株式会社

乱丁本・落丁本はお取り替えいたします。
本書の内容の無断転載・複写を禁じます。
また、本書を代行業者等の第三者に依頼して電子複製を行うことは、一切認められておりません。

©ISBN978-4-7895-4743-7
Seiko Ogawa, Kimie Saitou, Junko Takagi 2013, Printed in Japan
Kagawa Nutrition University Nutrition Clinic,